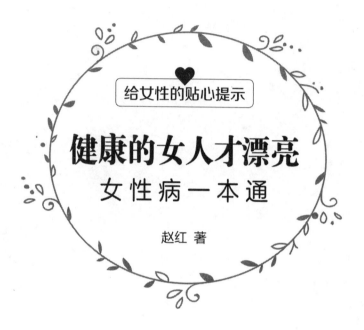

给女性的贴心提示

健康的女人才漂亮

女性病一本通

赵红 著

北京联合出版公司
BeiJing United Publishing Co.,Ltd.

有健康才有好生活

世界卫生组织指出："健康是基本人权，达到尽可能高的健康水平，是世界范围内的一项重要的社会性指标。"重视女性亚健康状态，就是使女性这一群体尽可能达到较高的健康水平，这对于整个社会的安宁与协调都极有裨益。

女性每个生理阶段都有可能发病。专家分析指出，女性病出现年轻化趋势，这主要与生活方式的转变、婚前性行为、早育和多性伴侣等现象有关。熬夜多、睡眠不规律、过食辛辣及煎炸食品等不良生活习惯也容易让疾病乘虚而入。

在女性的一生中，易发的疾病有很多，尤以乳腺疾病与子宫疾病为多。造成乳腺疾病的原因非常复杂，但其中一个重要的原因就是精神因素。社会在不断进步，而女性所面临的工作、家庭、人际关系等状况也可能不再像以前那样平稳，而是充满了许多不确定的因素，一些女性因而出现由精神因素引发的内分泌失调、自主神经功能紊乱等，这些都会对乳腺产生不良影响。同样，危害女人健康的主要疾病还有子宫病变。据权威机构统计：我国 35 岁以上的女性约有 20% 患有子宫肌瘤，还有20% 的女性患有功能性子宫出血。到 2003 年，全球已有 300 万女性死于宫颈癌，子宫疾病已经成为当今世界女性健康的最大杀手。

都市的快节奏生活，更容易让女性走进紧张焦虑的陷阱。一些年龄在 25～40 岁之间的高学历女性，常常突发性地出现恶心、呕吐、神经衰弱、精神疲惫等症状，还会并发停经、闭经和痛经等女性病。要摆脱这种杂乱的情绪，当然应该首先从自身入手。药物治疗也是有效的方法，但这只是最后的选择。如果能用其他方法摆脱不安，舒缓焦虑，解除病痛，就不要依赖药物。

为了更好地达到预防女性疾病的目的，女性一定要树立健康意识，主动定期查体，做到早发现、早治疗。每个生理阶段，都要采取相应的保健措施，如青春期防月经病；生育期防生殖功能障碍；妊娠期要防妊娠高血压疾病；产褥期防产后感染与产后出血；更年期要预防心血管疾病、骨质疏松症等，也要防诱发病及并发症，因为人体是个有机的整体，任何一个脏器的病变，都有可能引起连锁反应。

每个女性都应对自己的健康负责。不能因是亚健康的"未病"状态而掉以轻心，也不能因亚健康而惊慌恐惧。具体来说，身体出现不适，应尽早找医生咨询或治疗，而且要寻找原因及弄清预后。要正确认识心理因素与症状的相互关系，消除焦虑，增强信心，积极对待人生。成年女性要自觉地进行定期、系统的妇科检查，有条件的每年1次，有助于早期发现疾病，早期治疗。

作者结合多年防治女性病的经验，以独特的视角对女性疾病的诊断、治疗、预防、保健、护理、饮食、运动、心理等方面进行了全面深刻的总结，为众多女性疾病患者提供了既有知识性，又富有趣味性的科普方案。其主旨在于引起人们对女性疾病的重视，为科学、合理地防治女性病提供有益的参考和帮助。

赵　红

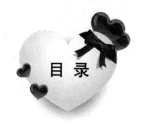

目 录

总 述 **女性健康的"头号大敌"**
 ——女性病

> 越来越多的女性因精神压力过重、身心疲惫，导致内分泌紊乱，从而引发妇科病症。因病到医院就诊的女性患者，年龄在 35 ~ 50 岁的占到了 80% 以上。

第一章 左观右察，慧眼识"真凶"
——女性疾病的诊断要点

> 据世界卫生组织统计：75%以上的女性都有不同程度的女性病，并在近几年呈逐渐递增的趋势，且向年轻化方向发展，城市患者比例高于农村。

第二章　合理搭配，食物清淡有营养
——女性疾病的饮食疗法

> 保全身体的根本，必须依赖于饮食和救治疾病的方法。只知道凭借医药，不知道饮食之宜的人，不能够充分保全生命。饮食是能排除病邪而安定脏腑的最好医药。

第三章　因"病"而异，随时锻炼不放松
——女性疾病的运动处方

> 由于每一个人的身体条件不尽相同，个人的身体或客观条件也在经常变化，所以，运动处方的制定，必须针对每一个人的具体情况。

第四章　心胸豁达，保持良好的精神状态
　　　　——女性疾病的心理调适

> 对于女性病的预防既要注意情志调和，又要讲究心理卫生，二者结合起来，才能收到良好的效果。开朗的性格有利于中枢神经的调节，有益于身心健康。

第五章　未病先谋，两手准备益处多
——女性疾病的预防措施

亚健康状态的女性越来越多，这些女性出现了宫颈炎、阴道炎、盆腔炎，但由于忙于事业或碍于面子，往往被忽视。

第六章 内服外用，中西医联手见效快
——女性疾病的治疗方案

中医有中医的妙处，西医有西医的特点。中西医结合在治疗方法和应用上可以相互补充运用，女性疾病治疗手段很多，保守疗法与手术、西药与中药各有所长。在选择治疗方法与手段时，应根据具体情况判断。

第七章　养护结合，生活规律有节制
——女性疾病的保健秘籍

女人如何关爱自己的健康呢？首先要结合女性的自身体质，针对女性生理特点，提出相应的中医解决方案、饮食调理方案和运动方案是女性健康管理和自我保健的重要内容。

第八章　扬优去劣，方法得当早康复
——女性疾病的护理须知

任何女人一生都要面临乳腺、子宫等的病变，还要经历月经期、孕产期、更年期这些非常重要的时期。如何安全度过女性疾病易发期？聪明女人绝不会把健康自主权拱手交给医生，因为做好日常保健护理，一样可以做个健康快乐的女人。一个女人只有身体健康了，才能由内而外地散发真正的美！

女性健康的"头号大敌"
——女性病

随着生活节奏变快、工作压力增大，越来越多的女性因精神压力过重、身心疲惫，导致内分泌紊乱，从而引发女性疾病。因病到医院就诊的女性患者，35～50岁的女性占到了80%以上。大部分人都是因为自己在无意间摸到乳房有包块，才到医院接受检查的，多数女性一直没有做过乳房检查。

1. 常见乳腺疾病有哪些

（1）急性乳腺炎

急性乳腺炎是由细菌（金黄色葡萄球菌等）感染而引起的急性化脓性炎症。多发生在哺乳期间的女性身上，尤以初产妇为多见，好发于产后第3～4周。本病初起乳头皲裂、疼痛，喂奶时疼痛加重，进而出现乳房肿块，局部变硬，表面红肿，压痛明显，同时伴有寒战、高热；如继续发展，则症状加重，乳房呈搏动性疼痛，患侧腋窝淋巴结肿大；感染严重者，还可并发败血症。

乳汁淤积是发生乳腺炎的基础。哺乳方法不当，不能使乳汁得以充分排空，乳头发育不良、乳腺导管堵塞等情况下最易发生乳汁淤积，成为细菌繁殖的温床；而乳头破损或皲裂，细菌从乳头皮肤的破损处进入也可引起乳腺腺体感染；或者因婴儿患口腔炎病菌，在哺乳时直接侵入乳腺管。

（2）乳腺增生

乳腺增生本质上是一种生理增生与复旧不全造成的乳腺正常结构紊乱。在我国，囊性改变少见，多以腺体增生为主，故多称"乳腺增生症"。其发病原因主要是由于内分泌失调。西医认为：婚育、膳食、人生存的外环境和遗传因素是乳腺发病的主要原因。

乳腺增生是女性最常见的乳房疾病，其发病率占乳腺疾病的首位。近年来该病发病率呈逐年上升的趋势，年龄也越来越低龄化。患了乳腺增生病以后有相当多的患者重视程度不够，迟迟不就诊或只求缓解乳痛症状，而意识不到乳腺增生病的潜在危险——少部分乳腺增生长期迁延不愈，会发生乳腺良性肿瘤或恶性病变。

（3）乳腺肿瘤

乳腺肿瘤很常见，约占乳腺疾病的 2/3。其比例大致是乳腺良性肿瘤、乳腺恶性肿瘤及乳腺其他疾病各占 1/3 左右。

① 乳腺良性肿瘤：多见的有乳腺纤维瘤和管内或囊内乳头状瘤。

② 乳腺纤维瘤：最常见于 20 ～ 25 岁青年女性。一般多为单发性，也可有多个在一侧或两侧乳腺内出现者。乳腺纤维瘤的发生与雌激素的刺激（卵巢功能旺盛）有密切关系。因此很少发生于初潮前或绝经后女性身上。

③ 乳腺管内或囊内乳头状瘤：此病较少见，多见于 40 ～ 50 岁女性。可单发或多发。肿瘤常位于乳头部扩张的乳管中，或在乳头附近与乳管通连的囊肿中。乳头状瘤一般很小，有蒂及许多绒毛，因富有薄壁血管，故极易出血。

④ 乳腺恶性肿瘤：含癌、肉瘤及癌肉瘤等，而乳腺癌占大多数。

乳腺癌是女性最常见的恶性肿瘤之一。据统计，发病率占全身各种恶性肿瘤的 7% ～ 10%，在女性仅次于子宫癌。其病因与月经有一定的关系，与家族病史有关，与更年期雌激素失衡有关，与高脂肪饮食、大量饮酒及放射、辐射有关。40 ～ 60 岁之间，绝经期前后的女性发病率较高。

2．10种女人易患乳腺疾病

目前，对乳腺疾病的确切病因还没有确切说法，据医学专家分析，主要与生活方式、环境影响及饮食有关，与遗传、内分泌、病毒等也有关，有乳腺疾病家族史的发病率较无家族史的要高。内分泌失调、病毒因素及机体免疫功能低下、放射性损伤等也可能引起乳腺病发生。良性乳腺疾病的发病原因与激素的调节障碍有关，可能是黄体酮与雌激素的比例失去平衡，而导致乳房的囊性增生。青春期患者多为乳房小叶增生，哺乳后期多为乳房导管增生，更年期患者多为乳房囊性增生。

乳腺疾病主要发生于青春期以后的成年女性，专家通过追踪观察、统计分析，发现以下 10 种女人为乳腺疾病多发人群：

◇ 10 岁即有月经初潮，或至 50 岁后还未停经。

◇长期精神压抑，或强烈精神刺激。

◇未哺乳、从未生育、35 岁以上妊娠初产，或独身未婚。

◇经常内服、外用丰乳产品，或在乳房内填充外来物做乳房整形。

◇有癌症家族史，特别是其母亲和姐妹曾患乳腺癌。

◇乳腺增生、乳腺纤维瘤多年不愈者。

◇长期高脂肪低纤维饮食，经常饮酒。

◇腰部以上特别肥胖，腰围与臀部相近，或绝经期前身体十分瘦弱。

◇青春期乳房异常肥大，过多地抚摸乳房，乳房密度高，质地较坚实。

◇经常受到放射线照射。

3. 阴道炎——女性难言之痛

(1) 阴道炎种类多

阴道炎是病原体侵入阴道，使阴道黏膜产生炎症，出现白带异常，是妇科常见的疾病。正常健康女性阴道对病原体的侵入有着自然防御功能。当阴道的自然防御功能遭到破坏时，潜在的致病菌得以繁殖，外来的病原体易于侵入，便可导致阴道炎症。

阴道炎以白带的性状发生改变以及常伴有外阴瘙痒灼痛为主要临床特点，性交痛也常见，若感染累及尿道时，可有尿频、尿急、尿痛等症状。常见的阴道炎有细菌性阴道病、滴虫性阴道炎、外阴阴道假丝酵母菌病、老年性阴道炎。通过对 1181 例阴道炎进行研究，发现 41% 为细菌性，27% 为真菌性，24% 为滴虫性。老年性阴道炎发生于绝经以后、卵巢切除者或盆腔放射治疗后，据报道其发病率高达 98.5%。

①细菌性阴道病：不是由特异的病原体，如念珠菌、滴虫菌或淋球菌、结核杆菌等所致，而是由于阴道内正常菌群失调所致的一种混合感染，以前称"非特异性阴道炎"。由于阴道内乳酸杆菌的减少，而使得其他细菌大量繁殖，其中以厌氧菌居多。而因卫生条件差，或身体虚弱，或避孕药膜、化学性药物的刺激，或阴道灌洗等均可引发本病。

②外阴阴道假丝酵母菌病：俗称"霉菌性阴道炎"。它是一种常见的女性病，是由白色念珠菌感染引起的阴道炎症。白色念珠菌是一种条件致病菌，平时寄存于人体的口腔、肠道和阴道黏膜、消化道以及其他脏器中，且这些部位的白色念珠菌可以相互感染。当机体抵抗力降低时，白色念珠菌就会繁殖，达到一定量时，人体就会发病。本病在女性中容易传播，引起白

带增多，阴部瘙痒等症状。由于本病可以通过性生活传播，故世界卫生组织将其列入性传播疾病之内。

③滴虫性阴道炎：寄生在人体的滴虫有3种：口腔毛滴虫、人毛滴虫（寄生在肠道内）和阴道毛滴虫。阴道毛滴虫主要侵犯人体的泌尿生殖系统，它可寄生于女性的外阴皮肤褶皱内、尿道旁腺、阴道及子宫颈管内。健康女性阴道因乳酸杆菌的作用，不利于滴虫的生长。其中有一部分女性阴道内就带有阴道毛滴虫，并不引起炎症反应，但是当阴道内环境发生改变，通过直接或间接的传染，就可能引起滴虫性阴道炎。滴虫性阴道炎传染性很强，是育龄期女性常见的一种阴道炎症。

④老年性阴道炎：又有"萎缩性阴道炎"之称。多发生在绝经期的女性，或双侧卵巢切除后，或盆腔放射治疗后。此外，哺乳期女性也可出现。由于雌激素水平减低，阴道黏膜萎缩，上皮细胞内糖原合成减少，阴道内pH值增高，局部抵抗力下降，致病菌容易入侵而引发炎症。

（2）阴道炎为何难痊愈

得过阴道炎的女性朋友都会有这样的困惑，为什么阴道炎久治不见痊愈？为什么阴道炎那么容易复发？究其原因，主要是以下几点：

①凭经验随意用药：有些女性患过念珠菌性或滴虫性阴道炎，当治愈后再次出现外阴瘙痒时，就自行使用曾经用过的药物。殊不知，再次发生的阴道炎的类型可能已经改变。如果治疗不对症，自然无法缓解。所以，再次出现外阴瘙痒的女性不要凭经验盲目用药，而应先去医院检查，了解阴道炎的类型，以便药到病除。还有的女性朋友说，吃了很多消炎药，阴道炎仍未好，反而更加重了。其实，这正是滥用药的结果，因为若属于念珠菌感染，消炎药就是导致二重感染的"罪魁祸首"。

②可能存在其他并发症：有的阴道炎患者虽然经过了正规治疗，但阴道炎仍反复发作。对于这类患者，就要考虑是否并发了其他疾病，如糖尿病、

性病及滴虫和念珠菌的多重感染等，需做进一步检查。

③性伴侣未同时接受治疗：因念珠菌性和滴虫性阴道炎属于性传播性疾病，男方带菌，常无明显临床症状，若女方治疗而男方未治，就会使病原菌在性伴侣间相互传递，难以治愈，故应强调夫妻同查同治，以杜绝其传染源。

④不良习惯所致：习惯久坐的女性的会阴部透气不良，血液循环受阻，因而比较容易发生感染；有些女性习惯长期使用护垫，或常穿紧身内裤，使会阴部透气不良而致感染；清洗外阴时，有些女性习惯将手指或毛巾伸入阴道，这样容易将细菌带入阴道，引起或加重感染；此外，频繁使用阴道洗液，会破坏阴道内环境，造成菌群失调，诱发或加重阴道的炎症；或大便后擦拭外阴时由肛门向尿道方向擦，有可能将肠道的病原菌带入阴道，引发感染；或洗后的内裤放置在卫生间里阴干，也有可能滋生病菌，造成感染。

总之，阴道炎并非难治之病，只要及时去正规医院诊治，并养成良好的卫生习惯，就一定能够摆脱阴道炎的困扰。

4．子宫疾病莫小看

(1) 子宫疾病的种类

①宫颈糜烂：宫颈外口处的宫颈阴道部外观呈颗粒状的红色区，称为宫颈糜烂样改变。目前认为宫颈糜烂样改变可能是生理性的柱状上皮异位，也可能是病理性的。

◇宫颈假性糜烂：亦称为宫颈状上皮异位，即宫颈阴道部的鳞状上皮被颈管的柱状上皮取代，阴道镜下表现为宽大的转化区及内侧的柱状上皮。

首先，应该肯定的是"宫颈假性糜烂"不是疾病，是一种生理现象。女性每个人的原始鳞柱交接部受雌激素水平不同，影响位置有所不同，青春期和生育期，尤其是妊娠期，雌激素增多使柱状上皮又外移至宫颈阴道部，则表现为"宫颈假性糜烂"；绝经后雌激素水平低落，柱状上皮再度内移至宫颈管，则表现为"宫颈光滑"。但宫颈早期癌变时，宫颈的外观与"宫颈假性糜烂"没有显著差异。

当发现患者有"宫颈假性糜烂"时，需要做宫颈癌的早期筛查，包括宫颈细胞学检查和人乳头瘤病毒（HPV）检测，出现问题时应进一步做阴道镜检查及病理活检，进一步诊断。

◇宫颈炎性糜烂："宫颈糜烂"可以与宫颈炎同时存在，表现为阴道分泌物增多及性交后出血，国内有些教科书将此称为"宫颈炎性糜烂"，此时须按照宫颈炎的诊断标准进行诊断，同时筛查淋菌、衣原体等致病微生物，发现微生物感染时，可使用抗生素进行治疗；症状明显患者可给予物理治疗，如激光、微波、冷冻治疗。

②宫颈息肉：子宫颈是子宫下端的部分，其内腔呈圆筒形或梭形，称为宫颈管。它的上端为宫颈内口，下端为外口。宫颈管的黏膜，由于慢性炎症的长期刺激，颈管黏膜增生而堆积，由于子宫本身具有排除异物的倾向，使增生的宫颈黏膜从基底层向宫颈的外口突出，从而形成息肉。息肉从宫颈管内或宫颈口突出，有单个或多个，色红，呈舌形，直径约1厘米，也有较大者，直径可达数厘米。息肉质软而脆，上面有丰富的血管，易出血，蒂细长，根部多附着于宫颈外口。息肉摘除后常易复发。

子宫颈息肉是慢性宫颈炎表现的一种，是妇科的常见疾病之一。临床资料显示，其发病率占育龄女性的5%左右，占所有宫颈病变的4%～10%，尤其好发于30～49岁的女性。由于该病与炎症刺激、性生活和分娩等因素有关，已婚女性占据了发病的98%以上。其主要症状有阴道淋漓出血和白带增多。该病一旦确诊，应及时采取治疗措施。若未及时治疗，病情加重，可引起女性不孕或癌变等。

③子宫肌瘤：子宫肌瘤是女性生殖系统最常见的良性肿瘤，多发生于35～50岁。据资料统计，35岁以上女性约20%发生子宫肌瘤，但多数患者因肌瘤小、无症状，而未能发现。

子宫肌瘤是从子宫肌层长出，因此，开始时多发生在子宫肌壁间，绝大部分生长在子宫体部，只有1%～2%的肌瘤生长在子宫颈部。子宫体部的肌瘤随着肿瘤的增大可向不同方向生长，按与子宫肌壁的关系而有不同名称：第一，肌层内子宫肌瘤或称肌壁间子宫肌瘤，肌瘤生长在子宫肌壁中，周围是肌肉包围，占肌瘤的60%～70%。第二，浆膜下子宫肌瘤，肌瘤向子宫浆膜面生长，突起在子宫表面，约占肌瘤的20%。第三，黏膜下肌瘤，肌瘤向宫腔内突出，表面仅为一层子宫内膜覆盖，约占肌瘤的10%。子宫肌瘤大都为多发性，常有上述2～3种肌瘤同时存在。子宫肌瘤并发症有：因长期慢性出血除继发性贫血，甚至可造成贫血性心脏病；因出血感染而并发附件炎或盆腔炎。当临床出现经量增多、周期缩短、腹部增大、白带增多、不孕或贫血等症状时，需要采取手术治疗。

④子宫内膜炎：致病菌突破了子宫颈的防御机制侵入子宫内膜发生的炎症，即子宫内膜炎。子宫内膜炎按感染的致病菌可分为结核性和非结核性两种；按病程的长短可分急性子宫内膜炎及慢性子宫内膜炎两种。结核性子宫内膜炎由结核杆菌感染引起；非结核性子宫内膜炎常见于月经期性交、感染性流产、分娩后、产褥感染后。此外，宫腔内安放避孕器、宫颈扩张搔刮或宫颈电烙术等子宫腔操作术均可诱发子宫内膜炎。引起子宫内膜炎的常见细菌为葡萄球菌、大肠杆菌、链球菌及厌氧菌等。

(2) 子宫疾病与不孕

①子宫颈炎导致不孕：子宫颈炎简称宫颈炎，是女性生殖器官炎症中最常见的一种，发病率高，发病比例占已婚女性的半数以上。慢性宫颈炎

在临床上，可分为宫颈炎性糜烂、宫颈息肉、宫颈腺囊肿和宫颈肥大几种，其中宫颈炎性糜烂最为常见。

一般来说，患宫颈炎后宫颈分泌物会比以前明显增多，并且质地黏稠，易形成黏液栓，阻塞宫颈管，使精子不能穿透上行；此外，由于宫颈分泌物中含有大量白细胞，炎症环境会降低精子的活力；同时，炎症细胞还会吞噬大量的精子；另外，炎症时，宫颈口及阴道内的酸碱环境改变，加之病原菌和细菌毒素等都可使精子的前向运动能力减弱，从而最终降低精子和卵子结合的机会。因此，总体而言，宫颈炎人群的生育能力普遍低于正常人群。

②子宫肌瘤可致不孕：25%～35%的子宫肌瘤患者伴发不孕。究其原因是由于肌瘤正好堵住了宫颈口或输卵管内口，影响精子的通行；或黏膜下肌瘤，造成宫腔变形，阻碍受精卵着床；此外，有时子宫肌瘤伴随卵巢功能失调，出现排卵障碍，也是造成不孕的原因之一。

5. 盆腔炎：女性最易得的一种病

(1) 盆腔炎的起因及分类

①盆腔炎的分类：盆腔炎，即盆腔炎性疾病，是女性内生殖器及其周围的结缔组织、盆腔腹膜发生的炎症。主要包括子宫内膜炎、输卵管炎、输卵管卵巢脓肿、盆腔腹膜炎。它是妇科常见病，炎症可局限于一个部位，也可几个部位同时发病。多数以下腹疼痛为主要表现。引起盆腔炎的病原体包括需氧菌、厌氧菌和性传播感染的致病微生物，临床以混合感染为多见。性传播感染的病原体如淋病奈瑟菌、沙眼衣原体是主要的致病原。此外，巨细胞病毒、人型支原体和解脲支原体也是导致盆腔炎的病原体。主要感

染途径有：经血液循环传播，经淋巴系统蔓延，沿生殖器黏膜上行蔓延以及邻近脏器感染后的直接蔓延等。

以往将盆腔炎分为急性和慢性两类。急性盆腔炎多为需氧菌与厌氧菌的混合感染，临床表现为：发热、下腹疼痛、阴道分泌物增多。急性炎症进一步发展，可引起弥漫性腹膜炎、败血症以及感染性休克等严重后果。而慢性盆腔炎，最新观点认为该术语并不恰当，应将其改称"盆腔炎性疾病后遗症"。主要原因是：

◇慢性盆腔炎组织中常常找不到病原体，主要表现为组织增生、粘连、瘢痕形成等。

◇过去认为的慢性盆腔炎的再次发作，实际上是又一次的盆腔感染。盆腔炎性疾病后遗症是盆腔炎性疾病的遗留病变，主要是由于急性盆腔炎未能得到及时、有效、规范的治疗，最终导致盆腔粘连，输卵管阻塞。临床上表现为不孕、异位妊娠、慢性盆腔痛、盆腔炎反复发作等，严重影响患者正常工作和生活以及身心健康。

②四种因素诱发盆腔炎：盆腔炎是一种较为常见的女性病。在一些性生活紊乱、性病泛滥的国家中此病尤为多见。在我国由性病引起的盆腔炎虽然少见，但下列因素与盆腔炎的发病有关：

产后或流产后感染：患者分娩后或小产后体质虚弱，宫颈口经过扩张尚未很好地关闭，此时阴道、宫颈中存在的细菌有可能上行感染盆腔；如果宫腔内尚有胎盘、胎膜残留，则感染的机会更大。

妇科手术后感染：进行人工流产术、放环或取环手术、输卵管通液术、输卵管造影术、子宫内膜息肉摘除术，或黏膜下子宫肌瘤摘除术时，如果消毒不严格或原有生殖道炎症未能很好地控制，极有可能引起术后感染。手术后不注意个人卫生或术后不遵守医嘱，过早有性生活，同样可以使细菌上行感染，引起盆腔炎。

月经期不注意卫生：月经期间子宫内膜剥脱，宫腔内血窦开放，并有凝血块存在，是细菌滋生的良好条件。如果在月经期间不注意卫生，使用卫生不达标的卫生巾或不洁的卫生纸，或经期性交，便会给细菌提供逆行感染的机会，导致盆腔炎。

邻近器官的炎症蔓延：最常见的是发生阑尾炎、腹膜炎时，由于它们与女性内生殖器官毗邻，炎症可以通过直接蔓延，引起女性盆腔炎症。患慢性宫颈炎时，炎症也能够通过淋巴循环，引起盆腔结缔组织炎。

盆腔感染后发生的诸多不适，会对女性的生理和心理上造成很大的影响。故一旦出现不适症状，应及时到医院就诊，切不可胡乱服用药物，以免贻误治疗而迁延不愈。

（2）慢性盆腔炎与不孕症的关系

女性盆腔内子宫、输卵管及卵巢或其周围的组织，包括盆腔内腹膜，任何一处发生炎症时，均可称为盆腔炎。炎症可局限于一个部位，也可几个部位同时发炎。而由于盆腔器官多由内脏神经支配，疼痛感觉常定位不准确，而炎症本身并不是只单独局限于某个盆腔器官，因此，临床上有时不能确定炎症的确切部位到底是输卵管还是卵巢等等，有时把局限在输卵管、卵巢附近的炎症称为附件炎。临床上狭义的盆腔炎指的是输卵管炎。

盆腔炎可由外生殖器的炎症向上蔓延而来，也可由邻近器官的炎症或身体其他部位的感染传播引起。病菌常在月经、流产、分娩过程中，或通过生殖道各种手术的创面进入盆腔引起炎症。盆腔炎分为急性和慢性，前者发病急，一般有明显的发病原因，若治疗及时、彻底、有效，则常可治愈。

当急性炎症未能彻底治疗，或患者体质较差，病程迁延，或无急性发病史，病情较轻未引起注意，故而治疗不及时，迁延而成慢性盆腔炎（目前称为"盆腔炎性疾病后遗症"）。

盆腔炎性疾病后遗症常表现为输卵管粘连、阻塞、形态异常及输卵管积水。输卵管具有输送卵子、精子的功能，同时又是精子储存、获能以及精卵结合的场所。由于输卵管黏膜因炎症粘连，使管腔变窄或闭锁，使卵子、精子不能相聚，导致不孕。或因炎症粘连，影响输卵管拾卵和蠕动功能。严重的盆腔炎可蔓延至盆腔腹膜、子宫及子宫颈旁的组织，最终导致这些器官组织变硬，活动受限，特别是输卵管失去柔软蠕动的生理功能，也难以受孕。

因此，女孩子应注意外阴部清洁卫生，青春期后，当出现下腹痛或较明显的痛经、月经不正常或阴道白带异常时，都应去医院检查，早期较轻的输卵管炎或盆腔炎都是可以治愈的。

6. 卵巢囊肿与不孕

（1）卵巢囊肿的分类

卵巢囊肿是指卵巢内有囊性的肿物形成，可分为肿瘤性和非肿瘤性两类。

①肿瘤性卵巢囊肿：又称卵巢肿瘤，有良性、交界性及恶性之分。卵巢恶性肿瘤的病死率较高，居妇科肿瘤的首位。一旦确诊为卵巢肿瘤，即使是卵巢的良性肿瘤，也有转化为恶性的可能，如浆液性囊腺瘤、黏液性囊腺瘤、良性囊性畸胎瘤等，因此均需早期手术切除。

②非肿瘤性卵巢囊肿：又称非赘生性卵巢囊肿，是由于内分泌功能失调、促黄体生成素分泌不足、药物刺激等造成的过度生理性反应所致。大多是卵巢的功能性囊肿，包括卵泡囊肿、黄体囊肿、黄素囊肿、炎症性卵巢囊肿、多囊卵巢以及子宫内膜异位囊肿。患者一般没有不适，多因其他原因就医检查时意外发现。但卵巢子宫内膜异位囊肿患者可能会有进行性加重的痛经、月经失调、不孕等症状。

通常人们说的卵巢囊肿是指非肿瘤性的那一类，直径很少超过5厘米，这些囊肿并不是肿瘤，大部分是良性的，能自行消退，不需要手术。但如果囊肿较大或进行性增大，或破裂，则也应手术切除。

卵巢囊肿对于身体的危害，以及对卵巢囊肿的治疗，取决于它的性质。对30岁以上女性来说，即使无任何不适，每年都应体格检查1次，包括妇科检查及盆腔B超检查。如果发现卵巢囊肿，应进一步检查，尽早确定其为肿瘤性的囊肿还是非肿瘤性的囊肿。可依据肿瘤生长的快慢、大小、性状，以及相应的检查，如盆腔B超检查，或腹部断层扫描、核磁共振，肿瘤标志物检测或腹腔镜检查、剖腹探查等手段，明确诊断，进而采取不同的治疗方法。

（2）卵巢肿瘤如何导致不孕

卵巢是卵子发育、成熟、排出的场所，而各个不同阶段的卵泡均在卵巢皮质内，若卵巢遭受到破坏，使卵子发育、成熟、排出发生障碍，易导致不孕。

一般说来，卵巢肿瘤在下述情况时可引起不孕：

①卵巢肿瘤生长过快过大，影响卵巢的血运和排卵。

②卵巢肿瘤出现急慢性扭转、破裂时，影响卵巢血运和引起坏死，继而出现卵巢功能障碍和不排卵，如为双侧性，则影响更大。

③卵巢肿瘤因其所含肿瘤组织成分不同而产生某些相应激素，干扰了卵巢激素的正常分泌和排卵，导致不孕。如卵巢甲状腺肿、卵泡膜细胞瘤、颗粒细胞瘤等。

④卵巢的恶性或巨大肿瘤，使大部分卵巢组织破坏，可出现卵巢功能失调、不排卵、与周围组织粘连，或压迫输卵管等，均可造成不孕。

7. 生殖器结核——导致不孕的隐蔽元凶

（1）生殖器结核的分类及传播途径

①生殖器结核的分类

由结核杆菌引起女性生殖器炎症，称为生殖器结核，又称结核性盆腔炎。多见于 20～40 岁女性，也可见于绝经后的老年女性。其临床表现多样，易被忽视和误诊。生殖器结核以输卵管结核最常见，其次为子宫内膜结核。

女性生殖器结核按发生的部位不同可分以下几种类型：

输卵管结核：由于感染途径不同，结核性输卵管炎初期有不同的表现类型：结核性输卵管周围炎，结核性输卵管间质炎，结核性输卵管内膜炎。

子宫内膜结核：常由输卵管结核蔓延而来，输卵管结核中有 50% 的患者同时伴有子宫内膜结核。结核杆菌破坏子宫内膜使宫腔疤痕粘连、缩小。

子宫颈结核：较少见。常由子宫内膜结核蔓延而来或经淋巴传播或血行传播。病变可表现为宫颈的乳头状增生或为溃疡。

卵巢结核：由输卵管结核蔓延而来。因有卵巢白膜包围，常仅有卵巢周围炎，而向卵巢深层的侵犯较少。但由于血行播散是结核感染的主要途径之一，也可在卵巢深部形成结节及干酪样坏死性脓肿。

盆腔腹膜结核：输卵管结核常合并盆腔腹膜结核。由于病变的特性不同，分为渗出型及粘连型。

②生殖器结核的传播途径

生殖器结核常常继发于肺结核、腹膜结核或肠系膜淋巴结核。约有 10% 的肺结核患者合并生殖器结核。它的传播途径主要有：血行传播、淋巴传播、直接蔓延，性传播则较少见。

血行传播：血行传播为主要的传播途径。结核杆菌首先侵入呼吸道。动物实验证明，注入 2～6 个结核菌即能产生病变，并迅速传播，在肺、胸膜或附近淋巴结形成病灶，然后经血循环传播到内生殖器官，首先是输

14

卵管，逐渐波及子宫内膜及卵巢。子宫颈、阴道、外阴感染少见。

腹腔内直接蔓延：结核性腹膜炎、肠系膜淋巴结结核干酪样变破裂时，结核杆菌可直接蔓延到内生殖器官表面。输卵管结核常与腹膜结核并存，可能先有输卵管结核再蔓延波及腹膜或反之。也可能双方均系血行播散的结果。

淋巴传播：肠道结核可通过淋巴管逆行传播感染内生殖器官。较少见。

(2) 生殖器结核与不孕

女性生殖器官是结核病的好发部位，其中以输卵管结核最常见，约占生殖器结核的 90% ~ 100%。结核杆菌使输卵管黏膜破损及粘连，造成管腔阻塞，输卵管周围粘连，黏膜纤毛破坏，蠕动异常，使输卵管丧失其输送功能，是引起原发性不孕的主要原因。或因子宫内膜结核，内膜遭到破坏，最后代以瘢痕组织，使宫腔粘连变形，出现月经量少，甚至闭经。

由于结核的病变在内生殖器官，而且发展缓慢，故常缺乏自觉症状。因此，当患者是原发性不孕，或伴月经稀少或闭经；或年轻女性有低热、盗汗、消瘦，或腹水、慢性盆腔炎久治不愈时，尤其是过去有结核病接触史，或本人曾有肺结核、胸膜炎、肠结核均应考虑有生殖器结核的可能。可通过子宫输卵管碘油造影、子宫内膜活组织检查明确诊断。

8. 尿道炎——女性多发的疾病

(1) 女性尿道易感染

女性尿道易感染主要与以下几方面因素有关：

①女性的尿道较男性短且宽弛，细菌易于进入。

②女性的尿道口与阴道、肛门距离很近，阴道和肛门周围都有大量细菌，阴道的分泌物是一种较好的培养基，细菌容易繁殖。

③月经血是细菌最好的培养基，经期不注意卫生，特别是不注意月经用品的清洁和消毒，易导致细菌的入侵和繁殖。

④性交活动可以把前尿道的细菌通过机械性的推挤动作推进后尿道和膀胱。

⑤憋尿使尿液在膀胱内停留时间较长，如有少量细菌侵入，使其有更多时间繁殖和侵入组织；此外，膀胱满盈，压力增大，尿液会逆流向上至输尿管，若有细菌侵入，便会将细菌沿输尿管逆行至肾脏，引发肾盂肾炎。

⑥邻近器官炎症：女性朋友如果患有阴道炎、宫颈炎或其他相邻的器官炎症等疾病，如果不及时治疗，就会蔓延至尿道，导致慢性尿道炎的顽固病变。这种情况在老年女性中尤为多见。

尿道炎是一种常见的泌尿道感染，也是女性常见的泌尿生殖系统感染之一，主要分为单纯细菌性尿道炎、非淋菌性尿道炎和淋病性尿道炎。常表现为尿频、尿急、尿痛等症状，疼痛呈烧灼感，排尿时加重，甚至发生尿道痉挛。

非淋菌性尿道炎又称"非特异性尿道炎""非特异性生殖道感染"，由淋菌以外的其他病原体，主要是沙眼衣原体、解脲支原体所引起的尿道炎。本病目前在欧美国家已超过淋病而跃居性传播疾病首位。20世纪90年代后，本病的发病率在我国直线上升，成为最常见的性传播病之一。

非淋菌性尿道炎虽然症状较淋病轻，但危害并不比淋病轻。由于症状较轻，很多患者错过了治疗的最佳时期，而女性感染者由于症状轻微往往不予治疗，增加了本病传播的机会。本病除引起尿道炎外，女性约一半以上的患者有并发症，如子宫内膜炎、输卵管炎、宫外孕、不孕症和流产。

（2）非淋菌性尿道炎和淋病的不同

①病原体不同：非淋菌性尿道炎的病原体是沙眼衣原体和支原体、白色念珠菌、阴道毛滴虫等，而淋病的病原体是淋病奈瑟菌。

②临床症状不同：非淋菌性尿道炎的临床症状是尿道口仅有清稀分泌物，分泌物呈乳白色，以慢性尿道炎的症状表现出来；而淋病的开始症状是自尿道口流出大量黄色脓性分泌物，以急性尿道炎的形式表现出来。

③治疗方法不同：非淋菌性尿道炎的治疗药物以四环素类、红霉素药物、喹诺酮类药物为主；而淋病的治疗药物以青霉素类、头孢菌素类药物为主。

（3）为什么非淋菌性尿道炎易反复

非淋菌性尿道炎的反复发作是因为：

①自觉症状不明显：非淋菌性尿道炎的潜伏期比较长，自觉症状不明显，常被忽视。

②用药不规范：不少患者被确诊后，经过数天用药，症状有改善或消失即停药，但事隔不久症状又出现。因此非淋菌性尿道炎治愈的标准是，治疗后症状消失一周以上。尿道无分泌物仍要到医院复查，直到检查结果符合治愈标准，才可停止用药。

③混合感染：有资料表明，衣原体尿道炎混合感染者占23%左右，支原体尿道炎混合感染者占26%左右。此外，还有非淋菌性尿道炎合并淋病、非淋菌性尿道炎合并白色念珠菌病或其他感染者，这些病都会引起尿道炎的症状。如果只注意治疗非淋菌性尿道炎，而忽略其他感染的存在，则症状也不会完全消失。因此一旦发现有混合感染，则应同时施治。

④没有夫妻同治：男性患者尿道炎症状明显，易于发现；女性患者由于症状轻微往往不予治疗，从而增加了本病传播的机会。因此，一旦一方确诊有感染，夫妻双方应当同时检查治疗。

（4）尿道炎的预防及护理

①平时多饮水，有利健康。对于尿道炎的患者而言，大量饮水使尿量增加，排尿时可冲洗尿道分泌物；同时要注意休息，急性期短期内避免性生活，切勿乱用滥用抗生素治疗。

②在尿道炎未治愈前要避免性行为。在尿道炎症状完全消失后的一段时间（2～4周）内过性生活应坚持使用避孕套；在治疗期间，需禁酒，忌辛辣饮食。

③尿道炎的治疗要尽早、足量和规范，选用敏感药物治疗，还要避免过度治疗。药物剂量不足、滥用药物或选用的药物不敏感，可促进病原体产生耐药性。

④在出现尿道炎等性病症状，或怀疑患性病时，尽早到正规医院就诊，而不要听信各种虚假的或夸大的广告去求医，以免延误病情，错失治疗良机。

9. 女性须警惕经前期综合征

（1）经前期综合征的特征

经前期综合征是女性在经前出现一系列精神和身体症状，随月经来潮而消失的一种疾病。临床以经前7～14天出现烦躁易怒、精神紧张、神经过敏、头痛、水肿、乳房胀痛、腹泻等一系列症状，并伴随月经周期性发作为其特点。经前期综合征多发于30～40岁的育龄期女性。典型的经前期综合征在经前一周开始，症状逐渐加重，至月经来潮前2～3天最为严重，月经来潮后迅速消失。但也有些患者症状持续时间较长，一直会延续到月经来潮后3～4天才完全消失。患经前期综合征的女性身体往往出现多种不适症状，严重者伴有精神症状，其中焦虑症状居多，占 70% ～ 100%。60% 的经前期综合征患者有乳房胀痛或体重增加；45% ～ 50% 的患者有低血糖症状；约 35% 的患者有抑郁症状，并伴有自杀意识。经前期综合征的症状表现多种多样，而最常见的症状有以下两大类：

①精神症状：烦躁易怒、情绪不稳、神经过敏、易与人争吵、焦虑不安、失眠多梦、注意力不集中、工作效率低、情绪低落、郁郁寡欢、动作迟钝、懒言少语、容易疲劳、没精打采、对事物不感兴趣等。

②身体症状：头痛、乳房胀痛、肢体及眼睑水肿、体重增加、腹部胀满、恶心呕吐、食欲改变等。

（2）经前期综合征的原因

经前期综合征的病因目前还尚无定论。可能由于卵巢激素、中枢神经和自主神经系统失调综合作用有关，此外与维生素 B_6 缺乏及精神、社会因素有关。但一般认为和脑神经递质、内分泌、精神及社会因素、前列腺素作用等一些因素有关，不同的患者可能是由于上述不同的因素导致经前期综合征的发生。

①神经递质异常：神经传递素是一种影响情绪变化的特殊的脑部化学物质。需要特别指出的是血清素、去甲肾上腺素、多巴胺等化学物质也都与这一变化有关。神经传递素水平的变化同雌激素和孕激素水平的变化也有关系，但它们之间是如何关联的尚不清楚。

②雌、孕激素比例失调：情绪的变化同女性体内的孕激素和雌激素的水平，以及月经期内呈高低起伏变化的生殖激素水平有关。这种理论认为经前期综合征，紧张、焦虑情绪的增加是由于雌激素和孕激素之间的比例失衡造成的，具体过程是，具有镇静作用的孕激素的分泌水平低于雌性激素的分泌水平，结果导致焦躁情绪的产生。

③维生素 B_6 缺乏：维生素 B_6 缺乏可导致体内过多的雌激素损耗，从而不利于调节情绪和行为。如口服避孕药者可出现类似经前期综合征症状，

临床上可用维生素 B_6 纠正。

④精神社会因素：对于经前期综合征的进一步恶化也有着一定的影响。同时，它可能是导致 30 多岁和 40 多岁的女性患经前期综合征的重要原因。

10．怎么样摆脱痛经

20

（1）痛经的分类及原因

①痛经的分类：痛经是指女性在经期及其前后，出现小腹或腰部疼痛，甚至痛及腰骶。每随月经周期而发，严重者可伴随有恶心呕吐、冷汗淋漓、手足厥冷，甚至昏厥，严重影响了患者的工作及生活。临床将其分为原发性和继发性两种。

原发性痛经：多指生殖器官无明显病变者，故又称功能性痛经。常发生在月经初潮或初潮后不久，据统计，初潮后第一年内发生原发性痛经的占75%，第二年内发生率占13%，第三年内发生率为5%。原发性痛经多见于青春期少女、未婚及已婚未育者，此种痛经在正常分娩后多可缓解或消失。

继发性痛经：指生殖器官有器质性病变者，如子宫内膜异位症、子宫腺肌病、盆腔炎和子宫黏膜下肌瘤。常发生在 30～40 岁左右的女性，多见于已婚或已育女性。

②原发性痛经的原因。引起原发性痛经的因素很多，常见的有以下几种：

◇子宫颈管狭窄，子宫位置异常，如子宫位置极度后屈或前倾前屈，经血外流受阻，或子宫发育不良，子宫平滑肌不协调收缩，造成子宫缺血、缺氧而发生痛经。

◇子宫内膜以及月经血中前列腺素含量升高，前列腺素可引起子宫平滑肌过强收缩，甚至痉挛而引起痛经。

◇精神、神经因素，部分女性对疼痛过于敏感。

◇遗传因素，似有遗传倾向。

◇经期剧烈运动，或过食冷饮，或冒雨涉水等，均可诱发痛经。

◇内分泌因素，月经期腹痛与黄体期孕激素升高有关。

◇子宫的过度收缩。虽然痛经患者子宫收缩压力与正常女性基本相同，但子宫收缩持续时间较长，且往往不易完全放松，故发生因子宫过度收缩所致的痛经。

◇子宫不正常收缩。痛经患者常有子宫不正常收缩，因此往往导致子宫平滑肌缺血，子宫肌肉的缺血又可引起子宫肌肉的痉挛性收缩，从而产生疼痛而出现痛经。

◇少女初潮，心理压力大，或久坐导致气血循环变差、经血运行不畅。

(2) 警惕痛经掩盖大毛病

虽然痛经很痛苦，但部分女性朋友仍然认为痛经是正常的，忍两天就过去了。却不知痛经也是很多女性病的表现之一，特别是继发性痛经有可能掩盖了正在发生的其他疾病，如果不及时找出病因加以治疗，可能会酿成大患。

痛经所提示的疾病可大致分为以下几类：

①经期发烧、下腹坠痛，可能是患了盆腔炎。

②正常经血呈暗红色，如果经血颜色为茶褐色，淋漓不尽，或气味发生变化，同时伴有体温升高和下腹痛，则可能患上了子宫内膜炎。

③如果痛经越来越厉害，且疼痛持续时间越来越长，则可能患上子宫内膜异位症或子宫腺肌病。

这些表现为痛经的疾病如果不及时治疗，后果可能会很严重。另外，有的患者借助保健品或小窍门缓解一时之痛，比如每晚睡前喝杯加一勺蜂蜜的热牛奶，可缓解甚至消除痛经之苦。实际上这种办法最多是具有辅助治疗之功效，因为这两种食物含有钾和镁，能缓和情绪、抑制疼痛，有助于身体放松，消除紧张心理，减轻压力。但是医生强调，决不能以这些保健品替代就医和治疗。

　　痛经如果不及时治疗，后果会很严重。因为不论是盆腔炎，还是子宫内膜异位症和子宫腺肌病，都属于妇科的常见病，也是难治之症。若不采取积极有效的治疗，不仅会影响目前的生活、学习和工作，更会严重影响将来的婚后生活及生育。痛经很有可能是患上慢性盆腔炎、子宫内膜异位、子宫腺肌病等疾病的报警信号，这些疾病在盆腔内常引起生殖器官粘连和输卵管阻塞不通，从而导致不孕症。另外，由于内膜异位的部位不同，还会出现性交痛、肠道症状及泌尿道症状。所以，一旦出现持续痛经难忍或痛经越来越加重的情况，一定要到医院进行检查，不能掉以轻心！

11. 月经不调的罪魁祸首

（1）月经不调的几种类型

　　月经不调泛指各种原因引起的月经异常，包括初潮年龄的提前、延后，周期、经期与经量的变化等，是最常见的女性病。中医将月经不调分为月经先期、月经后期、月经先后不定期、月经过多、月经过少、经期延长等。临床上往往不是单纯一种症状出现，如月经过多常与月经先期并见，月经过少常与月经后期并见。

　　月经不调表现为月经周期或出血量的紊乱，有以下几种情况：

　　不规则子宫出血：月经过多或持续时间过长，常见于子宫肌瘤、子宫内膜息肉、子宫内膜增殖症、子宫内膜异位症、子宫腺肌病等；月经过少，经量及经期均少；月经频发，即月经间隔少于 25 天；月经周期延长，即月经间隔长于 35 天；不规则出血，可由各种原因引起，出血全无规律性。以上几种情况可由局部原因、内分泌原因或全身性疾病引起。

功能性子宫出血：指内外生殖器无明显器质性病变，而由内分泌调节系统失调所引起的子宫异常出血。是月经失调中最常见的一种，常见于青春期及更年期。

绝经后阴道出血：指月经停止 6 个月后的出血，常由恶性肿瘤、炎症等引起。

23

闭经：指从未来过月经或月经周期已建立后又停止 6 个周期以上。

（2）月经失调的原因和解决方法

许多女性发生月经失调后，只是从子宫发育不全、盆腔炎、子宫肌瘤等女性病去考虑，而忽视了生活方面的因素。殊不知，很多你往往没意识到的不良习惯，都可能是导致月经失调的罪魁祸首。月经失调的原因：

①精神紧张和情绪异常：育龄期女性，如果长期处于压力下或长期精神压抑、生闷气、遭受重大精神刺激或心理创伤等，会抑制脑垂体和下丘脑的功能，使卵巢不再分泌女性激素及不排卵，月经就会开始紊乱。

②贪凉受冷：女性经期受寒冷刺激会使盆腔内的血管收缩，导致卵巢功能紊乱，可引起月经量过少，甚至闭经。

③肥胖：体重的过度增加会造成内分泌失调，从而影响女性排卵和月经。因此，超过标准体重的人可能发生月经失调。

④减肥：女性由于惧怕肥胖而有意节制饮食，常常会导致体重骤然下降，甚至出现神经性厌食，而导致促性腺激素处于低下状态。当体重降至正常体重的 85% 以下时，女性会出现月经量少、月经后期，甚至闭经。

⑤吸烟：烟草中的尼古丁能降低性激素的分泌量，从而干扰与月经有关的生理过程，引起月经失调。每天吸烟 1 包以上的女性，月经不调的概

率是不吸烟女性的 3 倍。

⑥滥用药：长期滥用抗生素，能够抑制和伤害人自身的抵抗力，导致机体功能障碍，从而引起女性月经失调、不排卵、闭经。

⑦电磁波：各种家用电器和电子设备在使用过程中均会产生不同的电磁波，这些电磁波长期作用于人体会对女性的内分泌和生殖机能产生坏影响，导致内分泌紊乱，月经失调。

⑧蹦迪：噪音会导致女性性机能紊乱，对月经和生育能力均有不良影响。尽量选择清静的地方聚会，减少噪声的干扰。可以缩短至少一次光顾迪吧的时间，或在自己家聚会。

12．闭经可怕吗

（1）闭经的分类

闭经是妇科常见的症状，不是一种独立的疾病，可由全身或局部性病变引起。凡年满 16 周岁月经尚未来潮的，称原发性闭经；既往曾有过正常月经，现停经 6 个月以上的，称继发性闭经；妊娠期、哺乳期、绝经后，以及少女初潮后 1 年以内有月经停闭者，称生理性闭经。

生理性闭经是一种正常的生理现象，而原发性和继发性闭经却往往与某些疾病有关。根据病变的解剖部位不同，闭经可分为以下 4 类：

①子宫性闭经：分为先天性无子宫和子宫内膜破坏而引起的继发性闭经。

②卵巢性闭经：由于卵巢的原因导致的闭经。如卵巢先天性发育不全，或卵巢功能衰退或继发性病变等。

③垂体性闭经：由于垂体的病变导致的闭经。如垂体肿瘤，原发性脑

垂体性促腺功能低下而引起的闭经。

④下丘脑性闭经：下丘脑功能不正常也会引起闭经。引起下丘脑功能失调的原因很多，如精神刺激、悲伤忧虑、恐惧不安、紧张劳累，以及环境改变、寒冷刺激、神经性厌食等。由下丘脑引起的闭经是临床上最常见的一类闭经，以功能性原因为主。

（2）引起闭经的原因

①疾病：主要包括全身性疾病，如营养不良等；慢性消耗性疾病，如重度肺结核、严重贫血等；特有的内分泌疾病，体内一些内分泌紊乱的影响，如肾上腺、甲状腺、胰腺等功能紊乱。这些原因都可能造成不来月经。但是这几种情况引起的闭经，只要疾病治好了，月经也就自然来潮。

②生殖道下段闭锁：如子宫颈、阴道、处女膜、阴唇等处，有一部分先天性闭锁，或后天损伤造成粘连性闭锁，虽然有月经，但经血不能外流。这种情况称为隐性或假性闭经。生殖道下段闭锁，经过治疗，是可以完全治愈的。

③生殖器官不健全或发育不良：先天性无卵巢，或卵巢先天性发育不良，不能产生雌激素和孕激素，因此子宫内膜不能发生周期性的变化，也就不会出现子宫内膜脱落，也就没有月经来潮。也有的先天性无子宫，或子宫内膜发育不良，或子宫内膜损伤，即使卵巢功能健全，雌激素和孕激素的分泌正常，也不会来月经。

④结核性子宫内膜炎：这是由于结核菌侵入子宫内膜，使子宫内膜发炎，并受到不同程度的破坏，最后出现瘢痕组织，而造成闭经。因此，得了结核性子宫内膜炎，应该及时治疗，不可延误。

⑤脑垂体或下丘脑功能异常：脑垂体能分泌促性腺激素。促性腺激素有调节卵巢功能和维持月经的作用。如果脑垂体的功能失调，就会影响促性腺激素的分泌，进而影响卵巢的功能，卵巢功能不正常就会出现闭经。

另外，过强精神刺激、悲伤忧虑、恐惧不安、紧张劳累，以及环境改变、寒冷刺激、神经性厌食等可引起下丘脑分泌促性腺激素释放激素（GnRH），从而功能失调或抑制，导致闭经。

闭经不是一个独立的疾病，而是多种病症的临床表现。既可由女性生殖轴的功能性失调造成，也可由器质性病变导致，还可由全身性疾病引起。一旦出现闭经，要及时就诊，寻找病因，积极治疗。闭经本身对身体是没有什么危害的，对身体有不良影响的是引起闭经的原发疾病，这些原发疾病导致的危害是不容忽视的，如生殖系发育不全、肿瘤、畸形等。不过，闭经后往往会打破心理平衡而使许多女性产生明显的心理负担，进而带来一系列精神症状。闭经后可能造成子宫萎缩或生理功能不足，如分泌物减少、性交疼痛、性欲减退以及不孕症等。

13. 女性易患更年期综合征

（1）更年期综合征的病因及症状

更年期又称"围绝经期"，是指卵巢功能开始衰退直至绝经后1年内的时期。包括绝经前期、绝经期及绝经后期几个阶段。年龄一般是从45岁左右开始，历时最短1～2年，最长可持续10～20年时间。这一时期女性身体的各器官、内分泌腺体、心理及生理均发生各种改变。女性卵巢功能逐渐衰退直至功能丧失，生殖器官开始从衰退向萎缩过渡。月经永久性停止即"绝经"是最明显的标志，这个过程往往是在数年内逐渐完成的。

①更年期综合征的病因

更年期女性主要是由于卵巢功能衰退，雌激素水平显著下降所致。雌激素是主要由卵巢分泌的性激素，其完全影响着生育能力、月经的周期、怀孕、情绪等方面以及老化的过程。雌激素水平下降，对下丘脑—垂体的反馈抑制作用减弱，使其功能亢进，促性腺激素分泌增多，导致下丘脑及自主神经功能失调。进而可引起并表现为一系列程度不同的性激素减少、自主神经功能紊乱。

②更年期综合征的症状

更年期综合征的主要临床表现为月经紊乱及一系列雌激素下降引起的相关症状，如：月经周期不规则、持续时间长及月经量增加或减少等月经紊乱的表现；潮热、出汗等血管舒缩症状；记忆力减退、激动易怒、焦虑忧郁、皮肤异样感觉等精神神经症状；心悸、胸闷气短、眩晕、血压升高等心血管系统疾病。

按发生机制，更年期综合征的临床表现可分为血管运动障碍症状、精神神经症状、骨质疏松症状和泌尿生殖系统症状。但发病的根源只有一个，那就是雌激素的缺乏。

在更年期的时候，卵巢变得不那么起作用，并且分泌的雌激素和孕激素减少。研究表明与不吸烟的相比较，吸烟的女性在更年轻的时候就会提前进入更年期。

③隐性更年期现象

隐性更年期出现在真正更年期以前，以自主神经（以前称植物神经）系统功能紊乱为主，是过早衰老的信号。所谓自主神经，既有中枢的，又有周围的，布满人体全身，其最大的特点就是不受意志的控制而自主调节。这种调节由自主神经系统控制，该神经系统可受到内外环境的影响而发生指挥失调。在隐性更年期内，内环境的变化主要是指卵巢功能下降，激素分泌水平降低或突然消失；外环境变化则涉及工作、生活、学习、家庭等一系列问题。

临床上主要表现为更年期各种症状的提前出现，如月经紊乱、出汗烘热、头晕眼花、心悸气短、胸闷心慌、烦躁失眠、发色枯黄、皮肤干燥、乳房下垂、手脚冰凉、肩背酸痛、体形趋胖等。

出现隐性更年期现象主要与现代女性的月经初潮年龄提前、生育减少、生活节奏加快、精神极度紧张等因素有关。

女性要保持健康的体魄和美丽的容颜，除了要注重健身，调适心理外，还应该做到起居有规律，营养要均衡，必要时可以到医院就医，在医生的指导下适当地服用一些药物进行调理。

（2）预测更年期到来的4个明显指标

女性更年期的先兆或早期症状比较明显，可通过下述指标预测更年期：

①通过家族遗传进行预测：由于进入更年期的年龄与遗传因素有一定关系，所以，祖母、母亲、同胞姐姐出现更年期的年龄可以作为孙女、女儿、妹妹进入更年期年龄的预测指标。

②从初潮年龄预测更年期年龄：多数人观察确认，月经初潮年龄与更年期年龄负相关，即初潮年龄愈早，更年期（绝经）年龄愈晚；相反，初潮年龄愈晚，更年期年龄则愈早。

③月经紊乱现象：月经紊乱为最终绝经前的月经表现形式。常有渐发性绝经、间断性绝经、突发性绝经等表现形式。绝经是进入更年期的重要指标之一。

④更年期的先兆：女性进入更年期之前一般都有某些症状。如平时月经较准，经前也无特殊不适，而突然在某次月经前发生乳房胀痛、情绪不稳定、失眠多梦、头痛、腹胀、肢体水肿等经前期紧张综合征；另外，出现烦躁、焦虑、多疑等情绪精神方面的改变，也是步入更年期的先兆。通过以上预测方法和自己身心的具体感受，大多数女性可以知道自己是否即将进入更年期。

第一章

左观右察，慧眼识"真凶"
——女性疾病的诊断要点

由于性别关系，男女两性有着不同的生理特点，这不仅使女性有着男性所没有的月经期、妊娠期、分娩期和哺乳期，而且还会因此发生女性所特有的妇科疾病。在女性的一生中，不同的年龄时期会罹患不同的女性病。20～30岁是女人一生中最好的年华，各种恶性疾病的发病率也很低。但如果这时不注意保养的话，很多疾病会在此阶段埋下隐患，例如慢性盆腔炎引发的输卵管堵塞可能会影响生育，而长期的宫颈炎、宫颈糜烂则有可能发展为宫颈癌。

据世界卫生组织统计，75%以上的女性都有不同程度的女性病，并在近几年呈逐渐递增的趋势，且向年轻化方向发展，城市患者比例高于农村。

而在一些医院的妇科病房里，40%～50%的是盆腔炎患者。此外，乳腺癌、卵巢癌以及心理健康问题也危害着女性的健康。阴道炎、宫颈炎、盆腔炎……现代女性在面临来自生活和工作双重压力的同时，还要忍受各类疾病的"围攻"。

女人如何在家庭、工作、事业的包围下，珍惜生命，关爱健康呢？面对种种困扰，女性如何走出疾病的阴影健康快乐地生活，如何做到早预防、早发现、早治疗，是现代女性普遍关心的问题。

1. 乳腺增生与乳腺癌的诊断

对于女性朋友来说，乳腺增生并不陌生，30～50岁年龄段的女性有40%～50%都经历过程度不同的乳腺增生的乳痛困扰，并有害怕发展成乳腺癌的恐惧心理。乳腺增生应注意与乳腺癌区别开来。

 名医锦囊

（1）乳腺增生的临床诊断

乳腺增生病是一种乳腺组织的良性增生性疾病，既非炎症，又非肿瘤，其本质上是一种生理增生与复旧不全造成的乳腺正常结构的紊乱。乳腺增生是女性的常见病、多发病之一，多见于25～45岁女性。在我国，乳腺囊性改变较少见，多以腺体增生为主，故多称"乳腺增生病"。

①乳腺增生病的临床表现

乳腺增生突出的临床表现为乳房疼痛和乳房肿块。

乳房疼痛：常为胀痛或刺痛，可累及一侧或双侧乳房，以一侧偏重多见，疼痛严重者不可触碰。疼痛以乳房肿块处为主，也可向患侧腋窝、胸胁或肩背部放射。乳房疼痛常于月经前数天出现或加重，行经后疼痛明显减轻或消失；乳房疼痛亦可随情绪变化而波动。

乳房肿块：单侧或双侧均可发生，好发于乳房外上象限。肿块大小不一，小者如粟粒般大，大者可逾3～4厘米。形状有片块状、结节状、条索状、颗粒状等，其中以片块状为多见。肿块边界不明显，质地中等或质硬不坚，活动性好，与周围组织无粘连，常有触痛。乳房肿块也有随月经周期而变化的特点，月经前肿块增大变硬，月经来潮后肿块缩小变软。此外，本病患者可兼见月经前后不定期、量少或色淡，可伴痛经；患者常会感到情志不畅或心烦易怒，每遇生气、精神紧张或劳累后加重。

②乳腺增生病的诊断标准

◇临床上有一侧或双侧乳房出现单个或多个肿块，多数伴有周期性乳房疼痛，且多与情绪及月经周期有密切关系，一般月经来潮前一周左右症状加重，行经后肿块及疼痛明显减轻，且连续3个月不能自行缓解。

◇排除生理性乳房疼痛，如经前轻度乳房胀痛、青春发育期乳痛及仅有乳痛而无肿块的乳痛症。

◇临床体检乳房内可触及单个或多个大小不等的不规则结节，质韧，多位于外上象限，结节与周围组织无粘连，可被推动，常有轻度触痛，腋下淋巴结不大。

◇利用钼靶X线或干板摄影、B超、热象图等辅助检测手段，必要时进行肿块针吸细胞学检查及局部活组织病理检查，以排除乳腺纤维腺瘤、乳腺癌等其他良、恶性乳腺疾病。

③乳腺增生病的检查

◇自我检查

自我检查对乳腺疾病的发现起着关键作用，女性朋友了解一些乳房自我检查的知识尤为重要。自我检查时间应在月经之后的1~2周进行。乳腺增生自我检查方法如下：

视：站在镜子前双手下垂或双手叉腰，仔细观察双侧乳房是否大小对称，皮肤及乳头是否有凹陷或湿疹，有无红肿，有无不正常突起等。

触：左手上举或叉腰，用右手检查左乳，以指腹轻压乳房，触摸是否有硬块，由乳头开始做环状顺时针方向检查，触摸时手掌要平伸，四指并拢，用食指、中指、无名指的末端指腹按顺序轻扣乳房的外上、外下、内下、内上区域，最后是乳房中间的乳头及乳晕区。检查时不可用手指抓捏乳腺组织，否则会把抓捏到的乳腺组织误认为肿块。如发现乳腺内肿物或出现乳头溢液等情况应及时就医，避免耽误病情。

◇专业乳腺检查

应每年定期做乳腺检查。请乳腺专科医生进行检查。检查时间要尽可能避开月经前期和月经期。

(2) 乳腺增生与乳腺癌的区别

乳腺增生的临床症状和体征有时易与乳腺癌相混淆。由于乳腺增生病中的一小部分以后有发展成为乳腺癌的可能性，所以有人认为乳腺增生病为乳腺癌的癌前病变。

乳腺增生病与乳腺癌的区别：两者均可见到乳房肿块。乳腺增生的肿块多为双侧多发，质地一般较软，或中等硬度，有活动性，与皮肤及周围组织无粘连，肿块的大小、性状常随月经周期及情绪变化而发生变化，且肿块生长缓慢，好发于中青年女性；而乳腺癌的肿块多为单侧单发，质地一般较硬，有的坚硬如石，活动度差，易与皮肤及周围组织发生粘连，肿块与月经周期及情绪变化无关，可在短时间内迅速增大，好发于中老年女性。

❀ 温馨贴士 ❀

对于女性朋友来说，经常自检乳房可及早发现乳房病变：乳房自我检查的时间应在月经来潮后的 9～11 天，淋浴时也可进行，因皮肤湿润更容易发现乳房问题。此检查每月坚持 1 次，如果发现双侧乳房不对称，乳房有肿块或硬结，乳房皮肤有水肿、凹陷，乳晕有湿疹样改变，应立即去医院请专科医生检查。

2. 急性乳腺炎与炎性乳腺癌的区别

急性乳腺炎和炎性乳腺癌的临床症状极其相似，因此常被误诊。急性乳腺炎多发生于产后哺乳期的乳汁瘀滞，或乳头被婴儿吸破，引起乳腺组织的急性化脓性感染。晚期乳腺癌，皮下淋巴管被癌组织破坏，造成皮肤水肿。癌组织将近破溃阶段乳房皮肤也有红肿表现，容易被误诊为低度感染的急性乳腺炎。

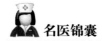 **名医锦囊**

- -

（1）认知急性乳腺炎

急性乳腺炎以初产妇多见。多发生于产后哺乳期的乳汁瘀滞，或乳头被婴儿吸破，致病菌侵入乳管，引起乳腺组织的急性化脓性感染。致病菌主要为金黄葡萄球菌或链球菌，少数由大肠杆菌引起。如果炎症得不到及时治疗控制，易形成乳房脓肿。本病属于中医"乳痈"范畴，多因情志不舒、肝郁胃热所致。一般来讲，急性乳腺炎病程较短，预后良好，但若治疗不当，也会使病程迁延，甚至可并发全身性化脓性感染。

①急性乳腺炎的症状：急性乳腺炎在开始时伴有发热，患侧乳房胀满、疼痛，哺乳时尤甚；乳汁分泌不畅，乳房结块或有或无，皮肤微红或不红，或伴有全身不适、食欲欠佳、胸闷烦躁等。随后，局部乳房变硬，肿块逐渐增大，此时可伴有明显的全身症状，如高热、寒战、全身无力、大便干燥等。常可在 4～5 日内形成脓肿，可出现乳房跳痛，局部皮肤红肿、透亮。成脓时肿块中央变软，按之有波动感。若为乳房深部脓肿，可出现全乳房肿胀、疼痛、高热，但局部皮肤红肿及波动不明显，需经穿刺方可明确诊断。有时脓肿可有数个，或先后不同时期形成，可穿破皮肤，或穿入乳管，使脓液从乳头溢出。破溃出脓后，脓液引流通畅，可肿消痛减而愈。若治

疗不善，失治误治，脓肿就有可能穿破胸大肌筋膜前疏松结缔组织，形成乳房后位脓肿；或乳汁自创口处溢出而形成乳漏；严重者可发生脓毒血症。

②急性乳腺炎的诊断要点

◇患者多为哺乳期女性，尤其以初产妇为多见，发病前多有乳头皲裂破损史及乳汁淤积不畅史。

◇局部症状：乳房红、肿、热、痛、化脓，患侧腋窝淋巴结可有肿大。

◇全身症状：寒战、高热、烦躁、乏力、便干等。

◇化验检查：白细胞总数升高，特别是中性粒细胞数明显增加。

(2) 急性乳腺炎与炎性乳腺癌的表现

炎性乳腺癌是一种特殊类型的乳腺癌，这种乳腺癌继发于炎性病变，是由于癌细胞浸润到皮肤淋巴管，引发淋巴管阻塞而继发炎性改变。炎性乳腺癌发病率占所有乳腺癌的 1% ~ 10%，恶性程度很高。其发病急，发展迅速，很快发生远端转移。如果早期发现，可以通过手术切除和进行放疗、化疗等治疗。

晚期乳腺癌，由于皮下淋巴管被癌组织破坏，淋巴回流障碍，造成皮肤水肿。癌组织附近乳房皮肤也有红肿表现，容易误诊为低度感染的急性乳腺炎。两者主要区别如下：

①两者均可见到乳房的红、肿、热、痛等炎症表现，但急性乳腺炎时皮肤红肿可较局限，亦可较广泛，颜色为鲜红；而炎性乳腺癌时皮肤改变广泛，往往累及整个乳房，其颜色为暗红或紫红色。急性乳腺炎时皮肤呈一般的凹陷性水肿，而炎性乳腺癌的皮肤水肿则呈橘皮样。

②两者均可见到腋下淋巴结肿大，但急性乳腺炎的腋下淋巴结相对比较柔软，与周围组织无粘连，推之活动性好；而炎性乳腺癌的腋下淋巴结肿大而质硬，与皮肤及周围组织粘连，推之不活动。

③从全身症状来看，急性乳腺炎常有寒战、高热等明显的全身性炎症反应；而炎性乳腺癌通常无明显全身炎症反应，若伴有发热，则为低热或

中等热度。

④从病程来看，急性乳腺炎病程短，可在短期内化脓，抗感染治疗有效，预后好；而炎性乳腺癌则病情凶险，一般不成脓，不发生皮肤溃破，却可累及同侧乳房以外的颈部及手臂，甚至可侵及对侧乳房，抗炎治疗无效，预后效果差。

❀ 温馨贴士 ❀

炎性乳腺癌和急性乳腺炎均可出现乳房部位红、肿、热、痛的炎症表现，但急性乳腺炎病程短，可出现化脓，抗感染治疗效果好；而炎性乳腺癌则病情凶险，不化脓，使用抗生素治疗后无效。因此如果乳房有红、肿、热、痛表现，使用抗生素无效时，即便在哺乳期也要及时到医院找专科医生检查。

3. 乳腺肿瘤种类多

乳腺肿瘤很常见，约占乳腺疾病的2/3。其比例大致是乳腺良性肿瘤、乳腺恶性肿瘤及乳腺其他疾病，各占1/3左右。乳腺良性肿瘤中较多见的有乳腺纤维瘤和管内或囊内乳头状瘤。乳腺恶性肿瘤有癌、肉瘤等，而乳腺癌占大多数。

名医锦囊

（1）乳腺良性肿瘤的种类
乳腺良性肿瘤中较多见的有乳腺纤维瘤和管内或囊内乳头状瘤等。

①乳腺纤维瘤：乳腺纤维瘤在乳房疾病中，发病率仅次于乳腺囊性增生病和乳腺癌，居第三位。一般多为单发性，也可有多个在一侧或两侧乳腺内出现者。乳腺纤维瘤的发生与雌激素的刺激（卵巢功能旺盛）有密切关系。常见于 20～25 岁青年女性，大多为无痛性肿物，多在无意中发现；初期较小，但生长较快，长到 3 厘米时生长缓慢或停止生长；呈圆形或卵圆形，边界清晰，多较隆突，扁平者较少，表面不甚光滑，细触之为小结节状，有些呈明显分叶状，中度硬，多无压痛，可自由推动。

②乳腺管内或囊内乳头状瘤：本病多见于 40～50 岁女性，3/4 的病例发生在大乳管近乳头的膨大部分。瘤体甚小，带蒂并有许多绒毛，血管丰富且壁薄、质脆，极易出血。如在乳晕区内扪到数毫米大小、质软、可被推动的肿块，轻按可从乳头排出血性溢液，则诊断多可确定。患乳一般无疼痛，偶可因肿瘤阻塞乳管而出现疼痛，一旦积血排出，疼痛可消失，这种情况可反复出现。

③乳房错构瘤：非常罕见。临床上几乎难有正确诊断。主要表现为乳房内有包裹性肿块，活动度不大，生长缓慢，无不适。多见于青中年以后的女性。手术切除是唯一的治疗方法。

④平滑肌瘤：乳房内的平滑肌瘤极为少见。乳房平滑肌瘤按来源可分为两种：表浅平滑肌瘤，来源于乳房皮肤，特别是乳晕区真皮内的平滑肌瘤。表现为乳晕区有略微隆起的小肿瘤，质坚，边界清，生长缓慢，无不适。血管平滑肌瘤来源于乳腺本身血管壁上的平滑肌。常可在乳房较深部位扪及肿块，较表浅平滑肌瘤为大，生长缓慢，边界尚清，无不适。

⑤脂肪瘤：脂肪瘤是体表最常见的良性肿瘤，可以发生在有脂肪组织的任何结构中，但以体表及乳房最多见。多发生于较肥胖的女性患者，发病年龄以 30～50 岁多见。生长缓慢的小脂肪瘤危害不大，可予观察。生长较快，体积较大且对周围组织有压迫者，可做脂肪瘤切除术。

⑥软纤维瘤：又称为皮赘或纤维上皮性乳头状瘤或纤维脂肪瘤。多发生于乳头部，肿瘤表面与周围皮肤基本一致，有一蒂与皮肤相连，质地柔软。皮赘较大且有碍美观者，可以从蒂部，包括部分正常组织切除。

⑦神经纤维瘤：常为全身纤维瘤病的一部分，由乳头、乳晕区生长出成群柔软或带淡褐色色素的悬垂状肿物，无不适。体表常有散见的类似肿物及色素沉着斑。一般不需要手术切除，巨大、溃破、有碍美观者可个别切除。

其他比较少见的良性肿瘤有血管瘤、神经鞘瘤、颗粒细胞瘤等。

(2) 乳腺恶性肿瘤的症状

乳腺恶性肿瘤有癌、肉瘤等，而乳腺癌占大多数。

乳腺癌：最常见的第一个症状是乳腺内无痛性肿块，大多是患者自己在无意中发现的。10%～15%的肿块可能伴有疼痛，肿块发生于乳房外上象限较多，其他象限较少，质地较硬，边界不清，肿块逐步增大，常引起肿块表面皮肤出现凹陷，即称为"酒窝征"，癌细胞沿淋巴网广泛扩散到乳房及其周围皮肤，形成小结节。晚期时肿瘤可以浸润胸肌及胸壁，广泛浸润皮肤后融合成暗红色，弥漫成片，可引起呼吸困难，皮肤破溃，形成溃疡，常有恶臭，容易出血，或向外生长形成菜花样肿瘤。少数患者在被发现原发灶之前，已有腋淋巴结转移或其他全身性的血行转移。

❀ 温馨贴士 ❀

35岁以上的女性，特别是绝经期以后的女性，如果出现乳房肿块，即使乳房肿块的性状非常像乳腺纤维瘤，也不可轻易下此诊断，需在排除了乳腺癌的可能之后再下纤维瘤的诊断，并且宜首选手术治疗。

4. 不同阴道炎的临床表现

阴道炎是指阴道黏膜的炎症，是妇科门诊常见的疾病。阴道炎以白带的性状发生改变，以及外阴瘙痒、灼痛为主要临床特点，性交痛也常见。感染累及尿道时，可有尿频、尿痛、尿急等症状。常见的阴道炎有细菌性阴道炎、滴虫性阴道炎、外阴阴道假丝酵母菌病、老年性阴道炎。

 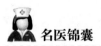 **名医锦囊**

- -

（1）细菌性阴道炎

①症状：本病患者多为育龄女性，起病缓慢，10% ～ 40% 患者无临床症状。有症状者主要表现为阴道分泌物增多，有鱼腥味，性交后加重，可伴有外阴、阴道下坠、瘙痒或灼热感。分泌物呈灰白色，均匀一致，稀薄，常黏附于阴道壁，但黏度很低，容易将分泌物从阴道壁拭去，阴道黏膜无充血的炎症表现。

②诊断标准：

◇阴道均质、稀薄、白色的分泌物，尽管患者有分泌物量多的陈述，但分泌物的量多少不定，可以很多、中等或很少。

◇阴道 pH 值大于 4.5。

◇氨臭味试验阳性：阴道分泌物加 10% 氢氧化钾后，释放出特殊难闻的烂鱼肉样腥臭味。

◇线索细胞阳性：线索细胞，即阴道脱落的表层细胞，在细胞的边缘贴附颗粒状物，导致细胞边界模糊。上述几项标准中，具备 3 项以上者即可确诊。

（2）滴虫性阴道炎

①症状：主要表现为阴道分泌物增多，外阴瘙痒，分泌物特点为稀薄

脓性、黄绿色、泡沫状、有臭味。若尿道口有感染，可有尿频、尿痛，有时可见血尿。阴道毛滴虫能吞噬精子，并能阻碍乳酸生成，影响精子在阴道内存活，因而可导致不孕。

②诊断标准：典型病例诊断较易，若能在阴道分泌物中找到滴虫即可确诊。悬滴法是检查滴虫最简便的方法。有症状的患者中，其阳性率可达80%～90%。加1小滴温生理盐水于玻片上，于阴道后穹隆处取少许分泌物混于生理盐水中，立即在低倍镜下寻找滴虫。若有滴虫，可见其呈波状运动而且移动位置亦可见到周围白细胞等被推移。检验必须及时并注意保暖，否则滴虫活动力减低，会造成辨认困难。若多次悬滴法未能发现滴虫时，可用培养法，准确度可达98%左右。取分泌物前24～48小时避免性交、阴道灌洗或局部用药，取分泌物前不做双合诊，窥器不涂润滑剂。

(3) 外阴阴道假丝酵母菌病

①症状：典型症状是外阴瘙痒、灼痛，严重时坐卧不宁、痛苦异常，还可有尿频、尿痛、性交痛，部分患者阴道分泌物增多。阴道分泌物的特征是白色稠厚呈凝乳或豆渣样。但白带并不都具有上述典型特征，从水样直至凝乳样白带均可出现，还有的完全是一些稀薄清澈的浆液性渗出物，其中常含有白色片状物。

②诊断标准：典型的白带呈凝乳状或为豆渣状，阴道及阴道前庭黏膜充血、水肿，覆有白色凝乳状薄膜，呈点状或片状分布，易剥离，其下为受损潮红基底，或形成溃疡，或留下瘀斑，严重者小阴唇肿胀粘连。若在分泌物中找到假丝酵母菌的芽孢及菌丝即可确诊。取少许凝乳状分泌物，放于盛有10% KOH或生理盐水玻片上，混匀后在显微镜下找到芽孢和假菌丝。由于10% KOH可溶解其他细胞成分，假丝酵母菌检出率高于生理盐水，阳性率为70%～80%。

（4）老年性阴道炎

①症状：主要为白带增多，多为黄水样，严重者可为脓性，有臭味，有时为淡血性，甚至发生少量阴道流血。常伴有外阴瘙痒、灼热、干涩感，下腹及阴道坠胀不适，如累及前庭及尿道口周围黏膜时，可引起尿频、尿痛或尿失禁，如经久不愈可引起阴道狭窄、粘连，甚至闭锁，炎症分泌物引流不畅可形成阴道或宫腔积脓。

②诊断标准：阴道呈老年性改变，皱襞消失，上皮萎缩、变薄，黏膜充血，表面常有散在的出血，严重时上皮剥脱形成浅表溃疡。宫颈充血，可见散在性小出血点。应取阴道分泌物检查，显微镜下见大量底层细胞及白细胞。

❀ 温馨贴士 ❀

当体内发生疾病时，白带的性质也会发生变化。如果白带量不多，颜色呈乳白色、鸡蛋清样，稍有腥味，属于正常白带。如白带呈灰黄色、泡沫状、有腥臭味，同时伴有外阴瘙痒、灼热、疼痛和性交痛，多为滴虫性阴道炎；白带呈灰白色，豆腐渣样或如凝乳块，有时有臭味，伴有外阴瘙痒、灼痛，多为外阴阴道假丝酵母菌病；而老年女性绝经后因雌激素水平低下，阴道局部抵抗力弱，若出现阴道分泌物增多，伴有外阴瘙痒、灼热感，多为老年性阴道炎。

---

5. 警惕子宫疾病

女性疾病中子宫肌瘤高发，据对千余例患者调查发现，至少有两成的患者瘤体直径超过4厘米，由此引起月经量过多等症状，对身体造成很大危害，一些人还存在瘤体恶变的情况。当子宫内膜炎发展至严重阶段时可波及子宫肌层，成为子宫肌炎，这是子宫内膜炎的延伸。

名医锦囊

（1）子宫肌瘤的临床诊断

①子宫肌瘤的主要症状：多数患者无明显症状，仅是在体检时偶然发现。症状与肌瘤部位、有无变性相关，而与肌瘤大小、数目关系不大。主要症状可有以下几方面：

月经改变：月经改变是子宫肌瘤最常见的症状，表现为月经量增多，周期缩短或经期延长等，亦可有不规则出血。黏膜下肌瘤可因黏膜面积增加及表面发生坏死和感染，而导致不规则阴道出血或血样脓性排液；肌壁间肌瘤较大时，肌瘤使宫腔变大，子宫内膜面积增加，子宫收缩不良，表现为月经周期缩短，经量增多，经期延长等；浆膜下肌瘤及小的肌壁间肌瘤常无明显症状。由于肌瘤的影响，患者的绝经年龄往往延续至50岁以后。

疼痛：一般无疼痛症状，少数患者可有下腹胀痛及下坠感。但当子宫肌瘤发生红色变性，或带蒂肌瘤发生扭转及黏膜下肌瘤刺激子宫发生痉挛性收缩时，可引起急性腹痛。

压迫症状：子宫肌瘤增大可压迫附近器官而产生各种症状。如子宫前壁下段肌瘤可压迫膀胱，造成尿频、尿急；子宫颈肌瘤可引起排尿障碍、尿潴留；阔韧带肌瘤或宫颈巨型肌瘤向侧方发展嵌入盆腔内压迫输尿管时，可导致输尿管扩张，甚至发生肾盂积水；子宫后壁肌瘤可挤压直肠，引起大便困难。

阴道分泌物增多：常见于较大的肌壁间肌瘤，由于子宫腔面积增大，腺体分泌增加并伴有盆腔充血，致使白带增多；黏膜下肌瘤伴感染时白带量亦多，有时可呈血性。

不孕：子宫黏膜下肌瘤的患者可因肌瘤阻碍受精卵着床从而影响受孕，肌壁间肌瘤易造成早期流产。

贫血：子宫肌瘤引起长期月经量多，可导致继发性贫血，患者可表现为全身乏力，脸色苍白，气短心慌等症状。

子宫肌瘤是女性生殖系统中常见的一种良性肿瘤，多见于 30 ～ 50 岁的女性。据统计，35 岁以上女性约 20% 患有子宫肌瘤。其发生的确切病因不明，可能与女性性激素相关。

②子宫肌瘤的诊断依据：妇科检查可扪及增大变形的子宫，盆腔 B 超检查可明确肌瘤大小、数目及部位，可除外卵巢实质性肿瘤。如为浆膜下肌瘤，子宫表面不规则，或呈球形突起，或有蒂与子宫相连。黏膜下肌瘤常需通过宫腔镜、诊断性刮宫、子宫碘油造影等检查方能确诊，但若肌瘤已降至宫颈管内，可经松弛的宫口触及瘤体。如肌瘤已出宫颈，可在阴道内触及球形块物而瘤蒂在颈管内，窥视可见块状物表面为暗红色黏膜，有坏死或溃疡。

(2) 子宫内膜炎的症状

子宫内膜炎分急性和慢性两种。导致急性子宫内膜炎的主要原因是流产，产褥感染，子宫腔内安放避孕器；子宫颈扩张，诊断性刮宫或宫颈电灼、激光、微波等物理治疗；性病等病原体上行性感染也可引起。此外，子宫黏膜下肌瘤等也常引起子宫内膜炎。慢性子宫内膜炎的病因基本与上述类同。

①急性子宫内膜炎：子宫内膜充血、水肿、炎症细胞浸润，重症者出现化脓。患者表现为发热、腹痛、阴道分泌物增多、呈血性或脓血性。急性子宫内膜炎可进一步发展为子宫肌炎、输卵管炎及盆腔炎，使病情加重。

②慢性子宫内膜炎：可以无症状，也可见不规则阴道出血，月经异常，下腹痛及腰骶坠胀明显。

6. 宫颈疾病的临床诊断

　　宫颈炎是妇科常见疾病之一。正常情况下，宫颈具有多种防御功能，包括黏膜免疫、体液免疫及细胞免疫，是阻止病原体侵入上生殖道的重要防线，但宫颈也易受分娩、性交及宫腔操作的损伤，且宫颈管单层柱状上皮抗感染能力较差，易发生感染，而致宫颈炎。轻者，可以没有明显的不适；重者可以有白带增多，呈脓性或血性，有异味，白带刺激外阴可引起外阴瘙痒，甚至可以出现性交后阴道出血。宫颈管黏膜增生形成的局部突起病灶称为宫颈息肉，息肉常有蒂自基底部向宫颈外口突出，其产生可能与局部慢性炎症刺激有关。宫颈息肉体积小者，可无任何症状。较大的息肉可能出现白带增多，在性交或排便后出现点滴状出血或血性白带。

名医锦囊

(1) 宫颈炎的诊断

①宫颈炎的症状：患轻度宫颈炎时，患者一般无明显自觉症状，也可

能仅有白带略增多，所以常容易被忽略。许多患者的宫颈炎是在普查时或因其他女性病就诊时被发现的；重者可以有白带增多，呈脓性或血性，有异味，白带刺激外阴可引起外阴瘙痒；严重者有下腹坠胀痛，性交后加重，或伴有阴道少量出血，也可以出现尿频等不适，妇科检查时发现宫颈有不同程度的宫颈黏膜外翻、充血、水肿、肥大，有的患者检查时很容易出血。

另外，由于宫颈淋巴道与宫旁结缔组织直接相通，炎症可循淋巴循环扩散到盆腔，导致盆腔结缔组织炎，可出现腰骶酸痛，小腹坠胀等症状。少数患者的不孕也可能因宫颈黏稠脓性分泌物，不利于精子穿过所致。

②宫颈炎疾病检查

◇于宫颈管或宫颈管棉拭子标本上，肉眼见到脓性或黏液脓性分泌物。

◇用棉拭子擦拭宫颈管时，容易诱发宫颈管内出血。

◇宫颈管脓性分泌物涂片做革兰染色，中性粒细胞≥30高倍视野。

◇阴道分泌物湿片检查白细胞≥10高倍视野。

◇应做衣原体及淋病奈瑟菌的检测，以及有无细菌性阴道炎及滴虫阴道炎。

(2) 宫颈息肉的诊断

①宫颈息肉的症状：宫颈息肉可发生于任何年龄，但多见于40～45岁以后的经产妇。宫颈息肉虽为比较常见的女性病，但由于其体积小，可无任何症状，往往在因患其他女性病检查时才被发现。较大的息肉可能出现白带增多，或主诉有接触性出血，特别在性交或排便后出现点滴状出血或血性白带，出血量一般不多。

宫颈息肉一般为良性病变，但摘除后常复发。宫颈息肉偶有恶变可能，恶变率为0.2%～0.4%，摘除后应常规送病理检查，以免延误诊断。

②宫颈息肉的阴道镜所见：根据宫颈息肉表面被覆的上皮不同，阴道镜下有2种图像。属宫颈管黏膜过度增生堆集而形成者，阴道镜下息肉呈鲜红色，有一定光泽，单发者有一较细的蒂，多发者呈簇状，基底较宽，

蒂较短。涂3%醋酸后表面可见水肿的柱状上皮,但不像糜烂出现"葡萄串"改变。整个息肉表面似有一层极薄的包膜,反光性好。起源于宫颈阴道部表面被覆鳞状上皮的息肉,息肉为粉红色,从宫颈鳞状上皮区突出,基底较宽,也有少数有一较细的蒂,质地较韧,涂3%醋酸后上皮略呈白色改变,数秒钟后即恢复原状。前者较软,质脆,触之易出血;后者较硬,不易出血。

❀ 温馨贴士 ❀

宫颈息肉如不治疗,会逐渐长大,严重的会造成性交出血,或血性白带。摘除的息肉无论大小,都要做病理检查,因为宫颈息肉有0.2% ~ 0.4%的恶变率。另外,息肉虽然摘除,但宫颈的炎症并未彻底消除,因此息肉还有可能复发,患者需要定期复查。

7. 盆腔炎的诊断标准

盆腔炎指女性上生殖道及其周围组织的炎症,主要包括子宫内膜炎、盆腔腹膜炎、盆腔结缔组织炎和输卵管卵巢炎。引发盆腔炎的主要因素是致病菌侵犯内生殖器。一般而言,未婚女子不易患内生殖器炎症,但这也不是绝对的。因为致病菌除了可经性交、宫腔手术进入内生殖器外,还可通过其他方式侵犯内生殖器。

名医锦囊

(1) 急性盆腔炎的诊断

①临床表现:急性盆腔炎出现症状一般是在感染后的7 ~ 14天。急性

盆腔炎往往有急性感染病史，表现为下腹疼痛、发热、阴道分泌物增多。病情严重者可有寒战、高热、头痛、食欲缺乏；有腹膜炎时出现恶心、腹胀、呕吐、腹泻等；有脓肿形成时，可有下腹包块及局部压迫刺激症状，包块位于前方可有排尿困难、尿频、尿痛等；包块位于后方可致腹泻、里急后重感和排便困难。

②体征：小腹部广泛压痛，有肌紧张。炎症累及盆腔腹膜时腹痛严重，有压痛、反跳痛及肌紧张。妇科检查有子宫周围组织增厚感并有明显压痛。如果患者病起于子宫全切除后，可以发现阴道断端处有少许脓性或脓血性渗出物。

③诊断要点：急性盆腔炎往往有恶寒、发热、腹痛或腰痛 3 个主要症状。如有脓肿形成可有下腹包块，常伴有尿频、尿急、腹泻症状。阴道可能充血，并有大量脓性分泌物。化验检查，白细胞及中性粒细胞均增加。

（2）慢性盆腔炎（盆腔炎性疾病后遗症）的诊断

①临床表现：不孕，异位妊娠，下腹部坠胀、疼痛及腰骶部酸痛等慢性盆腔疼痛的症状，盆腔炎反复发作等。日久或有体质虚弱、精神压力大，常合并神经衰弱。

②主要体征：子宫常呈后倾后屈，活动受限或粘连固定；或输卵管增粗压痛；或触及囊性包块；或子宫旁片状增厚压痛等。

③诊断要点：慢性盆腔炎发热不是很有规律，有时仅为低热。但疲乏、下腹坠胀、腰酸的症状较为明显，并且多在经期前后、性交、劳累后加剧。若输卵管粘连阻塞可致不孕，可有月经失调或月经过多。妇科检查，宫颈可有抬举痛，子宫稍大、压痛，活动度受限。子宫两旁附件压痛明显，有时可扪及肿物。子宫旁结缔组织炎时，可扪及下腹一侧或两侧有片状增厚，严重时呈冰冻样骨盆。有盆腔脓肿形成，则可在子宫直肠凹触到有波动的包块。

盆腔炎性疾病后遗症的诊断并不困难，根据病史、症状和体征，一般即可做出诊断。但有时需与子宫内膜异位症、盆腔结核、异位妊娠及卵巢肿瘤等相鉴别。

❀ 温馨贴士 ❀

慢性盆腔炎（盆腔炎性疾病后遗症）的患者全身症状多不明显，很多女性对此并不重视，这是因为她们没有认识到盆腔炎性疾病后遗症的危害性。该病可使输卵管粘连阻塞，从而导致卵子、精子或受精卵的通行障碍，导致不孕，或宫外孕。严重者可蔓延至盆腔腹膜、子宫等组织，最终导致这些器官组织广泛粘连。

---

8. 卵巢及其附件疾病的诊断

卵巢良性肿瘤为妇科常见肿瘤，种类较多，多数患者常无症状，且肿瘤生长缓慢，当出现症状时，肿瘤多已长大。输卵管肿瘤甚为少见，而良性较恶性更为少见。由于输卵管肿瘤体积小，无症状，术前难以诊断，预后不好。

 名医锦囊

- -

（1）卵巢囊肿的临床表现

①症状：卵巢良性肿瘤生长缓慢，初期无症状，增大后下腹部可出现包块，患者感到下腹不适、坠胀，或尿频急、大便不畅、气短、静脉曲张、腿肿等肿瘤牵拉或压迫症状；当发生蒂扭转、破裂或感染，可出现急性腹痛；

腹部疼痛，腹部不适，腹胀，白带增多，白带呈黄色，白带有气味，月经失调，月经量过多、过少，经期延长等症状；待肿物增大后可产生压迫症状，如尿频、排尿困难、大便不畅等；若为功能性肿瘤，临床上则可表现为女性男性化症状。

②诊断要点：具有上述症状或无不适感觉；下腹部扪及囊性包块，多为圆形，大者可充满全腹，一般可活动；妇科检查，子宫一侧或双侧触及圆球形囊性肿块，表面光滑，可活动；盆腔 B 超可提示肿瘤的部位、大小、质地等；腹部 X 线，有助于与成熟畸胎瘤的鉴别诊断。

③并发症：

◇若患者突然出现腹部像针刺般剧烈疼痛，并伴有恶心、呕吐，严重时还可出血，可能是囊肿过大或生长过快发生蒂扭转或囊肿破裂，必须急诊送医院进行手术治疗。

◇若患者有发烧、腹痛，肿物有明显的压痛，查白细胞总数升高，可能是急性盆腔感染，可以先用抗生素。如治疗效果不好，可再考虑手术治疗。

◇如果肿物在短期内生长迅速，患者有食欲缺乏、消瘦等症状，检查肿物较大，软硬不均，小心可能是良性肿瘤已恶化，应尽早进行手术，之后配合辅助治疗。

（2）输卵管肿瘤的临床表现

输卵管肿瘤甚为少见，特别是良性输卵管肿瘤更罕见。输卵管良性肿瘤的组织类型繁多，其中腺瘤样瘤相对多见。其他如乳头状瘤、血管瘤、平滑肌瘤、脂肪瘤等均极罕见。输卵管恶性肿瘤有原发和继发两种，绝大多数为继发癌，占输卵管恶性肿瘤的80%～90%，原发灶多数位于卵巢和宫体，也可由对侧输卵管病变、宫颈癌、直肠癌、乳腺癌转移而来，主要通过淋巴道转移。输卵管恶性肿瘤早期无症状，易被忽视或延误诊断。随病变发展，临床上可出现阴道排液、腹痛、盆腔肿块，称输卵管癌三联征。

但是仅有不足 15% 的患者有此典型三联征。

①阴道排液：约 50% 患者有阴道排液，为黄色水样液体，一般无臭味，量多少不一，常呈间歇性。这是输卵管癌最具特异性的症状。

②腹痛：患侧下腹不适或隐痛，若输卵管扭转或外溢性输卵管积水则发生间歇性钝痛或绞痛，阴道排出大量液体后，疼痛随之缓解。

③盆腔肿块：是输卵管癌的重要体征。61% ~ 65% 的患者妇科检查时常可触及一侧或两侧输卵管增粗或肿块。质实兼有囊性感，呈腊肠样或形状不规则，有轻触痛，活动受限。排液后肿块缩小。液体积聚后又增大。

④阴道流血：多发生于月经中间期或绝经后，为不规则少量出血，刮宫检测常呈阴性。

❀ 温馨贴士 ❀

卵巢肿瘤的发生目前尚不能预防，但早期发现、及时处理则可防止其增长、变性。清晨醒来时，空腹并排空大小便，在床上取仰卧位，屈髋屈膝，腹部放松，用指尖压下腹各部，尤其是两侧，仔细触摸有无包块。此外，女性若持续腰围增粗或腹胀，应到医院接受妇科及盆腔 B 超检查，以确定该现象是否因卵巢肿瘤引起。

---

9. 生殖器结核诊断要点

因个体差异，女性生殖器结核的症状表现差别很大。有些女性症状很轻或无明显症状，有些女性症状非常严重。为提高诊断率，不可轻易放过可疑征象，如不孕患者有月经稀少或闭经者，未婚而有低热、消瘦者，慢性盆腔炎久治不愈者，应首先考虑生殖器结核的可能。

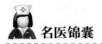
生殖器结核的临床表现

①生殖器结核的临床表现

月经失调：早期因子宫内膜充血及溃疡，可有月经过多或不规则出血；病程长者因子宫内膜遭受不同程度的破坏，可表现为月经稀少或闭经。

不孕：对于原发性不孕患者，生殖器结核为常见原因之一。由于输卵管黏膜遭到破坏与粘连，常使管腔阻塞而不孕；即使有的管腔尚保持部分通畅，但黏膜纤毛被破坏，输卵管僵硬，蠕动受限，丧失其运输功能，也不能受孕；子宫内膜结核妨碍受精卵着床与发育，也可致不孕。

下腹坠痛：是因盆腔的炎症和粘连，或形成结核性输卵管卵巢脓肿引起的，在经期尤为明显。

全身症状：如为活动期或病情严重时，可有结核病的一般症状，如午后潮热、盗汗、倦怠乏力、食欲不振、消瘦等。轻者全身症状不明显，有时仅有经期发热，重者可有高热等全身中毒症状。其中经期发热是生殖器结核典型的临床表现。

②诊断要点

生殖器结核患者中约 20% 有家族结核病史，50% 以上早期曾有过盆腔脏器以外的结核病，常见者为肺结核、结核性胸膜炎，其次为结核性腹膜炎、肾结核、骨结核等。如患者既往有结核病史，要特别警惕本病的可能。不孕常常是本病的主要或唯一症状。因此，对这类患者应仔细查问有关结核病史，进行胸部 X 线检查。如怀疑生殖器官结核而又缺乏明确体征，则要进一步通过子宫内膜病理检查或病原菌学检查、子宫输卵管碘油造影等辅助诊断方法明确诊断。

怀疑有生殖器结核者，可做下列检查：

◇实验室检查：主要检查红细胞沉降率和血常规。如有结核，红细胞沉降率会加快，血常规中淋巴细胞可增高。

◇X线检查

胸部X线拍片：生殖器结核常常继发于肺结核，故胸部X线拍片必不可少，以便发现原发病灶，必要时可做消化道或泌尿系统X线检查。盆腔X线平片检查：可见钙化点。子宫输卵管碘油造影：可见子宫腔呈不同形态和不同程度的狭窄或变形，边缘呈锯齿状；输卵管呈串珠状；或碘油进入子宫一侧或两侧静脉丛，呈现血管逆流征。

◇子宫内膜病理检查：于月经前1周或月经来潮6小时内做诊断性刮宫，送病理检查。为防止扩散，在刮宫前后各用3天链霉素，剂量为0.5克，肌注，每日2次。

◇结核杆菌培养：将月经血或刮出的子宫内膜做结核菌培养或动物接种。此法准确，但结核杆菌生长较慢，需时较长，难以推广。

◇穿刺检查：盆腔内有包裹性积液时，可经后穹隆穿刺抽液离心涂片检查，找到抗酸杆菌，即可明确诊断。

◇结核菌素试验：对于年轻女性，试验结果为强阳性时才有意义，但是不能说明病灶的部位。

◇腹腔镜检查：可直接观察盆腔情况，或取组织活检。

❀ 温馨贴士 ❀

临床上常将卵巢癌误认为结核，长期采用抗结核治疗，以致延误病情，危及患者生命；也有误将盆腔结核诊断为晚期卵巢癌而放弃治疗。可在B超引导下，做细针穿刺，找抗酸杆菌及癌细胞。如深不可及，当根据具体情况做腹腔镜检查或剖腹探查，及早明确诊断，求得适当治疗，以挽救患者生命。

10. 闭经的诊断要点

闭经是许多女性病所共有的一个症状，按引起闭经的病变部位，可分为子宫性、卵巢性、垂体性和下丘脑性几种。女性年满 16 周岁、女性第二性征出现，但月经从未来潮者，或年满 14 岁仍无女性第二性征发育者，称为原发性闭经，约占闭经总数的 5%，多为先天发育异常；正常月经周期建立后出现月经停止 6 个月以上者，称为继发性闭经，约占闭经总数的 95%，病因各异。

 名医锦囊

（1）闭经的临床症状

①有典型症状：已年满 16 周岁，月经尚未来潮，或月经已来潮又连续 6 个月未行经。或伴有头痛、视力障碍、恶心、呕吐、周期性腹痛；或有多毛、肥胖、溢乳等。

②全身检查：注意一般发育及营养状况、精神神经类型、智力水平、有无躯体畸形。必要时测量身高、体重、智力及第二性征发育情况，有无肥胖、多毛、溢乳等。

③妇科检查：检查内、外生殖器发育情况及有无畸形；外阴色泽及阴毛生长情况；已婚女性可用阴道窥器暴露阴道和宫颈，通过检查阴道壁褶皱多少及宫颈黏液间接了解体内雌激素的水平。

④子宫检查：以宫腔镜检查了解宫腔深度、宽度，形态有无畸形，有无粘连，取内膜检查有无病理改变。腹腔镜检查：直视子宫及卵巢外观，排除先天发育异常，必要时取卵巢活检。

⑤子宫输卵管碘油造影：了解宫腔形态，有无畸形，输卵管是否通畅，排除结核病变。

⑥药物试验检查：孕激素和雌激素试验，观察子宫内膜有无反应。

⑦卵巢功能检查：通过阴道上皮脱落细胞检查了解雌激素水平。宫颈黏液结晶检查：了解雌激素水平及有无孕激素影响。基础体温测定：了解有无排卵及黄体功能。女性激素水平测定：了解卵巢功能。

⑧垂体功能检查：测定血中促卵泡激素（FSH）、黄体生成激素（LH）含量：若两者明显高于正常水平提示卵巢功能低下或衰竭；若两者均低于正常水平表示垂体或下丘脑病变。

垂体兴奋试验：一般用药后15～30分钟，LH值高于用药前的2～4倍，为垂体功能良好，如不升高或升高很少说明病变可能在垂体。血中催乳激素（PRL）测定：兴奋或抑制试验，以鉴别PRL的功能性分泌增多与垂体腺瘤。蝶鞍X线片、磁共振等检查：以排除垂体肿瘤。

⑨染色体检查：排除性发育异常。

（2）闭经应与早孕相区别

①闭经：停经前多有月经失调，继而闭经，也有突然停闭的。常伴小腹胀痛等征，或兼其他病征；也有可能不出现其他症状，妇科检查无妊娠体征，妊娠试验阴性。

②早孕：月经规律而突然停经，常伴有晨起恶心呕吐、倦怠、嗜睡、厌食、择食等早孕反应；但也有不出现任何早孕反应的。妇科检查子宫体增大符合孕月，质软，乳房增大，乳晕着色，妊娠试验阳性。

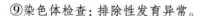

❀ 温馨贴士 ❀

当人发生厌食或主观上强制性地要求减食时，会发生闭经。这种闭经的患者，大约有一半可以通过消除发病诱因，恢复体重而康复；另有1/4患者可以用促排卵的药物得以治愈。总的来说，闭经时间越短，求治越早，治愈机会就越大。一般闭经时间在3年以内的患者，治疗效果是比较理想的。

11. 中西医对痛经的诊断

痛经是妇科常见病和多发病，表现为女性经期或行经前后出现下腹部痉挛性疼痛、坠胀或腰酸痛等不适，疼痛可延至腰骶及腰背部，甚至放射至大腿内侧及足部，常伴有乳房胀痛、肛门坠胀、胸闷烦躁、头晕头痛、恶心呕吐等症状。

  名医锦囊

（1）西医对痛经的诊断

①痛经的症状：正值经期或经期前后 7 天内下腹疼痛明显，以致影响正常工作、生活。疼痛多呈阵发性、痉挛性，或呈胀痛或伴下坠感。疼痛常可放射至腰骶部、肛门、阴道及大腿内侧。严重者可伴面色苍白、冷汗淋漓、手足发凉、恶心呕吐，甚至昏厥等。

②痛经的诊断

原发性痛经：指无盆腔器质性病变的痛经，多发生于月经初潮后 2～3 年的青春期少女。原发性痛经的诊断，主要在于排除继发性痛经的可能。应详细询问病史，注意疼痛开始的时间、类型及特征。根据：初潮后 1～2 年内发病；在出现月经血或在此之前几个小时开始痛；疼痛持续时间不超过 48～72 小时；疼痛性质属痉挛性；妇科双合诊或肛诊阴性，可得出原发性痛经的诊断。

继发性痛经：盆腔器质性疾病如子宫内膜异位症、子宫腺肌病、盆腔炎或宫颈狭窄、黏膜下子宫肌瘤及宫腔内异物等所致的痛经。

继发性痛经的诊断，主要依据患者的病史，盆腔 B 超、子宫输卵管造影、宫腔镜、腹腔镜检查等。

（2）中医对痛经的诊断

中医称本病为"经行腹痛"。有虚实之分，临床可分气滞血瘀、寒湿凝滞、气血虚弱、肝肾亏虚 4 个证型。其主要临床表现分别为：

①气滞血瘀型：经前一两天或经期小腹胀痛，拒按，或伴胸胁、乳房作胀，或经量少，或经行不畅，色紫黯有块，血块排出后痛减，经净疼痛消失；舌紫黯或有瘀点，脉弦或弦滑。

②寒湿凝滞型：经前数日或经期小腹冷痛，得热痛减，拒按，经量少，色黯有块，或畏寒身痛，恶心呕吐；舌苔白腻，脉沉紧。

③气血虚弱型：经期或经后小腹隐隐坠痛，喜按，或小腹及阴部空坠，月经量少，色淡、质清稀，面色无华，神疲乏力；舌质淡，舌苔薄白，脉细无力。

④肝肾亏虚型：经期或经后小腹绵绵作痛，伴腰骶部酸痛，月经量少，色淡黯、质稀，头晕耳鸣，失眠健忘，或伴潮热；舌质淡红，舌苔薄白，脉细弱。

❀ 温馨贴士 ❀

有的患者借助保健品或小窍门缓解一时之痛，比如每晚睡前喝一杯加蜂蜜的热牛奶，自觉缓解甚至消除痛经之苦。实际上这种办法最多是具有辅助治疗之功，因为这两种食物含有钾和镁，能缓和情绪、抑制疼痛。但有病还应及时上医院就诊，明确诊断，合理治疗。

12. 尿道炎的诊断依据

尿道炎临床上可分为急性和慢性，急性尿道炎，排尿时尿道有烧灼痛、尿频和尿急，常伴有发热，小腹坠痛，尿液检查有脓细胞和红细胞。慢性尿道炎，排尿刺激症状已不像急性期显著，部分患者可无症状。

名医锦囊

（1）尿道炎的诊断

①尿道炎的症状

◇急性尿道炎时尿道外口红肿。患者常感尿频、尿急、尿痛，可见脓尿，部分患者可有血尿。

◇慢性尿道炎时，病变主要位于后尿道、膀胱颈和膀胱三角区。尿道外口因慢性炎症可呈瘢痕收缩，因此，尿线变细，排尿不畅。但尿道刺激征多不显著，有时清晨可见少量浆性分泌物黏着于尿道口。部分患者可无症状。

②尿道炎需要做哪些检查

尿道炎的诊断除根据病史及体征外，需将尿液做细菌培养，以明确致病菌。急性期尿道内忌用器械检查。慢性尿道炎需行尿道膀胱镜检查以便明确发病的原因。有时可用金属尿道探条试探尿道内有无狭窄，必要时行尿道造影。

（2）如何诊断非淋菌性尿道炎

非淋菌性尿道炎虽然症状较淋病轻，但其危害并不比淋病轻。由于症状较轻，很多患者容易错失治疗的最佳时期，从而加大了治疗的难度。本病尤其在女性患者中症状极其轻微，往往失于治疗，增加了本病传播的机会。非淋菌性尿道炎的表现与淋病相似。那么，怎样才能诊断非淋菌性尿道炎呢？最重要的是尿道炎患者的尿液培养均找不到淋球菌。此外，还应考虑下列几点：

①有婚外性行为或配偶感染史，潜伏期1～3周。

②典型的症状是尿道刺痒，伴有或轻或重的尿急、尿痛及排尿困难，尿道口发红，女性阴道白带多，下腹疼痛，宫颈水肿，有黏液脓性分泌物。

③尿道或宫颈分泌物涂片革兰氏染色，在1000倍显微镜视野下多核白细胞数大于5个。

在排除了淋病之后，凡符合上述3条标准中的2条，即可诊断为非淋菌性尿道炎。若能做沙眼衣原体和支原体检测，则对诊断更有帮助。

❋ 温馨贴士 ❋

在诊断非淋菌性尿道炎时，常常需要与淋菌性尿道炎鉴别。非淋菌性尿道炎的特点是症状较淋病为轻，潜伏期较淋病为长，分泌物较淋病清稀。

13. 更年期综合征的诊断

更年期是女性从中年到老年的一个过渡阶段。大多数女性从40岁开始，卵巢功能逐渐衰退，性激素分泌逐渐减少，生殖功能逐渐终止而绝经。女性平均绝经年龄为45～55岁。进入更年期后，约有1/3的女性通过神经内分泌和自我调节可达到新的平衡而无明显症状，安然度过这段时期。而有2/3的女性则会出现以性激素减少为主的神经内分泌、心理和代谢变化所导致的综合征，统称为更年期综合征。一般绝经早、雌激素减退快（如手术切除卵巢）以及平时精神状态不够稳定的，较易出现症状，且程度往往较重。更年期症状一般持续到绝经后2～3年，少数人持续到绝经后5～10年。

(1) 更年期综合征的症状

①血管舒缩综合征：

◇阵发性面部潮红、烘热汗出，即突然感到胸部、颈部及面部发热，同时上述部位皮肤呈片状发红，然后出汗、畏寒，有时可扩散到脊背及全身，历时数秒到数分钟。发作次数不定，症状轻者每天发作数次，重者数十次或更多，夜间或应激状态易促发。

◇血压升高，更年期女性亦可出现短暂性高血压，以收缩压升高为主且波动较明显，有时伴心悸、胸闷、气短、眩晕等症状，这些变化主要是由于血管舒缩功能失调所致。

◇眩晕，常发生于体位突然改变时或伴潮热同时出现；耳鸣，可突然发生或持续存在，常可听到各种噪音。

◇血管痉挛性疼痛：有些患者可出现心前区紧迫感，胸部不适、心悸等与心绞痛发作症状相似，称为假性心绞痛。有些患者可出现手指、足趾强烈疼痛、蚁走感，呈阵发性发作，寒冷季节可加重。有些患者还可出现下肢疼痛和间歇性跛行。

②精神、神经症状：主要表现为忧虑、记忆力减退、注意力不集中、失眠、极易烦躁，甚至喜怒无常等。一般在更年期发生这些症状的女性与既往精神状态不稳定有关。

③月经紊乱：月经周期改变是更年期综合征的主要表现。绝经前月经周期开始紊乱，经期延长、经量增多，甚至大出血或出血淋漓不断，然后逐渐减少而停止；有些女性可有周期延长、经量减少，最后停经；也有少数女性骤然月经停止，无再反复。由于卵巢无排卵，雌激素水平波动，易发生子宫内膜癌。对于异常出血者，应进行诊断性刮宫，以排除恶变。

④生殖器变化：

外阴：外阴皮下脂肪消失，大阴唇扁平；继而阴毛脱落，表皮枯萎，表面光滑，干而发亮。呈蜡样光泽，有时出现红色小斑点。小阴唇及阴蒂最终可能消失。外阴有瘙痒、烧灼或刺痛感。

阴道：阴道萎缩，弹性消失，出现性交疼痛及困难；阴道黏膜变薄，糖原减少易致老年性阴道炎，白带增多，色黄有味甚至带血，阴道烧灼疼痛。

宫颈：萎缩变小，有时子宫颈管闭锁而发生子宫积脓。

子宫：由于盆底肌肉及韧带松弛可出现子宫脱垂，阴道前后壁膨出。

⑤尿道：雌激素减少使尿道萎缩、狭窄、括约肌松弛，出现尿频、尿急、尿失禁、排尿不畅、尿潴留等。

⑥皮肤与毛发：皮肤出现皱纹，手背、面部可见褐色老年斑，毛发脱落并逐渐变白。

⑦骨与关节：更年期女性往往有关节痛的表现，一般多累及膝关节。由于雌激素下降，骨质吸收加速，导致骨质疏松。另一方面，更年期女性活动量减少，对骨骼机械性压力减弱，骨质吸收速度较骨的生长速度快，造成骨质疏松，临床表现腰背痛。

(2) 诊断要点

①女性年龄在 45 ~ 55 岁之间（也可提前或延后），或 40 岁之前因卵巢功能衰退而绝经（称卵巢早衰），或因手术切除双侧卵巢，或卵巢经放射治疗引起人工绝经者。

②情绪改变，善怒易哭，阵发性烘热汗出，失眠，头晕耳鸣，健忘，心悸胸闷，腰腿酸痛，月经紊乱等，除外内、妇科其他疾病。

③血液中促性腺激素含量升高，雌激素含量降低，阴道涂片激素水平偏低。

❀ 温馨贴士 ❀

　　更年期女性常有头痛、抑郁、乳房胀痛、失眠等神经调节不稳定的表现。若症状较轻微时，可以选用谷维素、舒乐安定、维生素B_1等药物对症治疗。其中谷维素可调节自主神经紊乱，改善情绪，帮助睡眠，国内外学者均认为谷维素对更年期症状有很好的疗效。舒乐安定镇静安神，可帮助睡眠。若症状严重，影响到工作和生活质量时，应到医院找医生治疗。在妇科医生指导下，通过中药或西药，或中西医结合治疗一般可取得满意疗效。

扫码分享电子版

第二章

合理搭配，食物清淡有营养
——女性疾病的饮食疗法

　　唐代名医孙思邈在其所著的《千金翼方》中说：保全身体的根本，必须依赖于饮食，救治疾病的方法，只知道凭借医药，不知道饮食之宜的人，不能够充分地保全生命。不明白诸药特性的人，不能够有效地祛除疾病。所以，饮食是能排除病邪而安定脏腑的最好医药。因此，每个人，尤其是女人，不可以不懂得饮食之宜和药物之性。因为只有这样，一旦有病的时候，就可以用饮食去进行调治；饮食调治无效，然后再用药物进行治疗。所以，作为女性要了解各种食物、各种药物的特性，为自己和家人的健康把关。

1. 乳腺炎患者的饮食调理

　　乳腺炎患者宜食清淡而富于营养的食物，如西红柿、丝瓜、黄瓜、菊花脑、茼蒿、鲜藕、荸荠、赤小豆、绿豆等。水果中宜食橘子、金橘等。忌辛辣、刺激、荤腥油腻的食物。

名医锦囊
- -

（1）常吃橘子与野菜

①橘子：橘子的营养丰富，果肉中含有蛋白质、脂肪、碳水化合物、

粗纤维、钙、磷、铁、胡萝卜素、B族维生素、维生素C，以及橘皮式、柠檬酸、苹果酸、枸橼酸等营养物质。

橘子肉、皮、络、核、叶都是药。橘子皮，是重要药物之一。橘皮，又称陈皮，具有理气利湿、化痰止咳、健脾和胃的功效；刮去白色内层的橘皮表皮称为橘红，具有理肺气、祛痰、止咳的作用；橘瓣上的筋膜称为橘络，具有通经络、消痰积的作用，可治疗胸闷肋痛、肋间神经痛等证；橘子核可治疗腰痛、疝气痛等证；橘叶具有疏肝作用，可治胁痛及乳腺炎初起等证。

②野菜：野菜不仅营养丰富、味道鲜美、药用价值高，在肿瘤防治方面也有一手。

鱼腥草：鱼腥草中所含的蛋白质、脂肪、多糖、钙、磷以及挥发油等物质，对癌症病灶有一定抑制作用。经研究证实，鱼腥草对癌细胞分裂最高的抑制率为45.7%，多用于防治胃癌、贲门癌、肺癌等。与入药的鱼腥草不同，食用的鱼腥草讲究新鲜，烹饪时最好用大火炒熟或凉拌。此外，还可在炖肉、煮面时放适量鱼腥草同服。

蒲公英：具有清热解毒、利尿除湿、清肝明目的功效，是胆囊炎、乳腺炎患者的食疗佳品。现代药理研究也证实，它具有广谱抗菌作用，能激发机体免疫功能，可防治肺癌、胃癌、食管癌等。有条件的话，蒲公英最好要新鲜食用，还可与绿茶、甘草、蜂蜜一起泡茶喝。此外，苦苣菜、穿心莲、车前草等野菜，对肿瘤防治也有一定功效。

(2) 防治乳腺炎的食疗验方

①鹿角霜30克，粳米150克。将鹿角霜用纱布包好，放入粳米中加水适量，文火煎煮成粥。取出鹿角霜包，放糖或盐调味，食粥。以上为每日量，2～3次食完，连服1周。

②猪蹄1只，黄花菜50克。将猪蹄去杂毛洗净，加少量黄酒、葱、姜，与黄花菜一同加水文火炖煮，至猪蹄熟后，放盐少许调味。饮汤食蹄及黄

花菜，分顿随意食用。1周为1疗程。

③白木耳与黑木耳各5克，青皮10克，鲜马齿苋30克，通草3克。先把三味中药煎取药汁。白木耳与黑木耳用水泡发洗净，然后与药汁一起入锅，武火烧沸；移至文火炖熬1～2小时，至白木耳，黑木耳熟烂、汁稠为度，加红糖少量调匀食用。

④甲鱼1只（约500克），炒山甲15克，皂刺10克，蒲公英15克，连翘10克。将甲鱼去除内脏、爪尾、头颈，洗净切块放入大汤碗内。将以上四味药碾碎入纱布袋，码在甲鱼周围，再加入葱、姜、黄酒、盐、生板油等调味品，兑入清汤以没过碗内诸物为度，上笼蒸2小时。待甲鱼烂熟，拣去药袋，分顿食用。

⑤鲫鱼1条，生黄芪15克，党参10克，当归尾10克，陈皮5克。将鱼去除鳞及内脏，洗净，将上述药物塞入鱼腹中，用棉线缝好，放在清水中，加入葱、姜、料酒及少许精盐，文火炖煮至鱼熟汤浓，分顿食用。

⑥乳鸽1只，黄芪30克，枸杞子30克。将乳鸽洗净，黄芪、枸杞子用纱布包好与乳鸽同炖，熟后去药渣，吃鸽肉饮汤。

⑦粳米100克，蒲公英50克。将蒲公英煎水取汁，加粳米煮粥，每日分服。

⑧大葱250克。将葱洗净，切碎，捣烂取汁1杯，加热顿服。每日服1次，可连续服用。

❀ 温馨贴士 ❀

不要在城市人口密集地区、工厂和居民区附近以及受污染河流附近采摘野菜，因为这些野菜可能受到不同程度的污染，对身体有较大危害，严重者还会引起中毒。另外，不要大量饮茶，因为茶中的鞣酸，有可能抑制乳汁分泌。其他含有咖啡因的食物，如咖啡、热的巧克力饮品等也应少喝。

2. 乳腺增生患者的饮食调理

近年研究发现，乳腺小叶增生和乳腺癌与脂肪摄入过多有一定关系。因为脂肪饮食可改变内分泌，强化雌激素对乳腺上皮细胞的刺激，所以要控制脂肪的摄入，还应少吃煎蛋、黄油、甜食，多吃绿色蔬菜、水果、鲜鱼、奶制品。

 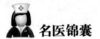 **名医锦囊**

(1) 宜常食海带

海带，又名纶布、昆布，为海带科植物，是一种食用藻类。以叶宽厚、色浓绿、无枯黄叶者为上品。海带不但是家常食品，同时也具有较高的医疗价值。通过调查发现，海带还对辅助治疗乳腺增生，有一定的作用。

肥胖的女性如果伴有乳房胀痛、舌苔腻，证属痰湿，食用海带可起到软坚散结、除湿化痰的功效。海带内含有大量碘，碘可以刺激垂体前叶黄体生成素的分泌，进而促进卵巢滤泡黄体化，使人体内雌激素水平降低，恢复卵巢的正常机能，纠正内分泌失调，以消除乳腺增生的隐患。所以，乳腺增生患者如果伴有体胖、内分泌失调，可常食用海带。

(2) 乳腺增生患者的食疗方

①全蝎2只油炸后，夹于馒头或糕点中，每日1次，7天为1疗程，应连用2个疗程。

②海带250克，北豆腐1块。先将海带煎煮半小时后，再加入豆腐、葱、姜煮沸，放入调料食用。

③山楂橘饼茶：生山楂10克，金橘7枚，沸水泡之，待水变温后，再加入蜂蜜1～2匙，当茶饮用。

④麦冬玫瑰茶：麦冬5克，玫瑰花1克，放入杯中，加沸水泡之，加蜂蜜少许，代茶饮。

⑤仙人掌炒猪肝，经常食用有效。

⑥黑芝麻10～15克，核桃仁5枚研碎，蜂蜜1～2匙冲食。

⑦生侧柏叶30克，橘核15克，野菊花15克，煎汤饮用。

⑧黄鳝2～3条，黑木耳3小朵，红枣10枚，生姜3片，添加作料，如常法红烧食用。

⑨海带番茄汤：海带（干品）30克，水浸发胀，切成丝；鲜红番茄2个，洗净后切片，用橄榄油炒匀后加水、加海带丝炖煮半小时，加酱油、料酒、醋少许调味。佐餐食用。

⑩生山楂15克，生麦芽15克，加水500毫升，煎煮15分钟，代茶饮。

⑪佛手仙灵饮：佛手12克，橘核20克，郁金15克，海带30克，丹参30克，仙灵脾15克，补骨脂15克，炒麦芽20克，水煎服，每日分3次服完，每日1剂，连服1个月为1疗程。本方既适用于乳腺囊性增生，也适用于乳腺纤维瘤。

❀ 温馨贴士 ❀

当发现患有乳腺增生症后，不要惊慌失措，要保持良好的精神状态和平和的心态。注意劳逸结合，加强身体锻炼。少吃油腻和辛辣食物，多吃新鲜水果和蔬菜，菌类食物如香菇、银耳、猴头菇等能提高免疫力，也应多食。此外，富含维生素B_6和维生素E的食物如米糠、酵母、花生、芝麻、核桃等，都有预防乳腺增生、促进囊性增生康复的作用。

3. 乳腺肿瘤患者的饮食调理

保持足够的蛋白质摄入量，经常吃瘦猪肉、牛肉或鸡鸭家禽肉。如患者厌油腻，可调整为蛋白质含量丰富的非肉类食物，如奶酪、鸡蛋饼、鸭蛋等。避免吃不易消化的食物。多吃煮、炖、蒸等易消化的食物，少吃油煎食物。

  名医锦囊

(1) 乳腺肿瘤患者的饮食原则

有抗癌作用的食物为首选食品。如海马、海龙、眼镜蛇肉、山药、蟾蜍肉、海蟹、花蛤、牡蛎、石花菜、海蒿子、芦笋、海带。

①卵巢功能失调者：可食用海马、海参、蛏子、乌骨鸡、蜂乳、蛤士蟆。

②增强免疫功能、抗复发：牛蒡子、桑葚子、猕猴桃、芦笋、南瓜、青鱼、大枣、薏苡、菜豆、山药、蛇、香菇。

③抗感染、抗溃疡：鲫鱼、鲨鱼、刀鱼、带鱼、海鳗、海蚯蚓、茄子、金针菇、白果、葡萄、马兰头、油菜、香葱。

④消水肿：生薏仁、丝瓜、赤小豆、鲫鱼、海带、泥鳅、芋艿、葡萄、田螺、红花、荔枝、荸荠。

⑤止痛、防止乳头回缩：可用茴香、大蝼蛄虾、海龙、椰子、柚子、橙子等。

⑥调节卵巢功能：

蛤蟆银耳羹：蛤士蟆3克，银耳5克，煮羹食。

海参鸽蛋：海参2只，鸽蛋5枚，肉苁蓉5克，香菇5克。海参洗净，与鸽蛋及肉苁蓉、香菇加水煮熟，带肴食之。

(2) 乳腺肿瘤患者的药膳

①蒲公英银花粥：蒲公英 50 克（鲜品 80 克），银花 50 克，粳米 100 克，清水适量。蒲公英洗净、切碎，煎取药汁，去渣，入粳米同煮为粥。宜稀不宜稠。具有清热解毒、消肿散结的功效。

②皂角刺煨老母鸡：皂角刺（新鲜者为佳）120 克，1.5 千克以上老母鸡 1 只。将老母鸡杀后去毛及内脏，洗净，用皂角刺戳满鸡身，文火煨烂；去皂角刺，吃肉喝汤。2～3 日吃 1 只，连服 5～7 只为 1 疗程。具有去毒排脓、活血消肿的功效。

③干贝豆腐汤：银耳 10 克，干贝 50 克，豆腐 500 克，鸡茸（或鱼茸）150 克，蛋清 4 个，猪肥膘 100 克，鸡清汤 750 克，盐、味精、青菜汁、菱粉少许。干贝置碗中，放水少许，上笼蒸熟。银耳以水发胀。豆腐压成泥状，肥膘切茸，与鸡茸同放碗中，加蛋清、菱粉、盐、味精拌匀待用。再把青菜汁倒入茸中拌匀。然后将银耳、干贝及豆腐茸等放在一起，上笼用文火蒸熟。将鸡清汤倒入锅中，调味烧开，再把蒸熟的物料推入汤中，滚煮即成。

④山甲川芎当归汤：穿山甲肉 100 克，川芎 10 克，当归 12 克，共加水适量隔水炖 2～3 小时，饮汤食肉。

⑤芦笋天冬红枣粥：芦笋罐头 1/3 量，天冬 60 克，红枣 10 克，粳米 25 克，加水 500 毫升，文火熬煮半小时。

❀ 温馨贴士 ❀

不少女性甚至乳腺肿瘤患者往往存在一些认识上的误区。其一是盲目进食"老火靓汤"；二是担心营养不足抵抗力差，而过度进食高动物蛋白和高脂肪食物。根据临床观察，"老火靓汤"和高动物蛋白、高脂肪食物这些都会对乳腺形成不良刺激，所以任何饮食都应适量。

4. 科学饮食辅助治疗阴道炎

患阴道炎时，患者可在应用药物治疗的同时，选用适当的食疗方法为辅助治疗。阴道炎患者的饮食宜清淡而富有营养，宜多饮水，多吃蔬菜。可以食用一些具有清热祛湿或健脾利湿作用的食物，如赤小豆粥、薏仁粥、冬瓜汤等，亦可选食具有一定抗菌作用的食物，如大蒜、洋葱、马齿苋、鱼腥草、马兰头、菊花脑等。饮食忌食过咸或辛辣。

 名医锦囊

- -

(1) 细菌性阴道炎患者的饮食

患本病后要多食清淡的食物，不饮酒，不抽烟，不食辛辣之物，多食具有淡渗利湿作用的食物，如冬瓜、西瓜、赤小豆等，有利于本病的康复。

①鲤鱼赤豆汤：鲤鱼1条，赤小豆60克。鲤鱼剖膛洗净，加葱、姜、黄酒与赤小豆共煮至豆烂，加少许精盐，喝汤食肉。

②茯苓粳米粥：茯苓30克（布包），与粳米30～60克共煮成粥，加精盐及少许黑胡椒，空腹服用。

③马齿苋白果鸡蛋汤：鸡蛋3个，打碎后取出鸡蛋清，鲜马齿苋60克、白果仁7个混合捣烂，用鸡蛋清调匀，用刚煮沸的水冲服，空腹服用，每日1剂，连服4～5日为1个疗程。

④冬瓜白果饮：冬瓜子30克，白果10个洗净，放入锅中，加水500毫升煎煮，代茶饮。

(2) 滴虫性阴道炎患者的饮食

本病患者饮食宜清淡，可选用具有一定抗菌作用的食物，如大蒜、洋葱、马齿苋、鱼腥草、马兰头、菊花脑等。忌肥甘厚腻、煎炸辛辣食品。

①鲜鸡冠花500克，鲜藕汁500毫升，白糖适量。将鲜鸡冠花洗净，加水适量，煎煮1小时，取汁备用，鲜藕榨汁，与白糖一起加入鲜鸡冠花液中加热煎浓后，装瓶备用。1次30毫升，每日3次。

②茯苓粉30克，车前子10克，粳米60克，白糖适量。车前子用布包好，入砂锅，加水适量，煎汁去药包，将药汁同粳米、茯苓粉共煮粥，加白糖少许即可食用。

（3）外阴阴道假丝酵母菌病患者的饮食

患外阴阴道假丝酵母菌病时，忌辛辣食品；忌海鲜发物，海鱼、虾、蟹等腥膻之物会助长湿热，食后能使外阴瘙痒加重，不利于疾病的治愈；忌甜腻食物、油腻食物，如猪油、奶油、牛油等。宜多食用含B族维生素丰富的食物，例如动物肝脏、全谷类、酵母、酸奶、小麦胚芽、豆类、牛奶、肉类等，宜多食水果和新鲜蔬菜。

外阴阴道假丝酵母菌病患者宜选用具有清热利湿作用的食疗方：

①百部15克、川椒5克，白糖适量。将百部和川椒加适量清水煎煮，煎好后去渣取汁，加入白糖适量煮沸。趁热服，分2～3次服完，每日1剂，连用3～5日。

②马鞭草30克洗净后，切成小段；猪肚60～100克切片。将水煮沸，把猪肚、马鞭草倒入煮沸。去渣取汁，每日1次。

③将淡菜100克、墨鱼（干品）50克分别用清水浸软、洗净，连其内壳切成3～4段；芡实20克洗净；猪瘦肉100克洗净。把全部用料一起放入砂锅，加清水适量，武火煮沸后，文火煮2小时，加生姜、料酒、精盐调味即可，喝汤食肉。

④苦参、百部各15克，大蒜10瓣，加水同煎，去渣取汁，加入白糖适量调服，每日2次，连服3～7日。

(4) 老年性阴道炎患者的饮食

老年性阴道炎患者，在清热利湿的同时，应注意补肾健脾，但仍不宜滋腻太过。

①山萸肉 10 克，山药、薏仁各 30 克。将以上 3 种共煮粥，每日 1～2 次，连服 2 周。本方具有补肾健脾、燥湿止痒的作用。

②淡菜 60 克，韭菜 120 克，黄酒适量。把炒锅置武火上倒入生油烧热，倒入洗净的淡菜速炒片刻，再加水 2 碗煮烂，然后倒入洗净切好的韭菜和黄酒，翻炒数下即可。每日 1 剂，1 次服完，5～7 天为 1 疗程。本方可以补肾止带。

③莲子 60 克，生薏仁 60 克，蚌肉 120 克。莲子去皮、心，薏仁洗净，蚌肉切成薄片，共入砂锅，加水 750 毫升，文火煮 1 小时，加入姜、黄酒、精盐调味后即可食用。

④淮山药 30 克，猪瘦肉 250 克洗净、切块，鱼鳔 15 克用水浸发、洗净、切丝。把全部用料放入锅中，加清水适量，武火煮沸后，改文火煲 2 小时，加葱、黄酒、精盐调味后食用。

❀ 温馨贴士 ❀

饮食疗法只可作为治疗阴道炎的辅助疗法，患病后还是应该先查明其病因，以药物治疗为主。对阴道炎反复发作者，平时可在生活上进行调理，忌烟酒。

---

5. 子宫疾病的饮食要点

饮食要以"高能量、高蛋白质、高维生素、低脂肪、易消化"为原则。

尤需注意的是，维生素不易从食物中得到时，可用药物补充。多吃水果蔬菜及清淡食物，可以适当吃一些滋阴、补气、补血的食物。

 名医锦囊

（1）宫颈炎患者的饮食

慢性宫颈炎缠绵难愈，给患者带来很大的痛苦，在这里提供一些食疗方法，建议单纯药物治疗效果不满意的患者采用。

①用餐时间：以早晨 7～8 点这一时间段进食为宜。进食前，先喝两杯温水，5 分钟之后方可进食。早餐饮食以粥类食品较好，至七分饱为止，切忌吃油炸类食品。

中餐以 12～13 点这一时间段进食较佳，晚餐以 18～21 点这一时间段进食较佳，不可过饱。

②日常食疗：

◇海藻类食物：紫菜、海带、海白菜、裙带菜等。海藻含矿物质最多的为钙、铁、钠、镁、磷、碘等。海藻提取液蛋白多糖类有抗病毒及抗癌作用，可抑制炎症的进一步发展。女性由于生理原因，往往容易出现缺铁性贫血，多食海藻亦可有效补铁。专家认为缺碘可引起甲状腺肿大，还会诱发乳腺癌、卵巢癌、子宫颈癌、子宫肌瘤等，因此建议女性要适时补碘，多吃些海藻类食品。

◇扁豆花 9 克，椿白皮 12 克，两药用纱布包好后，加水 200 毫升，煎取 150 毫升，分次饮用。

◇新蚕沙 30 克（布包），生薏米 30 克，放瓦锅内加水适量煎服，每天 1 次，连服 5～7 天。

◇鹿茸 6 克，白果仁 30 克，淮山药 30 克，猪膀胱 1 具。先将猪膀胱洗净，将诸药捣碎，装入猪膀胱内，扎紧膀胱口，文火炖至烂熟，加入黄酒、食盐等调味，药、肉、汤同服食用。

◇杜仲 30 克（布包），粳米 30～60 克，同煮为粥，去药渣，食粥。每天 1 剂，连吃 7～8 天。

③饮食禁忌：忌食辛辣煎炸及温热性食物：辣椒、茴香、花椒、洋葱、芥末、烤鸡、炸猪排等。此外，牛肉、羊肉、狗肉等均可助热上火，加重病情。忌海腥河鲜等：海鱼、螃蟹、虾、蛤蜊、毛蚶、牡蛎、鲍鱼等水产品均为发物，不利于炎症消退。

忌甜腻厚味食物：过于甜腻的食物如糖果、奶油蛋糕、八宝饭、糯米糕团、巧克力、猪油及肥猪肉、羊脂、蛋黄等，都有一定的助湿作用，会降低治疗效果。

忌饮酒：酒属温热刺激食物，饮酒后会加重湿热，使病情加重。

（2）子宫肌瘤患者的饮食宜忌

①饮食宜清淡，不食羊肉、虾、蟹、鳗鱼、咸鱼、黑鱼等发物。

②忌食辣椒、麻椒、生葱、生蒜、白酒等刺激性食物及饮料。

③少食桂圆、红枣、阿胶、蜂王浆等热性和含激素成分的食品。

④避开石榴、红薯、红萝卜、某些豆类等植物性食物，因这类食物中含有与女性荷尔蒙有关的植物激素。

⑤多食猪瘦肉、鸡肉、鸡蛋、鹌鹑蛋、鲫鱼、甲鱼、白菜、芦笋、芹菜、菠菜、黄瓜、冬瓜、香菇、海带、紫菜、水果等。

治疗子宫肌瘤，要做到消瘤不忘止血，止血不忘消瘤，并兼顾调理卵巢功能。此外，以下中医食疗有助保健，可防治子宫肌瘤：

消瘤蛋：壁虎 5 只、鸡蛋 2 个、莪术 9 克，加水 400 克共煮，待蛋熟后剥皮再煮，弃药食蛋，每晚服 1 次。

二鲜汤：鲜藕 120 克切片、鲜茅根 120 克切碎，用水煮汁当茶饮。

银耳藕粉汤：银耳 25 克、藕粉 10 克、冰糖适量，将银耳泡发后加适量冰糖炖烂，入藕粉冲服。

海带排骨汤：排骨 250 克，海带 150 克，加黄酒、葱、姜、水后放入砂锅中炖煮 60 分钟，再放入适量精盐后即可食用。

牡蛎薏仁粳米粥：生牡蛎 30 克，生薏仁 30 克，粳米 100 克，将生牡蛎用布包后，与薏仁、粳米一起熬成粥，加少许白糖后即可食用。

（3）宫颈炎性宫颈糜烂患者的食疗原则

①少食辛辣油腻的食物。

②脾虚患者应多吃红豆、绿豆、扁豆、薏米。

③细菌易在含糖的环境中繁殖，故应少吃糖、巧克力及其他甜食，以预防再次感染。

④补充 B 族维生素，可减少白带。富含 B 族维生素的食物有动物肝脏、牛奶、花生、蛋类、绿叶蔬菜等。

❀ 温馨贴士 ❀

有调查表明维生素 C 摄入量增加时，患子宫颈癌的危险降低。也有调查表明宫颈癌患者的患病与铜摄入量高有关，可能因铜有拮抗硒的作用。动物实验显示，大剂量铜可引起动物产生缺硒症状。因此，日常饮食中应注意补充维生素 C 及微量元素，特别是注意适当补充含锌、硒元素的食物。

（4）不孕症患者的食疗

不孕症患者的食疗，应以富含蛋白质、胆固醇和维生素 A、维生素 E、维生素 B_6 以及微量元素锌等食物为宜；宜多进食有补肾养血作用的中药和食物，此类食物能促进性腺激素的分泌，或有性激素样的作用。尤其适宜于排卵功能障碍、子宫发育不良者。

①柚子炖鸡：柚子1个，公鸡1只。将柚子去皮留肉，鸡杀后去毛，除内脏，洗净。将柚子肉放入鸡腹内，再放入海碗中，加葱、姜、料酒、盐、水适量，隔水蒸熟，喝汤食肉。适用于肾虚型不孕症。

②韭菜炒海虾：鲜海虾400克，韭菜250克。将海虾洗净去壳，韭菜切成2～3厘米长段。将色拉油放入炒锅内烧热，先爆炒虾仁，再加入韭菜煸炒，最后加入黄酒、姜丝、精盐起锅。适用于肾阳虚型不孕症。

③淫羊藿250克，熟地150克，醇酒1250毫升。将药共碎细，纱布

包贮，用酒浸于净器中，密封，勿通气，春夏3日，秋冬5日后方可开取饮用。每日适量温饮之。本方适用于宫冷不孕。

④猪脊髓200克，甲鱼250克，调料适量。将猪脊髓洗净，甲鱼用开水烫死，揭去鳖甲，去内脏，放入铝锅内，加水、姜、葱、胡椒面，用旺火烧沸后，改用小火煮至甲鱼肉熟，再放入猪脊髓，煮熟加味精，吃肉喝汤。适用于肾阴虚型不孕症。

⑤鲜猪肝250克，菠菜100克，粳米100克。先将猪肝洗净，色拉油爆炒，菠菜开水焯后，备用，粳米加水煮成粥，待九成熟时，加入猪肝、菠菜、精盐少许，滚开后即可。适用于血虚型不孕症。

⑥核桃肉15克，栗子6枚，粳米100克。先将粳米加水熬成粥，五成熟时，加入核桃肉、栗子后，再用文火煮20～30分钟即可食用。适用于肾虚型不孕症。

⑦玫瑰花3克，藏红花1克，放入杯中，沸水冲泡后，代茶饮。适用于气滞血瘀型不孕症。

⑧生芡实粉100克，茯苓粉150克，面粉100克，白糖少许。加水和成面团，烙成小饼后食用。适用于痰湿型不孕症。

大量食用牛奶制品可增加女性患卵巢癌的概率，一杯牛奶里面大约含有 10 克的乳糖，这一分量使得女性患卵巢癌的概率增加了 13%。但是研究也发现，摄入低脂肪牛奶与女性卵巢癌患病率的增加之间没有太大联系。

6. 饮食多样防治盆腔炎

盆腔炎患者的饮食特别有讲究，具体吃什么要根据患者自身的实际情况而定。比如盆腔炎并发高热，这期间就适合吃一点清淡易消化的饮食，如白粥、烂面条等。对高热伤津的患者可给予梨汁或苹果汁、西瓜汁等饮用。同时要忌食煎烤油腻、辛辣之物。对于慢性盆腔炎患者要注重营养，忌食辛辣刺激性食物，以防炎症扩散加重。

 名医锦囊

(1) 盆腔炎患者的饮食疗法

食疗宜选择清淡饮食，少吃腌腊、油腻食品，生冷、辛辣的食物也应控制摄入，选择菜肴及药膳的组合宜以清热、解毒、温通、散结的中药，配以富含维生素、蛋白质及铁、钙等微量元素的食品。宜食清淡易消化食品，如赤小豆、绿豆、冬瓜、扁豆、马齿苋等；也应食用具有活血理气散结功效的食品，如山楂、桃仁、果丹皮、陈皮、玫瑰花、金橘等。适当补充蛋白质，如瘦猪肉、鸭、鹅和鹌鹑等。

①茯苓瘦肉汤：土茯苓 50 克，芡实 30 克，当归 20 克，猪瘦肉 100 克。清水适量，慢火煲汤，加食盐调味，饮汤食肉。

②苦菜萝卜汤：苦菜 100 克，金银花 20 克，蒲公英 25 克，山楂 30 克，青萝卜 200 克（切片）。将四味药布包，与青萝卜共煎煮，去药后吃萝卜喝汤。每日 1 剂。

③银花冬瓜仁蜜汤：冬瓜仁 20 克，金银花 20 克，黄连 1 克，蜂蜜 50 克。先煎金银花，去渣取汁，用药汁煎冬瓜仁 15 分钟后入黄连、蜂蜜即可。每日 1 剂，连服 1 周。

④桃仁饼：桃仁 20 克，面粉 200 克，麻油 30 克。桃仁研成极细粉与面粉充分拌匀，加沸水 100 毫升揉透后冷却，擀成长方形薄皮子，涂上麻油，卷成圆筒形，用刀切成每段 30 克，擀成圆饼，在平底锅上烤熟即可。早晚餐随意服食，每日数次。

⑤青皮红花茶：青皮 10 克，红花 10 克。青皮晾干后切成丝，与红花同入砂锅，加水浸泡 30 分钟，煎煮 30 分钟，用洁净纱布过滤，去渣取汁即成。可当茶饮用，或早晚 2 次分服。

⑥荔枝核蜜饮：荔枝核 30 克，蜂蜜 20 克。荔枝核敲碎后放入砂锅，加水浸泡片刻，煎煮 30 分钟，去渣取汁，趁温热调入蜂蜜，拌均匀即可。早晚 2 次分服。

⑦败酱草 20 克，桃仁 10 克，黑木耳 10 克，水煎服，每日 1 剂，连服 5 ～ 6 天。

⑧生地 30 克，粳米 30 ～ 60 克。将生地洗净切片，用清水煎煮 2 次，共取汁 100 毫升。把粳米煮粥，待八成熟时入药汁共煮至熟，食粥，可连服数日。

⑨阿胶 30 克，鸽蛋 5 个。先将阿胶置碗中，放入蒸锅中隔水烊化，趁热入鸽蛋和匀即成。早晚分作 2 次食用，可连续服用至病愈。

⑩核桃仁 20 克，芡实、莲子各 18 克，粳米 60 克，煮粥常食。

⑪槐花 10 克，薏米 30 克，冬瓜仁 20 克，大米适量。将槐花、冬瓜

仁水煎成浓汤，去渣后再放薏米及大米同煮成粥服食。

⑫丹参30克，香附12克，鸡蛋2个，加水同煮，熟后剥去蛋壳取蛋再煮片刻，去渣吃蛋饮汤。

> ❀ 温馨贴士 ❀
>
> 盆腔炎属难根治疾病，且易复发，饮食调护尤为重要。在急性期，饮食宜清淡、易消化，多食富含维生素C的食品。在恢复期，或在盆腔炎后遗症期，服药的同时，配合饮食疗法，不仅可消除服药带来的不良反应，更重要的是，可以增强机体的抵抗力，达到扶正祛邪的功效。

7. 卵巢疾病的饮食调理

饮食宜清淡，并富含足够的营养，不宜食用刺激性食物、海产品等。适宜食物：牛奶、菠菜、山药、白菜、油菜、香菇、瘦肉、鸡蛋、鲫鱼、苹果、鸭梨、大枣、花生等。禁忌食品：蟹、带鱼、鹅肉、狗肉、辣椒、生葱、生蒜、桂圆、橘子、白酒等。

 名医锦囊

（1）卵巢肿瘤的饮食原则

由于卵巢肿瘤的发病与卵巢的功能失调有关，故宜选用对卵巢功能的生理性周期调节有益的食品，如鲍鱼、鸽蛋、乌贼、章鱼、鹌鹑、乌骨鸡、海参、鱼翅、燕窝等。

①感染者：芹菜、海鳗、文蛤、芝麻、荞麦、油菜、香椿、水蛇肉、赤豆、绿豆、鲤鱼等。

②出血者：羊血、荠菜、藕、蘑菇、马兰头、石耳、柿饼、大蒜、螺蛳、淡菜、乌贼。

③胀痛者：猪腰、杨梅、山楂、橘饼、胡桃、山核桃、栗子等。

(2) 卵巢囊肿患者的食疗

①山楂100克，黑木耳50克，红糖30克。山楂水煎约500毫升去渣，加入泡发的黑木耳，文火煨烂，加入红糖即可。每日2～3次，5天服完，可连服2～3周。活血散瘀，健脾补血。适用于子宫肌瘤、卵巢囊肿、月经不畅者。

②山药40克除去皮，纵切成长约10厘米的薄片。核桃仁30克洗净。将净母鸡1只（重约1500克）去爪，剖开背脊，抽去头颈骨（留皮），下沸水锅焯水，洗净血秽。将鸡腹向下放在汤碗内，加黄酒50毫升，精盐适量，鲜汤1000毫升，加山药、核桃仁，再将水发香菇25克、笋片25克、火腿片25克摆在鸡面上，随即上笼蒸2小时左右，待母鸡酥烂时取出即成。可佐餐食用，补气健脾，活血化瘀，适于子宫肌瘤、卵巢囊肿。

③乳鸽1只宰杀后去毛及内脏，洗净，放入锅中，加入洗净的田七2克，姜、精盐适量和适量清水，先用大火烧沸，再用小火炖熟即成。可当菜佐餐，吃肉饮汤。补气活血，化瘀散结，适于子宫肌瘤、卵巢囊肿。

④高粱根20克，生薏米50克。先将高粱根煎煮20分钟后取汁去渣，再将生薏米煮成粥，加入红糖少量食用。适用于卵巢良性肿瘤。

⑤龙葵砂糖茶：龙葵15克，麦饭石30克，红糖适量，前两味药煎煮30分钟后，加红糖代茶饮服。适用于卵巢恶性肿瘤。

⑥葵花楂肉：葵花托盘60克，山楂30克，猪肉60克。先将葵花托盘加清水煎汁取液，再将汁倒入装有猪肉和山楂的砂锅中，文火煮烂，喝汤

吃肉。适用于卵巢恶性肿瘤。

⑦莱菔皂刺粥：莱菔（萝卜）子30克，皂刺15克，粳米100克。将前两味药纱布包好，与粳米一起熬成稀粥，即可食用。适用于卵巢恶性肿瘤。

（3）生殖器结核患者的食疗

①甲鱼1只，鸽子1只，生首乌20克，砂仁3克。先将甲鱼、鸽子宰杀后，洗净切块，与首乌共放入大碗中，加入黄酒、生姜、清水适量，隔水炖煮2～2.5小时，加入砂仁，再炖15分钟，加精盐调味后，喝汤食肉。

②鸭肉200克，冬虫夏草10个，生山药20克。先将鸭肉洗净切块，冬虫夏草、生山药加葱、姜、精盐、清水适量放入砂锅中，文火炖熟即可食用。

③海蜇头100克，荸荠20个，白萝卜100克。洗净后一起放入烧锅中，加水共煎煮30分钟后即可食用。

8．合理饮食治不调

恰当科学的饮食安排能够使经期变得更加顺畅与舒适，合理的营养补充能够缓解情绪、补充体力。饮食宜清淡，易消化，有营养。可以多吃豆类、鱼类等高蛋白食物，并增加绿叶蔬菜、水果，也要多饮水，以保持大便通畅，减少盆腔充血。

 名医锦囊

（1）经期饮食的几点注意

①多吃高纤维食物。如蔬菜、水果、全谷类、糙米、燕麦等。摄入足

够的高纤维食物，可增加血中镁的含量，有助于调整月经期的不稳定情绪。

②摄取足够的蛋白质。如肉类、蛋、豆腐、黄豆等高蛋白食物，可以补充经期所流失的营养素、矿物质。

③经量过多的女性，应多食菠菜、蜜枣、红菜（凡汤汁是红色的菜）、葡萄干等铁含量丰富的食品，有利于改善贫血状态。

④在两餐之间吃一些核桃、腰果、花生等富含 B 族维生素的小零食。

⑤少食生冷食品，以免寒凝血滞，经血运行不畅，出现或加重经行腹痛、经量减少等经期的各种不适症状。

⑥少食辛辣食品，以免助火生热，造成月经提前，或经量过多，或淋漓不净。

⑦避免饮用含咖啡因的饮料，如咖啡、茶等，因这类饮料会增加焦虑和不安的情绪，可改喝大麦茶、淡红茶。

（2）月经不调患者的食疗方

①黑木耳红枣茶：黑木耳 30 克（已泡发好的），红枣 20 枚。黑木耳红枣共煮汤服之。每日 1 次，连服 5～7 天。功能补中益气，养血止血。主治气虚型月经过多。

②浓茶红糖饮：茶叶、红糖各适量。煮浓茶 1 碗，去渣，放红糖溶化后饮。每日 1 次。功能清热、调经。主治月经先期、量多。

③山楂红糖饮：生山楂肉 50 克，红糖 40 克。山楂水煎去渣，冲入红糖，热饮。功能活血调经，主治经行不畅，小腹疼痛。

④茴香酒：小茴香、青皮各 15 克，黄酒 250 克，将小茴香、青皮洗净，入酒内浸泡 3 天，即可饮用。1 次 15～30 克，每日 2 次，如不耐酒者，可以醋代替。功能疏肝理气。主治月经先后不定期、经行不畅、经前乳房及小腹胀痛等。

⑤豆浆韭菜汁：豆浆 1 碗，韭菜汁半碗。两料调匀后空腹服下，疗效

甚佳。如每天坚持饮用红糖豆浆，也有助于月经的恢复。

⑥乌鸡蜜膏：乌骨鸡 1 只（约 800 克），蜂蜜 300 克，黄酒适量。乌骨鸡洗净后入锅，加水及黄酒，用大火煮沸，撇去浮沫，改用小火炖烂。过滤取汁，撇去汁的表面浮油，加热浓缩至稍呈黏稠状。加入蜂蜜，边煮边搅拌至黏稠，熄火放凉，装瓷瓶中，密封备用。1 次 1 汤匙，以温水冲化，空腹服用，每日 2 次。具有滋阴养血、温中调经的功效。

⑦羊肉当归汤：羊肉 500 克，当归 50 克，生姜 30 克，调味盐少许。将羊肉洗净后，放入汤锅中，加水。先开大火烧开，再转小火慢慢炖 2 个小时，待羊肉煮烂，加入调味盐。将羊肉捞起后，把当归、生姜放入汤中，再煎 1 个小时后即可关火。月经后服食，吃肉喝汤，每天 1 次，连服 5 天。此药膳有补血调经的功效，适合体质虚弱的女性。对于头晕、心悸、经量少、经色淡、舌淡、少苔、脉细无力的月经错后患者，效果良好。

(3) 闭经的食疗秘方

以下介绍几则治疗闭经的食疗秘方：

①取干茄子片 250 克，炒黄磨成粉，黄酒送服，每日 2 次，1 次 15 克，服完见效。

②用益母草 90 克，红糖 50 克，橙子 30 克，水煎服。每天 1 次，连服数次。

③取薏苡根 30 克，将药洗净，切段，水煎，早晚空腹饮用，可连服10 余剂。

④鳖甲 30 克，白鸽 1 只，米酒少许。白鸽去毛和内脏，鳖甲打碎，放入白鸽腹内，加清水适量，米酒少许，放瓦盅内隔水炖熟，调味服食。

⑤生黑豆 30 克，红花 5 克，红糖适量。将前两味药加清水煎煮 30 分钟，取汁加适量红糖后饮用。

⑥猪蹄 1 只，王不留行 10 克，川牛膝 10 克。先将猪蹄洗净，后两味药用布包好，与猪蹄一起加水放入砂锅中，加料酒、葱、姜共煮 60 分钟，

加精盐后喝汤食肉。

❀ 温馨贴士 ❀

在经前期，若已有腹痛及紧张感，就需要服用一些维生素和微量元素。其中最重要的是维生素 B_6，它能够稳定情绪，同时也能减轻腹部疼痛。经前服用钾和镁感觉会好得多。钾元素能缓和情绪、抑制疼痛，并减少经期失血量。镁元素能起到心理调节作用，有助于消除紧张心理，减少不良的精神刺激。

9. 痛经的营养调理

痛经患者在月经来潮前 3 ~ 5 天内饮食宜以清淡易消化为主。应进食易于消化吸收的食物，不宜吃得过饱，尤其应避免进食生冷食品，因生冷食品会刺激子宫、输卵管收缩，从而诱发或加重痛经。

 名医锦囊

(1) 痛经的饮食调养原则

①合理营养：食物中应该含有机体所需要的一切营养素，包括蛋白质、脂肪、糖类、维生素、无机盐、水和纤维素等七大营养素。有证据表明：维生素 E 在一定程度上能减轻原发性痛经的疼痛程度和持续时间，减少患者月经期的月经失血量，且使月经期服用镇痛药的人数比例下降。维生素 E 含量高的食物有谷胚、麦胚、蛋黄、豆类、坚果、叶菜、花生油、香油等，痛经患者可多吃些此类食物。

②饮食应多样化，不可偏食，应经常食用具有理气活血作用的蔬菜水果，如荠菜、香菜、胡萝卜、橘子、佛手、生姜等。身体虚弱、气血不足者，宜常吃补气、补血、补肝肾的食物，如鸡、鸭、鱼、鸡蛋、牛奶、动物肝肾、豆类等。

③可适当饮酒：酒类温阳通脉、行气散寒。适当喝些米酒、加饭酒或红葡萄酒等，可以帮助缓解子宫收缩，起到散瘀止痛的作用，对防治痛经有一定作用。

④避免一切生冷及刺激性食物：如辣椒、生葱、生蒜、胡椒、烈性酒等。此期间患者可适当吃些有酸味的食品，如酸菜、食醋等，酸味食品有缓解疼痛的作用。此外，痛经患者无论在经前或经后，都应保持大便通畅，尽可能多吃些蜂蜜、香蕉、芹菜、白薯等。

⑤补充多元不饱和脂肪酸：多食含有该类成分的食物，对于痛经的改善是有科学根据的，而最好的摄取这些脂肪酸的方法就是天天吃鱼。特别是多吃各种深海的如鲔鱼、鲑鱼等富含脂肪酸的鱼类，痛经情况就会大大改善。

（2）痛经类型及相应药膳

一般在经前 3～4 天开始服用。痛经者的药膳可酌情选用。

①气滞血瘀型：可见经前或经期小腹疼痛拒按，下坠或刺痛，经色紫黑有块，月经量少或经行不畅。

◇益母草 30～60 克，元胡 20 克，鸡蛋 2 个，加水同煮，蛋熟后去壳，再煮片刻，去药渣，食蛋饮汤。月经前每日 1 次，连服 5～7 天。

◇川芎 10 克，鸡蛋 2 个，黄酒适量。前两味水煎煮至蛋熟，去蛋壳再煮 5 分钟左右，加黄酒调匀即可。每日 1 剂，分 2 次服用，吃蛋喝汤，经前 3 天服用，连服 5 天。

◇丝瓜：丝瓜性平味甘，有通经络、行血脉、凉血解毒的功效。用丝瓜络1个，加水1碗煎服；或把丝瓜子烘干，加水1碗煎服，水开后加入少量红糖，冲黄酒温服。早晚各1次，对调理月经有效。经前3天服用，连服5天。

②寒湿凝滞型：可见经期或经后小腹冷痛或绞痛，疼痛拒按且遇热痛减，月经量少，色暗，有血块，畏寒肢冷，大便溏稀。

◇当归、生姜各25克，羊肉块500克，桂皮调料各适量。水煎至肉烂熟即可，吃肉喝汤，每日1剂，分2次服用。经前3天服用，连服5天。

◇桂皮6克，山楂肉10克，红糖50克。水煎温饮，每日1剂，经前3天服用，连服5天。

③气血虚弱型：经后下腹隐痛，或小腹及阴部空坠，喜按，伴神疲乏力，气短懒言，或纳少便溏，月经量少，色淡，质稀无块。

◇雄乌骨鸡500克，切块，加陈皮、良姜各3克，胡椒1克，草果2枚，适量葱、醋同煮炖烂。吃肉喝汤，每日2次。月经来潮后第3天服用，连服3～5天。

◇阿胶6克，黄酒50毫升，阿胶用蛤粉炒，研细末，黄酒兑适量温开水送服药末，月经来潮后第3天服用，连服3～5天。

④肝肾亏损型：经后一两日内小腹隐痛，腰部酸痛，月经量少，色暗，质稀，或潮热，或头晕耳鸣。

◇肉桂末0.5克，女贞子10克，粳米100克。女贞子水煎取汁，加入粳米煮成粥，加入肉桂末调匀服用。每日1剂，分2次服用。功能补肾，温经止痛，可用于肝肾亏损型痛经。月经来潮后第3天服用，连服3～5天。

◇核桃仁30克，降香10克，龙涎香5克，黄酒适量。前三味入黄酒内浸泡10天后饮用，每日2次，1次5毫升。功能补肾温经，降气止痛，可用于肝肾亏损型痛经。月经来潮后第3天服用，连服3～5天。

虽然水果内含有丰富的维生素,但食用起来也要讲科学。葡萄、梨、李子等水果属于大阴大寒之品,其中尤以葡萄的寒性最强,过多食用后会引起内分泌紊乱,还会导致腹胀、腹痛、不思进食。女性还容易引发闭经、痛经等。

10. 尿道炎患者的饮食调理

由于尿道炎患者患病时间长,久治不愈,病情时好时坏,难免想到与饮食有关。其实本病与饮食的关系并不很大,鸡蛋、牛奶、鱼肉、蔬菜都可以吃,但不要吃过于刺激性的食物,不要饮酒,而且确实有一部分患者出现饮酒后病情加剧的情况。

 名医锦囊

(1) 饮食可以预防尿道炎

①研究结果表明,若女性稍微改变一下饮食结构,便可有效防止经常发生的尿路感染。酸奶一直是防治尿道炎的民间偏方,且经过临床实验证实,喝酸奶确实可以预防泌尿系统的感染。

酸奶含有大量活性乳酸菌,可抑制人体内包括白色念珠菌在内的其他杂菌的过度繁殖,故有抗菌防病的作用。酸奶不仅物美价廉,且营养丰富,是防病保健的佳品。每周至少食用3次含有乳酸菌的奶制品也有助于女性防治尿路感染。

②定期饮用鲜果汁也可减少尿路感染的发生。鲜果汁对帮助女性减少尿路感染的发生有特效。每天至少喝 1 杯不加甜味剂的新鲜或浓缩果汁的女性发生尿路感染的机会比那些很少饮用果汁的女性要少 34%。

(2) 尿道炎患者的食疗方

①枸杞子 50 克，茯苓 100 克，红茶 100 克。将枸杞子与茯苓共研为粗末，一次取 5 ～ 10 克，加红茶 6 克，用开水冲泡 10 分钟即可每日代茶饮用。具有健脾益肾、利尿通淋的功效。适用于慢性肾炎、少尿、尿痛、尿道炎等。

②木棉花 30 ～ 50 克，白砂糖适量，用清水两碗半煎至 1 碗饮用。有利湿清热作用。适用于尿道炎。

③冬苋菜籽或根、生甘草各 10 克，水煎服，可治疗尿道炎或膀胱炎，小便涩痛、热淋。

④猪膀胱 200 克，鲜车前草 60 ～ 100 克（干品用 20 ～ 30 克），猪膀胱洗净，与车前草放入砂锅中加水同煮汤，加少许料酒、食盐调味食用。有清热利湿、利尿通淋作用。民间常用于治疗尿道炎、膀胱炎。

❀ 温馨贴士 ❀

大蒜可确保机体能获得足够的脂肪酸，它具有抗真菌的特性。在治疗阴道炎或尿道炎期间，每天嚼一瓣生蒜会很有帮助。必需的脂肪酸在坚果、种子和多脂的鱼类中也可以找到。

---

11. 经前期综合征营养要合理

对经前期综合征的患者来说，饮食结构的调整很重要。如尽量少吃或不吃腌制品、薯片等高盐食物，多吃一些有助于缓解焦虑的碳水化合物和新鲜的水果蔬菜，其中全麦食品对缓解焦虑、头痛的效果比较明显；经期宜少喝咖啡、可乐，最好能戒烟酒，以免加重经前期综合征的病情。

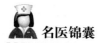

名医锦囊

（1）经前期综合征患者食疗方

①芹菜益母草鸡蛋汤：芹菜250克，益母草30克，佛手片6克，鸡蛋1枚，盐、味精各少许。将前三味加水煎汤，鸡蛋打成蛋花，加调料服食。月经前每日1剂，连服4～5剂。

②绿萼梅3克，藏红花1克，放入茶杯中，加沸水浸泡后，代茶饮。适用于气滞型。

③参麦枸杞蛋：西洋参、麦冬、枸杞子各9克，鸡蛋1枚。先将鸡蛋煮熟，加水放入西洋参、麦冬、枸杞子再一同煎煮20分钟，食蛋饮汤。月经前，每日1剂，共服4～5剂。具有补肝血、滋肾阴的作用。

④玉枣粥：小麦15克，大枣10枚，玉竹9克，大米60克。将以上四味加水共煮粥。月经前，每日1剂，连服4～6剂。具有滋补肝阴作用。

⑤龟胶红糖饮：枸杞子9克，陈皮6克，龟板胶15克，红糖适量。陈皮、枸杞子煎汤，龟板胶与红糖烊化后混合饮用。月经前，每日1剂，共服4～5剂。具有滋阴补血作用。

⑥枸杞子5克，杭白菊6朵，放入杯中，加沸水冲泡，代茶饮。适用于经行头痛头晕者。

⑦花鲢鱼头1个，天麻15克，鱼头洗净，加天麻、黄酒、葱、生姜放入砂锅中加水炖煮60分钟，放少许精盐后，喝汤食肉。适用于经行头痛头晕者。

(2) 经前期及经期的饮食禁忌

①含咖啡因的饮料：易引起乳房胀痛、焦虑、易怒与情绪不稳，消耗体内储存的 B 族维生素，破坏碳水化合物的新陈代谢。

②酒：酒精能妨碍 B 族维生素与矿物质的吸收，且酒精辛辣走窜，可引起月经提前和经量增多。

③汽水：汽水等饮料大多含有磷酸盐，容易同体内的铁产生化学反应，使铁难以吸收。此外，多饮汽水会因汽水中碳酸氢钠和胃液中和，降低胃酸的消化能力和杀菌作用，并且影响食欲，引起腹胀。

④巧克力：巧克力会造成情绪更加不稳，同时也会消耗身体内 B 族维生素与矿物质，并使人更爱吃糖类食物。

⑤柿子：柿子中含有鞣酸，易与铁结合而妨碍人体对食物中铁的摄取，由于女性在月经期间流失一定量的血液，需要补充铁质，所以不宜进食柿子。

⑥乳品：乳品中的乳糖会阻碍机体吸收镁，镁可帮助调节动情激素的浓度，并促进其分泌。故建议尽量减少乳品的摄入。

❀ 温馨贴士 ❀

茶除了有一定的营养价值外，还有防治疾病的作用。但女性月经期间特殊的生理因素决定了忌饮浓茶。因为浓茶中咖啡碱含量较高，刺激神经和心血管，使人兴奋，基础代谢加快，容易产生痛经、经期延长和经血过多。同时，浓茶中的鞣酸在肠道中与食物中的铁强合，发生沉淀，使铁的吸收受到阻碍，容易引起缺铁性贫血。

12. 更年期饮食宜忌

由于更年期内分泌的改变,应着重从饮食上进行调理。首先要控制饮食,每餐不能过饱,可多吃些粗粮,不要吃煎炸油腻食物及白糖、点心、含糖零食,限制吃胆固醇高的食物,如动物的脑、鱼子、蛋黄、肥肉、动物内脏等,蛋白质食物可食用牛奶、瘦肉、鱼虾、豆制品。

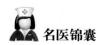 **名医锦囊**

(1) 更年期饮食调理原则

①不要盲目节食,应适当吃一些粗杂粮。步入更年期后,很多女性因担心发胖而控制饮食,但便意的形成需要肠道内的食物残渣达到一定的体积,膨胀后刺激肠壁,才会产生条件反射。吃得少,排便的次数也会减少,久而久之就会导致便秘。粗杂粮含有丰富的膳食纤维,能在肠道中保持水分,软化大便,促进肠蠕动。

②更年期女性由于内分泌的改变,可能会出现水肿、高血压,因此宜限制食盐的摄入量,每日食盐量在6克以下。同时高血压和动脉硬化患者若能多吃些含钾量较高的食物,将有利于降低血压,减少中风。含钾丰富的食物有豆类、蔬菜、水果。豆类中以黄豆含量最高;蔬菜中含钾最多的是菠菜、土豆、山药、莴苣等;水果中以橙子含钾量最高。

③饮食不宜太清淡。为了预防和控制血脂的升高,不少人过分追求饮食的清淡少油。时间一长,肠道中的残渣缺乏脂肪的润泽也会导致排便困难。因此,饮食上要注意低脂食品的摄入,适量补充一些对血脂影响小的、含单不饱和脂肪酸丰富的坚果类食品。烹调要用植物油,植物油中以葵花油、豆油、香油、玉米油、花生油等较好。

④多吃蔬菜水果,补充膳食纤维。蔬菜水果是膳食纤维的重要来源。

苹果、海带、南瓜、黑木耳等，是含有可溶性膳食纤维的食物，能较好维持肠道的生态平衡，促进益生菌的生长，也有良好的防治便秘的作用。

⑤少吃刺激性食物。尽量少喝酒、浓茶、咖啡等，少用胡椒粉、咖喱粉、辣椒粉等调味品。痉挛性便秘患者要减少粗糙的植物纤维素的刺激，少吃竹笋、韭菜、芹菜，多吃一些柔软的、温和的、少刺激的食物。

⑥多喝开水或蜂蜜水，养成定时排便的习惯。

(2) 更年期患者的饮食方

①杞枣汤：枸杞子、桑葚子、红枣各等份，水煎服，早晚各1次；或用淮山药30克，瘦肉100克炖汤喝，每日1次。适用于更年期头晕目眩、食欲不振、困倦乏力及面色苍白者。

②虾米粥：补脾益肾。适应经量较多，或崩中暴下，经血色淡或有块，腰膝酸软，形寒肢冷，便溏，纳呆腹胀等证。大虾米10个，小米100克，盐、味精、麻油、葱末适量。将虾米切成小丁，小米淘净，共煮粥，加调料即成。每日1次。

③地黄枣仁粥：补阴清热。适应五心烦热、面热汗出、耳鸣腰酸、烦闷易怒、口苦尿黄、多梦便干等证。酸枣仁30克，生地黄30克，粳米100克。酸枣仁加水研末，取汁100毫升。生地黄加水煎取100毫升药汁，去渣。将酸枣仁汁、生地黄汁与洗净的粳米同煮成稀粥，加白糖少许，调匀即可。

④鲜枸杞汁：鲜枸杞250克，洗净后用纱布包裹，榨取汁液。1次10~20毫升，每日2次。补肝益肾，适用月经紊乱、月经量或多或少、周期或先或后、头晕目眩、五心烦热、面潮红、腰酸软等证。

⑤甘麦饮：小麦30克，红枣10枚，甘草10克，水煎。每日早晚各服1次。适用于绝经前后伴有潮热出汗、烦躁易怒、心悸忧郁、面色无华者。

⑥莲子百合粥：莲子、百合、粳米各30克同煮粥，每日早晚各服1次。

适用于绝经前后伴有心悸不寐、怔忡健忘、肢体乏力、皮肤粗糙者。

⑦枸杞肉丝冬笋：枸杞、冬笋各30克，瘦猪肉100克，猪油、食盐、味精、酱油、淀粉各适量。炒锅放入猪油烧热，投入肉丝和枸杞、笋丝炒至熟，放入其他作料即成。每日1次。适用于头目昏眩、心烦易怒、经血量多、面色晦暗、手足心热等证。

⑧附片鲤鱼汤：制附片15克，鲤鱼1尾（重约500克）。先用清水煎煮附片2小时，将鲤鱼收拾干净再将药汁煮鲤鱼，食时入姜末、葱花、盐、味精等。适用于更年期头目眩晕、腰酸耳鸣或下肢水肿、喜温恶寒、或白带清冷、小腹冷痛及面色无华等证者。

⑨益智仁粥：益智仁5克，糯米50克，精盐少许。先将益智仁研为细末，糯米煮粥，调入益智仁末，加精盐少许，稍煮即可。每日早晚餐温热食用。适用于女性更年期综合征，及老年人脾肾阳虚、腹中冷痛、面色晦暗、尿频、遗尿等。

❀ 温馨贴士 ❀

更年期女性要经常食用含高钙的食品，如乳类及乳制品、海产品、虾皮、海带、豆芽、豆制品、骨头汤、骨粉、芝麻酱，钙供给量每天应不少于1000毫克。同时多吃一些含铁、纤维素的食物，以弥补血液的流失和降低骨质疏松可能性。特别是纤维素，能刺激肠的蠕动，防止便秘，降低对胆固醇的吸收。

第三章

因"病"而异，随时锻炼不放松

——女性疾病的运动处方

女性之所以容易处于"亚健康"状态，主要是由于精神压力大、缺乏运动。健身运动处方，大多选用有氧运动项目为基本内容。注意锻炼时应以下肢锻炼为主，再兼上肢和躯干运动，尤其不可忽视腹部和颈部的运动。锻炼要循序渐进，切忌突然剧烈运动或突然加大运动强度。

1. 女性最适宜的运动强度

由于锻炼者的身体条件不尽相同，不可能预先准备好适应各种情况的处方，即使可能，而个人的身体或客观条件也在经常变化。所以，运动处方的制定，必须针对每一个人的具体情况，因人而异。

 名医锦囊

- -

(1) 运动不当引发五种女性病

①外阴创伤：活动中不慎，如外阴部与自行车的坐垫、前叉或其他硬物相撞，容易发生外阴部血肿，严重者伤及尿道和阴道，甚至盆腔。外阴部大阴唇皮下组织疏松，静脉丛丰富且表浅，受外力碰撞后很容易引起血管破裂出血，造成较大面积瘀血。

②月经异常：专家调查发现，从事较大运动量的少女，月经异常者占

相当大的比例，多表现为月经初潮延迟、周期不规则、继发性闭经等，且运动量愈大初潮年龄越晚。其原因主要是剧烈运动会抑制下丘脑功能，造成内分泌系统功能异常，影响体内性激素的正常水平，从而干扰了正常月经的形成和周期。

③卵巢囊肿蒂扭转：以往有卵巢囊肿的病史、剧烈活动、抓举重物、腹部挤压、碰撞等都可引起卵巢囊肿蒂扭转，出现突然的下腹部一侧剧痛，呈痉挛性或绞痛，伴有恶心呕吐。

④子宫内膜异位症：经期剧烈运动有可能使经血从子宫腔逆流入盆腔，随经血逆流的子宫内膜碎屑有可能种植在卵巢上，或盆腔内。患子宫内膜异位症后，患者常出现渐进性加剧的痛经，还常引起不孕。

⑤子宫脱垂：女性做超负荷运动，特别是举重等训练可使腹压增加，引起子宫暂时性下降，但不会出现子宫脱垂。若长期超负荷运动，就会发生子宫脱垂。有试验证实，子宫位置正常的女性负重20千克时，宫颈位置没有明显变化；负重40千克时，宫颈就有明显的向下移位。

(2) 女性最适宜的运动及强度

那么女性如何调整自己，如何通过体育健身运动，达到增强体质的目的？一般脑力劳动者的运动处方为：

①选择锻炼项目：女性应根据自身需要（目的、兴趣）及客观条件来选择合适的项目，如散步、慢跑、骑自行车、游泳、上下楼梯、广播操、健身操、太极拳、气功、小球类、郊外远足、登山、垂钓等以有氧运动为主的项目。

②进行准备活动：锻炼前的准备活动是必不可少的，一般做准备活动需10分钟左右，内容可包括静力性伸展和一些加强腹部、髋部及腿部力量的活动。

③适中的运动强度：按照科学锻炼要求，运动强度应达到锻炼者最

大心率的 70% ~ 85%，或最大摄氧量的 50% ~ 70% 最为合适。即脑力劳动者 30 ~ 39 岁运动时心率控制在 140 ~ 160 次 / 分；40 ~ 49 岁控制在 123 ~ 146 次 / 分；50 ~ 59 岁控制在 118 ~ 139 次 / 分。心率最低需达到 120 次 / 分左右，最高则不宜超过 160 次 / 分。

④注意整理活动：运动后的整理活动以放松肢体、消除肌肉紧张、调整呼吸、降低神经系统的兴奋性为主要内容。通常整理活动时间为 5 ~ 10 分钟。

⑤合理安排锻炼时间：每周应安排 3 ~ 5 次运动，1 次应在 20 ~ 45 分钟左右。

研究表明：一周锻炼 1 次时，运动效果不积蓄，肌肉酸痛和疲劳每次都发生，往往在 1 ~ 3 天都有不适感且易发生伤害事故。一周锻炼 2 次，疼痛和疲劳可能减轻，但运动的效果不会显著。一周锻炼 3 次，基本上是隔日运动，不仅不会产生疲劳，反而相应运动效果也会产生积蓄。如果每周的运动密度增加到 4 或 5 次，效果相应会更好。

从生理分析可以看出，5 分钟是全身耐力运动所需的最短时间，60 分钟对于坚持正常工作的人是最大限度的时间。库珀研究认为，心率达 150 次 / 分以上时，最少持续 5 分钟即可收到效果；如果心率在 150 次 / 分以下，那就需要持续 5 分钟以上才会有效果。

由此可见，5 分钟以内的运动对于改善和增强体质还是不充分的。因此，一般有氧运动需在 20 ~ 60 分钟范围内。

❀ 温馨贴士 ❀

锻炼时参与活动的肌肉越多，对心肺功能的锻炼效果越大。所以应以下肢锻炼为主，再兼上肢和躯干运动，尤其不可忽视腹部和颈部的运动。锻炼要循序渐进，切忌突然剧烈运动，突然加大运动强度。

2. 有效运动，乳房更坚挺

据统计，女性伏案工作或学习时，若忽略了乳房的保健，约有20%的人可有乳房闷胀刺痛、胸背组织酸涩等症状。按摩双乳十几分钟，能增进胸部肌肉的协调活动，使血管扩张，减少血流的瘀滞，加快静脉血液的回流。

 名医锦囊

（1）有氧健身操养出好身体

①为什么有氧健身操有益健康

有氧运动除了主要由氧气参与供能外，它还要求全身主要肌群参与，运动持续较长时间（一般大于12分钟），并且是有韵律的运动。有氧运动能锻炼心、肺，使心血管系统更有效、快速地把氧传输到身体的每一部位。

通过经常的有氧运动锻炼，人的心脏会更健康，每搏输出量就更大些，身体每部分的供氧就不需要很多的脉搏数。一个有氧运动素质好的人可以参加较长时间的高强度的有氧运动，身体恢复也快。

②做有氧健身操注意事项

◇刚开始时，应采取步伐走动的方式，以使身体和下肢有充分时间适应。开始不要做太长时间，以10分钟为宜。

◇在步伐走动之前，先做热身和适当的伸展运动，特别是下肢的适度伸展非常重要。天冷时，热身时间要长，并多穿些衣服。在步伐走动前后测一下自己每分钟脉搏数并记录下来供参考。长时间锻炼后，心肺耐力会增加，心率会降低，运动后心跳恢复正常较快。初学者以每周两三次，隔日为宜。然后可适当增加次数，直到自己感觉适量为止，绝对不要勉强。

◇健身操运动后，要及时更换汗湿的衣服，避免着凉，特别是在空调房内运动后应做些伸展运动再进行淋浴。经常做有氧健身操者，要留心自己的脚部，常修剪脚指甲。热天运动出汗较多，汗留在趾缝中容易让细菌滋生，所以应尽量保持脚部皮肤干燥。

◇做健身操时，应穿合身透汗的健身操服，不要赤脚穿普通皮鞋。健身鞋应有较厚的护垫，以减缓足部与地面撞击而造成的震荡。鞋身不宜太软，可采用半高筒式，以保护脚踝。

(2) 美乳保健操

平时工作学习时，应注意姿势，如果人斜靠或趴在桌上，使双乳处在挤压的支点上，受桌沿等硬物压迫近1.5小时，就可干扰乳腺内部的正常代谢，造成不良后果。正确姿势应该是：上身基本挺直，胸离开书桌10厘米，使胸背肌张力均衡。这对解除胸部疲劳，提高伏案工作效率，保护乳房的生理活性颇有益处。

活动上肢，适当做一些诸如扩胸、深呼吸和甩手、转腕等运动。可活络经脉，推动气血，可以增强乳房的韧性和弹性，乳房会变得结实、坚挺、饱满、秀美。下面介绍一套乳房保健操。

乳房保健操（本操是由重庆市的医学专家和舞蹈家自编的保健体操，是一套胸部运动的保健体操）共分为六节，由八个主要运动胸部的动作组成。

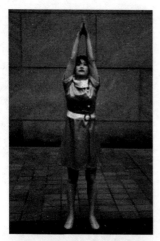

第一节：双手用力在胸前合十并向上，到头顶后两边打开，再由两边向胸部合拢，向左四拍后再回到胸前四拍，然后再向右四拍回到中间后放下。

97

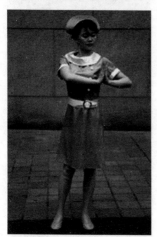

第二节：双手合十后向上到头顶打开，然后再在胸前合十，打开，四次。再双掌合并后用力在胸前左右移动，向上分开后，慢慢放下。

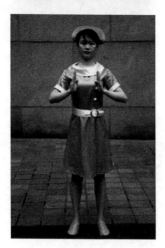

第三节：双掌分别放在胸部两侧，指头朝内，向前延伸至胸前合十再打开。重复做四次。

第四节：双手合十，抬起，打开，再双手向内合十，放在乳房中间，用力贴近中线。两拍一个节奏，重复四次。

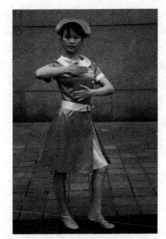

第五节：左手上右手下，在腹部和胸部上下做巡回的圆弧运动，在做动作的同时摆胯，双手不断交替。

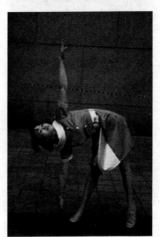

第六节：双手打开与肩平，由下至上一直到头顶，再从头顶之间靠肩伸出。

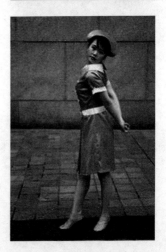

3. 瑜伽让你远离乳腺增生

由于水的多种特性，在水中做瑜伽，肌体可塑性最强，在较短的时间内可消除多余脂肪，健身塑体，并获得充分的体能锻炼，避免了长期运动对骨骼带来的损伤。如果能够长期坚持做水上瑜伽，不但可调节人体姿态，保持脊柱生理性弯曲，还能塑造人体优美的线条。

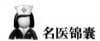

名医锦囊

（1）办公室瑜伽好处多

白领女性都希望自己能拥有健美的身材、充沛的精力和健康的身体，要实现这一愿望，修习瑜伽是个不错的选择。但是繁忙的生活使白领们找不到合适的时间和场地来修习瑜伽，于是办公室瑜伽应运而生。办公室瑜伽是由专业的办公室瑜伽指导师为都市白领量身定做的。

瑜伽修炼功法，简单实用，不受环境等各种制约和限制，可随时随地享受瑜伽带来的乐趣。

据专家分析，白领女性之所以容易处于亚健康状态，主要是精神压力大、缺乏运动造成的。办公室瑜伽指导师针对白领人群工作、生活压力大，颈、肩、脊椎长时间得不到休息的特点，并结合办公场地的限制推出的办公室瑜伽，是通过瑜伽体位法、呼吸法的练习，使白领们及时消除疲劳，迅速恢复体能精力，提高工作效率，并在不知不觉中改善身体状况。所以只要将一些简单的瑜伽动作纳入"工作课表"中，坐班族和电脑族常见的办公室综合征，即可不药而愈。

(2) 五式瑜伽调理肠胃

①脊柱转动式：

◇坐姿，两腿并拢向前伸直。

◇吸气，将一侧腿收回，脚掌放在另一侧膝盖外的地面上。手扶脚踝。保持脊柱自然伸展。

◇呼气，另一侧手轻放臀部后侧地面，指尖指向臀部略微推动，使脊柱向后拧转。眼睛尽量看向身体后侧，控制姿势，保持均匀呼吸。

这个姿势被印度瑜伽医学院特别推荐，可以缓解腰椎疲劳，挤压腹脏，可排除体内浊气、疝气，伸展腿部后侧肌群。

自检：反复做3次，停留姿势15秒。配合腹式呼吸。如果发现保持姿势时有腹部胀痛、胃肠痉挛等现象，并且伴有腹部肌肉群收缩无力、上腹部刺痛感，请做专业检查。

②前屈伸展式：

◇坐姿，脊柱自然伸展，两脚两腿并拢向前伸直，两手自然放在身体两侧或大腿上。

◇吸气，两臂向前伸直，两手并拢两肩向后收，拇指相扣，掌心向下。将你的两臂高举过头部，紧贴双耳。微微向后略仰，使整个脊柱向上延展。

◇呼气，由腹部开始向前向下贴近大腿上侧，两手抓住两脚脚趾，保持顺畅呼吸。注意力集中在腹部，感觉动作困难可弯曲双膝。

◇吸气，由后背开始，带起整个上身。呼气，回到起始坐势。放松，保持 10 ～ 20 秒的时间。

③侧腰伸展式：

◇莲花坐或简易莲花坐，脊柱保持自然挺展，双手合十胸前成起始式。

◇吸气，将合十的手掌高举过头，呼气，向两侧平展手臂。

◇再吸气，保持臀部不要离地，将一侧手臂高举，另一侧手臂弯曲轻扶地面。身体向扶地一侧手臂方向弯曲。眼睛看向手掌根或通过大臂看向天花板方向。

④三角式：

◇两脚打开两倍于肩宽。手臂平举成大字状。

◇吸气，将右侧脚趾向外侧打开 180 度，左侧脚踝向同方向转动 45 度距离。眼睛看向右手指尖。

◇呼气，同时身体弯曲，同侧手指尽量扶向你能扶到的任何部位（小腿或脚踝）。眼睛看向高举的一侧手指。

⑤坐姿平衡伸展式：

◇坐姿，两腿并拢向身体方向收回，两手抓两脚脚踝。

◇吸气，以尾骨做支撑，两手抓脚踝将两腿抬离地面，呼气试着将膝盖蹬展，保持身体平衡，均匀呼吸。

◇再吸气，左手抓住右脚踝或小腿外侧。另一侧腿保持膝盖蹬直并始终抬离地面。

◇呼气,右手带动右臂平举,使整个脊柱向后拧转。眼睛平视右手手臂。保持身体平衡，均匀呼吸。

注意：这个姿势在完成的时候因为刺激的部位在腰腹，所以背部尽量保持挺展，膝盖可以弯曲。

4．自我按摩预防乳腺疾病

　　乳房按摩是在女性乳房部位进行自我推拿，以催乳、通乳和防治乳腺炎的一种方法。从妊娠第 5 个月起，乳腺组织迅速增生，按摩乳房可以增强产后的泌乳功能，有效地防止产后乳汁排出不畅、淤积及奶疖的发生。由于针对性不同，乳房按摩也需要在不同时期采用不同的手法。

 名医锦囊

（1）自我按摩防治乳腺炎

①产前乳房按摩法：从妊娠第 5 个月起，每晚入睡前用手掌在对侧乳房做顺时针方向按摩，从乳房基底部开始向乳头方向边揉摩边推进。

②产后乳房按摩法：可在白天每次哺乳前进行。

◇双手轻握乳房，用手指沿乳房四周顺时针方向旋摩，而后用手指轻轻捏起乳房向乳头方向拨松、剥离胸小肌筋膜和乳房基底膜。

◇双手握住乳房基底部向乳头方向提起，并左右上下摇动。

◇用左右手掌交叉均匀地揉按乳房。

◇用食指和拇指捏住乳头做牵拉，使乳头与乳颈部、乳轮有所分离。再用热毛巾擦拭乳头，去除乳腺管中的乳栓。

◇用手掌顺时针方向旋转按摩双侧乳房后，用大拇指和食指在乳晕四周挤压，可见淡黄色或无色透明稍带黏性的初乳溢出，即可开始哺乳。

(2) 早期乳腺炎乳房按摩法

①推抚法：患者取坐位或侧卧位，充分暴露胸部。先在患侧乳房上撒些滑石粉或涂上少许石蜡油，然后双手全掌由乳房四周沿乳腺管轻轻向乳头方向推抚50～100次。

②揉压法：以手掌上的小鱼际或大鱼际着力于患部，在红肿胀痛处施以轻揉手法，有硬块的地方反复揉压数次，直至肿块柔软为止。

③揉捏法：以右手五指着力，抓起患侧乳房部，施以揉捏手法，一抓一松，反复施术10～15次。左手轻轻将乳头揪动数次，以扩张乳头部的输乳管。

④振荡法：以右手小鱼际部着力，从乳房肿结处，沿乳根向乳头方向做高速振荡推赶，反复3～5遍。局部出现有微热感时，效果更佳。

⑤顺抹法：患者取坐位。一手托乳房，另一手以4指掌面先后从腋下、锁骨下、胸骨旁和肋缘上紧按乳房皮肤顺抹到乳晕部。顺抹法先轻后稍重，每一方向重复5～6次。顺抹时可见乳汁流溢。

⑥推拿法：患者取坐位。一手托乳房，另一手以五指螺纹面松松地抓住乳晕部，反复推进、提拿8～10次，逐渐推深、拉长，此时随乳汁可排出凝结的小米粒样的堵塞物，继而乳汁喷射而出。

⑦弹筋法：患者取坐位。弹两侧胸大肌腱和患侧乳房3～5次，每日1次。施术前患部及施术的双手要清洗消毒，手法宜轻快柔和，防止损伤皮肤。不宜在乳房硬结部位揉捏搓挤，以防止炎症扩散。乳房胀痛严重时，

可先在肿块部外缘向离乳头方向按抹数次后再顺抹，以利乳汁排出。炎症严重时，需配合使用清热解毒的消炎药物。

❀ **温馨贴士** ❀

产后 2～3 天内积极进行乳房按摩可使乳房、乳头内部组织疏松，使乳汁能顺利通过乳腺管汇集于乳突处，便于婴儿吸吮，防止因乳腺管不通畅而引起的乳汁瘀滞、乳房胀痛。做乳房按摩前，患部及双手要清洗消毒。手法宜轻缓柔和，用力适当，不损伤皮肤。不宜在乳房硬结部位上揉捏搓挤。

---

5. 给阴道炎的运动处方

健身运动处方，大多选用有氧运动项目为基本内容。有氧运动能有效地改善机体呼吸循环系统功能，促进心、肺、血液的适应性变化；有效地提高机体的摄氧和利用氧的能力，增进机体的防御机能和抵抗力，增强体质。故而可通过步行及爬楼梯等有氧健身运动来帮助女性增强自身防御机能和抵抗力，从而达到预防阴道炎的目的。

 名医锦囊

（1）步行健身运动处方

"走"为百练之祖，"走"是一种最简捷、最有效的锻炼身体、延年益寿的方法。常言说"饭后百步走，能活九十九"，可见人们对于行走的健身价值已经早有认识。

但是，以什么样的速度步行好呢？对于这个问题，很难一概而论，只要自己认为是适宜的速度就可以了。健身步行可根据自己的健康状况、体力和锻炼习惯自行掌握。为了提供参考，一般来讲，运动医学研究的结果认为：步行速度每分钟达133米（约7千米/小时，心率可达人体最大心率的70%），是最好的有氧运动，对健身效果最佳。

注意事项：

①正确的健身步行幅度比一般行走较大些，上体正直，两臂前后摆动，呼吸要自然，注意力要集中，速度和距离逐渐加快或加长。

②每次步行的持续时间至少应保持30分钟以上，零零碎碎地累积不足以引起对增强体质的刺激。

③对于40岁以上的人来说，锻炼可每日或隔日1次；最大速度应以每分钟100米为限（大约相当于急忙过十字路口的速度）。

④最好选择空气清新、环境幽雅的适宜场所。如在水泥路面行走，最好穿加厚胶底鞋，以防止对腿部关节的损伤和对头部的震荡。

⑤步行的时间最好选择在清晨、睡前或进餐半小时以后，饭后马上进行运动行走是无益的。

（2）爬楼梯健身运动处方

爬楼梯是一项健身与日常生活相结合的运动，它动作简单，容易开展，且运动量便于调节。为此，备受生活在大都市高层建筑中人们的青睐，而成为现代都市流行的一种健身妙法。

据美国《时代周刊》报道：爬楼梯已成为美国近年来发展最快的健身运动，大约有400万人参加这项活动，自1988年以来至少增加了40%，其中既有精力充沛的年轻人，也有年迈体弱的中老年人。

各种调查证明，每爬一级楼梯大约能延长寿命5秒钟。35～80岁的人如果每天爬833级楼梯（约相当上下7层楼3次），那么他的寿命就可延长两年半，一个人如果坚持每天爬 5 层楼梯，即可使心脏病的发病率比乘电梯的人少 25%。

爬楼梯的形式多种多样，一般健身主要采用走（爬）、跑、多级跨越和跳等形式，锻炼者可根据自己身体的健康状况和环境条件，选择个人适宜的锻炼方式。

下面介绍一些爬楼梯运动注意事项，供锻炼者参考。

①爬楼梯是一项比较剧烈的有氧锻炼形式，锻炼者须具备良好的健康状况，并严格遵循循序渐进的原则。

②爬楼梯的速度与持续时间构成运动强度。即速度 × 时间 = 运动强度。初始锻炼者，宜从慢速度长持续时间开始，随着锻炼水平的提高，可以逐步加快速度或延长持续时间，当自己的体力能在 1 分钟内登完 5 ~ 6 个梯段或能持续 10 分钟以上时，即可逐步过渡到跑楼梯。

③锻炼中始终应以适中强度进行，以不感到非常紧张和吃力为度。

④爬楼梯锻炼应与步行、慢跑等健身锻炼相结合，不要以此取代其他锻炼。

❀ 温馨贴士 ❀

健身锻炼中不宜大量饮水，因运动时消化系统处于缺血状态，水分不易吸收，大量饮水使胃部膨胀，影响正常呼吸，即使吸收也会反射性地引起汗液分泌加强，使体内盐分丧失过多，导致四肢无力、抽筋等现象。若运动中出汗较多，口干舌燥，可采用少量多次的饮水方式。

6. 慢性炎症可试试"慢功"

现代健身中慢跑风靡世界，被人们誉为有益健康、祛病延年的"有氧代谢运动之王"。慢跑，对于保持成年人良好的心脏功能，防止肺组织弹性衰退，预防肌肉萎缩，防治冠心病、高血压、动脉硬化等，都具有积极的作用。因此，女性可尝试以慢跑这种健身运动方式，增强自身抵抗力，预防慢性炎症。

 名医锦囊

(1) 慢跑健身运动处方

慢性运动是有氧运动，具有强度低、有节奏、不易中断的特点，有利于减少皮下脂肪数目，缩小皮下脂肪的体积，有利于消化和循环。

有关专家研究认为，缺乏运动是造成情绪消沉的原因之一，而跑步是有氧运动，除了活动肌肉外，还有加强心、肺和循环系统的功能。同时，跑步分散了注意力，原本因沮丧引起的不适也就被忽略了。研究还表明，沮丧的原因是脑神经元中缺乏副肾髓质以外组织分泌出的激素。跑步时，该激素增加，所以能消除人的沮丧心理。

传统的看法是，空气清新的早上最适宜锻炼，但新近研究结果表明，锻炼的最佳时机却是黄昏。在晚餐前慢跑能消除一天的压力,还能调节食欲，增加睡眠。其实，只要你有时间，一天中任何时候跑步都能起到较好的作用。

医学权威认为，慢跑是锻炼心脏和全身的好方法。慢跑通常以隔日进行为宜。在硬地面慢跑每千米两脚击地 900～1200 次，因此有的医学家认为，慢跑会引起足弓下陷、汗疹、跟腱劳损、脚肿挫伤以及膝部后背病痛。所以慢跑前要做好准备动作，慢跑时要穿合适的鞋和宽松的衣服，跑法要正确，而且需要一般良好健康状况和明确目的。

(2) 慢跑的节奏

慢跑时，全身肌肉要放松，呼吸要深长，缓慢而有节奏，可两步一呼、两步一吸，亦可三步一呼、三步一吸，宜用腹部深呼吸，吸气时鼓腹，呼气时收腹。慢跑时步伐要轻快，双臂自然摆动。慢跑的运动量以每天跑20～30分钟为宜，但必须长期坚持方能奏效。慢跑运动可分为原地跑、自由跑和定量跑等。原地跑即原地不动地进行慢跑，开始1次可跑50～100步，循序渐进，逐渐增多，持续4～6个月之后，1次可增加至500～800步。高抬腿跑可加大运动强度。自由跑是根据自己的情况随时改变跑的速度，不限距离和时间。定量跑有时间和距离限制，即在一定时间内跑完一定的距离，从少到多，逐步增加。

成年人跑的速度不宜太快，不能快跑或冲刺，要保持均匀的速度，以主观上不觉得难受，不喘粗气，不面红耳赤，能边跑边说话的轻松气氛为宜。客观上以慢跑时每分钟心率不超过180减去年龄数为度。

(3) 慢跑健身注意事项

①一般来讲，年龄较轻，体质较好者，宜选择强度较大，持续时间较短的方案；中老年人及体质较差者，宜选择强度较小而持续时间较长的方案。

②初始锻炼者先从步行开始练习，待基础体力提高之后再慢跑，过渡期间可用走跑交替的方法练习，以使机体能力与运动能力相适应。

③慢跑的场所最好选择土路和较为僻静的地方，如果在城市的马路上进行，一定要注意安全。时间以清晨为好。

④如果在慢跑中出现腹痛，多由呼吸不当引起，这时需要立即减慢跑速，加深呼吸，如症状不能缓解，应停止运动，查明原因。在感冒发烧期间或患有某些不适于慢跑的疾病时，不应进行慢跑锻炼。

⑤慢跑锻炼可根据个人对运动量的自我感觉，以不造成过度疲劳为宜，采用每日或隔日的锻炼形式。

7. 平时多运动，"动"掉盆腔炎

　　人体内的细胞要靠血液运行来完成其新陈代谢功能，而久坐易引起肌肉酸痛、僵硬、萎缩甚至丧失力量。久坐者，血液循环减慢，使身体内静脉回流受阻，血液瘀积后，致使静脉曲张，并可能患痔疮，出现便血等现象，长此以往则会导致贫血。对女性来说，久坐还会因盆腔静脉回流受阻，诱发或加重盆腔炎等女性病。

 名医锦囊

经常运动的女性少得病

　　医学专家研究指出：如果你长时间久坐而少活动，久而久之就会出现一些弊病。已婚女性如能经常运动和跳舞、练瑜伽，尤其是常做塑造女性体形的骨盆运动，便可收到促进体形健美的效果。

　　从生理解剖学来看，女性骨盆最下方的阴道、尿道和肛门承受着相当压力，因此都有较强的括约肌，这些肌肉都和骨盆紧密相连。女性经过一段时间的骨盆运动锻炼，可有效地提高性功能，也使臀胯丰满、腰部纤细柔韧起来，展现迷人的风韵。

倘若女性从青春期开始，经常做做健美韵律操，腰胯部经常摇晃呼啦圈，就可塑造健美的体形，并打下三围曲线魅力的基础。人体躯干运动一般是从脊柱开始，而呼啦圈在人的胯和腰间环绕摆动，正好是活动脊柱、强化骨盆，可起到消耗脂肪、减轻体重、健美身体的作用。

性生理专家指出，尤其经过生育或流产以后的女性，阴道经过扩张，弹性往往在短时间内减弱，这时如果不加强腰胯和骨盆运动锻炼，阴道就有可能松弛，蜂腰也会相应变粗，臀部赘肉增多，体形就很笨拙而难看了。一项调查研究证实，锻炼有素的女士，内盆肌肉张力更为协调，阴道弹性增强，蜂腰纤细。

除做健美操、摇呼啦圈和跳舞外，还可采用以下两种骨盆运动锻炼方式：

①立式锻炼：站立，两腿微叉、收缩臀部肌肉，形成大腿部靠拢，膝部外转；然后收缩括约肌，使阴道和肛门括约肌舒缩，在塑造体形美的同时，可促使夫妻性生活美满。

②卧式锻炼：仰卧，臀部放床缘，双腿挺直伸出悬空，两手把住床沿，然后，双腿合拢慢慢向上举并向上身靠拢，当双腿举到身躯上方时，双手扶住双腿，使之靠向腹部，最后慢慢放下腿，恢复原来姿势。如此反复做6次即可。

8．办公室妙招，解除女性烦恼

办公室内的职员，经常久坐工作，缺乏运动，最大危害是颈背部肌肉紧张，用眼过度造成视力受损，身体灵活性及肌肉质量越来越差。久坐也可致女性盆腔静脉回流障碍，容易引起盆腔瘀血综合征，从而导致腹痛、腰酸等不适。下面主要介绍科学的坐姿、坐姿下的健身方法以及原地简易健身方法。

 名医锦囊

---

(1) 办公室轻松健身方法

①坐姿:

◇保持自然的脊柱弯曲度。调整椅子靠背,使之稳稳地支撑住腰部脊柱。

◇耳朵、肩膀和臀部保持在同一条直线上。

◇不时地改变坐姿。

◇手指像弹钢琴那样适度弯曲。

②不动声色做运动:在不适合做伸胳膊踢腿活动的时候可以采取下面的方法,坐在座位上不动声色地锻炼:

◇提肛运动。一提一松,反复进行,做50次左右,可预防痔疮、便秘等疾病。

◇揉腹运动。不干活的手放在肚脐上顺时针揉腹36周,对防止便秘、消化不良等有较好效果。

◇颈部运动。先抬头尽量后仰,再把下颌俯至胸前,使颈背肌肉拉紧和放松,并向左右两旁侧倾10～15次,再将腰背贴靠椅背,两手在颈后抱拢片刻,这种方法能收到提神的效果。

◇每隔半小时,远望窗外1分钟,然后眼球左顾右盼,头不动,使劲眨几下双眼,这对视力很有好处。

◇口部运动。左手捂住嘴,将嘴巴最大限度地一张一合,进行有节奏的运动,持续50次,可加速血液循环,并使头脑清醒,对美容也有不错的效果。

◇梳头运动。用手指代替梳子,从前额的发际处向后梳到颈部,反复10～20次,可健脑提神,并可降低血压。

◇震耳运动。一只手压住同侧耳朵，使耳郭盖住耳孔，用示指（食指）压在中指上，然后轻轻用力，使示指从中指上面滑落，轻轻弹击在耳郭上，自己可听到咚咚声响，1次弹10～20下，然后换另一侧。这种方法有解除疲劳，防头晕、强听力、治耳鸣的作用。

◇双肘放在桌子上，双脚并紧抬离地面1厘米，坚持20秒，然后放下双脚，休息10秒钟，重复10～20次。这种方法可以锻炼腹肌，减少腹部的脂肪堆积。

◇把手伸到桌子下面，手指使劲伸开，然后快速攥成拳头，反复50次，然后手腕转动数周。手是日常健脑的最好活动部位，常做些手部运动，可以预防脑部衰老，减少痴呆症、脑梗死和中风的发病率。

（2）原地健身操

①展胸运动：坐姿，两腿并拢脚尖着地，上体挺直，同时两臂侧平举向体后振动，幅度逐渐加大，做16次。

②肩部运动：坐姿，两臂上举，两手交叉握，掌心向上向后上方振臂，幅度由小到大，做16次，同时向前、后方向绕环8次。

③转体运动：坐姿，两手扶后脑，肘关节外展。上体向左转90°，还原，向右转90°，还原，反复8次。

④上肢运动：坐姿，两手用力支撑，使臀部离椅子3～5秒，还原，做8次。

⑤小腿运动：坐姿，左腿向前伸直、绷脚背、勾脚尖，各做8次，换右腿。

⑥压腿运动：站在椅子后面，距离1米左右，右腿伸直，置于椅子背上，左腿直立，手扶小腿，上体向前下压8次，向左转体90°，两手叉腰，并且上体右侧屈8次。然后换左腿。

⑦踢腿运动：站在椅子后面，距离约0.5米，两手扶椅，右腿直立，上

体向前下倾，左腿直膝向后上方用力踢，做 8 次，换右腿。也可侧向椅子背，上体正直，内侧手扶椅背，外侧手臂侧举，内侧脚站立，外侧腿直膝向前踢 8 次，侧踢 8 次。

⑧腹部运动：坐姿，两腿并拢前伸，两腿屈膝，大腿上抬，尽量靠胸，还原，做 16 次。

⑨全身运动：站在椅子前，距离约 1 米，两手支撑在椅子上，两腿并拢后伸，前脚掌着地成俯撑姿势，直体控制 30 ～ 60 秒，换仰撑，相反姿势，时间相同。

上述健身方法虽然会占用一些工作时间，但可以大大提高工作效率，收到事半功倍的效果。

❀ 温馨贴士 ❀

在使用公用健身器材后要马上洗手，不要不洗手就直接吃东西、吸烟、用手揉眼睛。这些不良习惯会传染疾病。在接触公用健身器材前后应使用洗手液和消毒纸巾，以避免疾病的流行。

9. 两种健身处方，远离女性病困扰

游泳是充分利用自然条件锻炼身体的有效办法。无论男女老少、体质强弱，甚至某些慢性病患者均可参加，并从中得到锻炼和治疗。跳绳能促进血液循环，保护心脏，提高肺活量。跳绳还有减肥的功效，据研究，肥胖的人在饭前跳绳可以降低食欲。

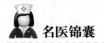
（1）游泳健身运动处方

①适宜水中运动强度的心率：

游泳是一项很好的全身运动，也是人类生活中的一种实用本领。它集日光浴、空气浴和水浴为一体，是充分利用自然条件锻炼身体的有效办法。但是，由于游泳运动是在水的特殊环境中进行的，因此，人体入水后要受到水的浮力、阻力与推进力以及人的体位的影响。那么，关于陆上的运动处方，在水中是否还能使用呢？对此，有关专家对游泳中的最大心率与慢跑做了比较研究，以探讨健身游泳运动中的适当运动强度。结果发现，游泳时最大心率比慢跑低11次/分。也就是说，一个人在慢跑时最大强度可达心率151～186次/分时，在水中可达144～176次/分，平均低7～10次/分。因此，陆上的运动处方应用于水中时，其水中适宜运动强度心率，应比慢跑少10次/分左右。

②注意事项：

◇游泳时，必须注意安全第一，克服麻痹思想。凡患有传染性疾病或有开放性伤口时，都不宜参加游泳，女性月经期也不应游泳。

◇饭后、酒后或剧烈运动后大汗淋漓时，不宜立即下水游泳。

◇游泳前应做好充分准备活动，包括徒手操、模仿练习和拉长肌肉韧带的练习等。

◇激烈游泳后，应在水中放松，调整好呼吸以后再出水。但如果在游泳时出现头晕、恶心、冷战或抽筋不止等异常情况时，应及时出水。

◇游泳结束后，最好能及时淋浴或擦干身体，并注意穿衣保暖。

◇在天然浴场游泳时，最好结伴同行，并注意选择水质清洁的地方，要注意水的深度、流速。不要在有污泥、乱礁、树桩、激流、漩涡、杂草丛生、污染严重和船只来往频繁的水域游泳。

（2）跳绳健身，优点众多

国外一些健身运动专家近年来格外推崇跳绳运动，因为它具备众多优点：

①简单易行：跳绳花样繁多，可简可繁，随时可做，一学就会，特别适宜在气温较低的季节作为健身运动，而且对女性尤为适宜。从运动量来说，持续跳绳 10 分钟，与慢跑 30 分钟或跳健身舞 20 分钟相差无几，可谓耗时少、耗能大的有氧运动。

②锻炼多种脏器：跳绳能增强人体心血管、呼吸和神经系统的功能。研究证实，跳绳可以预防诸如糖尿病、关节炎、肥胖症、骨质疏松症、高血压、肌肉萎缩、高血脂、失眠症、抑郁症、更年期综合征等多种病症。对哺乳期和绝经期女性来说，跳绳还兼有放松情绪的积极作用，因而也有利于女性的心理健康。

③健脑：跳绳时的全身运动及手握绳对拇指穴位的刺激，可以增强脑细胞的活力，提高思维和想象力，因此跳绳也是健脑的最佳选择。

虽然跳绳是个不错的健身方法，但不小心很容易受伤，所以要注意以下事项：

①跳绳者应穿质地软、重量轻的高帮鞋，避免脚踝受伤。

②绳子应软硬、粗细适中。初学者通常宜用硬绳，熟练后可改为软绳。

③选择软硬适中的草坪、木质地板和泥土地的场地较好，切莫在硬性水泥地上跳绳，以免损伤关节，并易引起头昏。

④跳绳时需放松肌肉和关节，脚尖和脚跟需用力协调，防止扭伤。

⑤胖人和中年女性宜采用双脚同时起落的跳法。同时，上跃也不要太高，以免关节因过于负重而受伤。

⑥跳绳前先让足部、腿部、腕部、踝部做些准备活动，跳绳后则可做些放松活动。

10．按摩，让痛经不再痛

　　痛经较严重的女子每次来月经，精神都极度恐惧，甚至紧张焦虑。加上月月遭受痛经折磨，则会引起心烦易怒，心慌气短，失眠多梦等，并易引起其他疾病，影响健康。其实，用按摩的方法治疗痛经往往比药物效果好，而且无副作用。自我按摩对痛经有一定的辅助治疗作用。

 名医锦囊

（1）痛经的按摩治疗方法

　　痛经的发生有多方面的因素，主要有器质因素、内分泌因素和精神因素。痛经轻者一般用热水袋热敷一会儿可缓解。重者腹痛如刀绞，冷汗淋漓，甚至发生昏厥。对待痛经，临时用去痛片只能解一时之急，但不治本。其实，用按摩的方法治疗痛经往往比药物效果好，而且无副作用。先是按摩背腰部，再按摩腹部，后按摩下肢。先涂擦活血药液（如药油、药酒），后再进行按摩。

①用手指或掌根揉按背腰部胸椎第11节至腰椎第2节，并揉按两侧的肌肉和相关的悬中、命门、夹脊、脾俞、胃俞、三焦俞、肾俞、志室等穴。

②用拳头轻捶背腰部压痛处。

③用手指揉按腹部疼痛的肌肉和神阙、气海、关元、天枢、外陵、大巨等穴。

④用手指捏按下肢的阴陵泉、血海、三阴交、太冲等穴。

一般按摩背腰部5分钟后腹部疼痛开始减轻。继续按摩背腰部和腹部20分钟，腹痛可消失。每天按摩1次，连续按摩3～5天。以往有痛经史者，可在月经到来前2天开始按摩。如要巩固疗效，可隔2～3天按摩1次，要达到理想的效果需要持之以恒。

(2) 自我按摩缓解月经不调

①治月经不调的自我按摩法：自我按摩对月经不调有一定的辅助治疗作用，可在月经前后几天睡觉和起床时各按摩1次。

◇预备式：平卧床上，双目微闭，呼吸调匀，左手掌重叠于右手背上，将右手掌心轻轻放在下腹部，静卧1～3分钟。

◇团摩下腹：左手掌心叠放在右手背上，将右手掌心放在下腹部，适当用力按顺时针、逆时针环形摩动1～3分钟，以皮肤发热为佳。

◇团摩脐周：左手掌心叠放在右手背上，将右手掌心放在肚脐下，适当用力按顺时针绕脐团摩腹部1～3分钟，至腹部发热为佳。

②恢复子宫位置的保健操法：

子宫位置不正影响经血排出，因此往往会发生月经前或行经期下腹作痛，且月经量过少，血色暗紫。临床上多予以活血行滞、通调月经的药物，疼痛就会减轻。倘若再指导患者配合适当的保健操或保健功活动，则对帮助子宫恢复位置是相当有益的。

保健操：

◇仰卧：每天坚持 2 ~ 3 次并腿仰卧，双膝稍屈起，做腹式呼吸 20 次。腹式呼吸是吸气时胸部不扩张、腹部隆起，呼气时胸部不收缩而腹部收缩凹陷。

◇直立：屈膝下蹲，再立起，重复 20 次，每天坚持 3 回。

◇直立：脚跟提起，再放下。脚跟提起如穿高跟鞋一样，脚跟放下时如穿平底鞋一样，每回做 20 次，每天坚持 3 回。

◇仰卧：左右两腿轮流提腿屈膝 20 次，屈膝时膝盖尽量接触到下颌，每天坚持 2 回。

以上活动较轻松简单，对于改善盆腔血液循环，增加腹肌力量，恢复子宫位置是有益的。

保健功：

双手搓热掌心后分别贴于后腰部，并上下按摩 50 次，摩至局部温热为止，随后掌心仍贴腰部 3 分钟。做时宜心静、体松、神注。动作柔和，意识要和动作一致，不宜过猛，呼吸自然，在意识导引下逐步将动作和呼吸配合协调。动作次数由少到多，根据个人体力而定，每天可做 3 回。

11. 性冷淡的运动、按摩疗法

运动能使性激素、氧气和营养物的供给量增加，有利于延长性爱持久力。

运动能使骨盆肌、阴道区域的全部肌肉收缩，充血量加大，血流速度加快，从而会引起阴道区隆起，血流量越大，触觉越敏感，提高性交的质量。

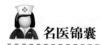

名医锦囊

(1) 锻炼性肌的方法

有些女性随着年龄增长，家务劳累，哺乳，感情转移到子女身上，性兴趣就会减弱；有的因性激素水平下降，影响了性欲；也有些女性体弱多病，全身乏力，性爱肌肉衰退而导致性冷淡。

首先需要查明原因。如果是激素水平降低，可适当补充雌激素或用中药治疗，有助于恢复性欲；如果是因生孩子后性高潮障碍（性冷感），就需要锻炼性肌，不仅能控制产后的应力性尿失禁，还可提高性兴奋能力，从而恢复性高潮反应。

锻炼性肌的方法很简单，在排尿时，甚至看电视、织毛衣时，屏气收缩尿道、直肠和阴道括约肌100～200次，然后放松，即可使性肌逐渐强壮起来。

锻炼PC肌（耻骨尾骨肌）的具体方法如下：

①排尿锻炼法：患者坐在便盆上，两腿分开排尿。中途有意识地收缩阴部肌肉，使尿流中断。此时感到在收缩的肌肉就是PC肌。（注意，不可以用并拢双腿或两腿交压的方式来中止尿流。）如此反复排尿、止尿、排尿、止尿，就像反复开关水龙头一样。有的人开始时止不住尿流，多做几次也能逐渐掌握。

②波浪式锻炼法：患者坐在椅上，由后向前缓慢地将PC肌收缩起来。在收缩状态下，从一数到十，然后由前到后逐渐放松。脑子里可想象海边的潮水，渐渐涨潮又渐渐退潮。反复练习，反复体验。慢动作容易使人不耐烦，中间可夹杂一些快动作，先迅速有力地收缩，然后快速放松外鼓，也就是不仅使肌肉放松，而且有意识地使肌肉略微朝外鼓起。这样连续有

力地收缩、外鼓、收缩、外鼓，快慢动作交替进行。PC肌严重松弛的患者，每天可坚持收缩100次以上。熟练后也可站着或躺着练习。

③配合腰腿锻炼法：患者仰卧床上，以头部与双脚为支点，抬高臀部，同时收缩PC肌；放下臀部，同时放松PC肌。这样可使腰腹腿臀肌和阴部肌肉同时都能得到锻炼。

排尿锻炼法是基础准备动作，掌握后就可直接进行波浪式锻炼法。熟练后平时在街上等公共汽车、在家看报或看电视时也可做，没有任何副作用。

(2) 解除性冷淡的按摩疗法

为了及时地解除性冷淡女性患者的这一痛苦，现介绍一套行之有效的按摩疗法：

①性敏感部位按摩：性敏感部位是指能够激起性欲与性兴奋的体表带或穴位。它包括性敏感带和敏感点。女子的性欲敏感带如耳朵、颈部、大腿内侧、腋下、乳房、乳头等部位最敏感，其敏感点有会阴、会阳、京门等穴。按摩性敏感带时，男方宜缓慢轻柔，使之有一种舒坦的感觉；按摩敏感点时，可用指头掌面按压，以柔济刚，达到激发起女方性欲的效果。总之以女方体验到一种快乐、舒适感为原则。每天按摩1次即可。（穴位图如下）

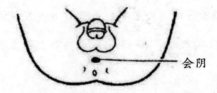

②腰部按摩：取直立位，两足分开与肩同宽，双手拇指紧按同侧肾俞穴，小幅度快速旋转腰部，并向左右弯腰，同时双手掌从上向下往返摩擦，约2～3分钟，以深部自感微热为度，每天2～3次。

③神阙按摩：仰卧位，两腿分开与肩同宽，双手掌按在神阙穴上，左

右各旋转 200 次，以深部自感微热为度，每天 2 ~ 3 次。（穴位图见下页图）

④导引体操：两腿伸直坐好，自然放开，两手放在身后着地支撑身体，向外开足尖，同时于吸气时反弯上体，即躯干、头部后仰；接着足尖扭入内侧，同时于呼气中向前弯曲，但双手不能离地。这样前屈、后仰 3 ~ 4 次。

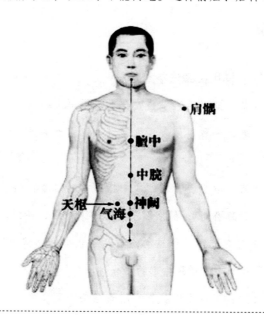

❀ 温馨贴士 ❀

性激素缺乏所致性欲低下的患者，可以在医生指导下用雌激素代替药物，也可以服用中成药右归胶囊、金匮肾气丸、参茸卫生丸等益肾壮阳药物。以上按摩疗法，可以交替进行，但不可操之过急，而应持之以恒，只要坚持 1 ~ 2 个月，就有治愈的可能。

12. 更年期女性应重视科学运动

科学健身，重在科学，贵在坚持，持之以恒，必将健康长寿，这是很多中老年人健身的经验总结，可谓至理名言。但中老年人要做到科学健身，应遵循以下两项原则：根据个人身体状况，选择适宜的健身项目；掌握适宜的运动强度，注意疲劳反应。

名医锦囊

（1）更年期怎样用按摩法益智健脑

当人们进入更年期以后，多数人会表现得思维较以前迟钝，记忆力也降低，这是脑衰老的一种具体表现，通过采取按摩的方法可以有效地益智健脑。

①按揉风池穴：取坐姿，用两手中指的指端附着在颈后的风池穴（位于项后枕骨下两侧凹陷处），然后逐渐用力向下按压，待穴位出现酸胀得气感时，再以手指向内进行环形揉动，直到酸胀得气感传至同侧前额眼区，再行气片刻，移指向下按揉颈后部约1分钟。

②挤按百会穴：用两手中指指面附着在头顶百会穴（位于头顶部正中线上，距前发际5寸；或两耳尖连线与头部正中线之交点处）两侧，指距约2厘米，然后两指对称挤按，待酸胀感（得气）扩展至头顶部，再行气约1分钟。

③按揉太阳穴：用两手拇指腹附着在头两侧太阳穴（位于眉梢与外眼角连线中点，向后约1寸凹陷处），然后用两拇指逐渐加压按揉，待酸胀得气感自穴区扩散至头两侧时，再行气约1分钟。

④屈指按头：两手五指指间关节屈曲，五指指端附着在与手同侧发际边缘，然后五指同时用力按压，按压时待酸胀得气感出现后再向后移，再按至头顶为1次。如此操作3～5次。

⑤摩面擦耳：两手如浴面状，掌面紧贴在同侧面部，做上下往返擦动，至面部出现热感为止，10～15次。然后两手掌面横置两耳，均匀用力向

后推擦，回手时将耳背带到向前推擦，往返交替10～15次，以两耳出现热感后为止。

健脑按摩可早晚各做1次，患病者有临床症状时用此法自我治疗，可得到缓解。平时按摩有利于脑的保健，延缓脑的衰退，增强记忆，提高智能。

（2）更年期不宜剧烈运动

更年期女性要做到科学健身，应遵循以下几项原则：

①根据个人身体状况，选择适宜的健身项目

更年期女性由于生理上的原因，身体各组织器官渐趋衰退，活动后恢复时间延长。因此健身时应选择适宜的锻炼项目。对更年期女性来说，应首选有氧运动。合适的有氧运动项目有：慢跑、快步走、游泳、舞蹈、登山、骑自行车以及某些球类项目。这些项目的特点是持续活动时间可长可短，强度可大可小，呼吸比较均匀，自己可根据当时身体状况灵活掌握；锻炼时还可以与同伴交谈，跑走交替，能够达到很好的健身效果。

②掌握适宜的运动强度，注意疲劳反应

没有身体的疲劳，就达不到锻炼效果。但疲劳过度，则会给身体带来不利影响。如何掌握适度呢？可以从表象来判断，如锻炼后身体感到中度劳累，但心情舒畅，精神愉快；无明显气喘、心跳过速难受的感觉；食欲有所增加，睡眠有所改善；活动后第二天早晨的血压、脉搏比较稳定，体重保持正常；肥胖者经过一段时间锻炼后，可以因脂肪消耗，体重有所下降。如此状态为适度锻炼。更年期女性锻炼后恢复时间延长，一般在24小时内得到恢复是正常现象，最长不应超过2～3天。

如果健身后出现头痛、头晕、无力、恶心、胸闷、气促、食欲下降、睡眠不佳；第二天早晨脉搏加快，血压升高，机能减退，疲劳感长期不能消退，体重明显下降，则应视为过度疲劳。

要客观评价适宜运动量，一般推荐给健康中老年人心率评定的方法，采用运动后170减年龄的公式。举例说一个60岁的人，锻炼后每分钟心率保持在110次（170减去60）左右是比较安全的。

总之，更年期女性的健身活动要持之以恒，量要适中，动作宜缓慢，防止过度疲劳。

❀ 温馨贴士 ❀

无论何种运动，必须使全身各部肌肉、骨关节等都能得到锻炼，但过度的运动，对健康是不利的，容易引起疲劳，甚至造成内脏或躯体的伤害。所以，在运动时应注意适量。人过中年，不宜参加带有竞赛性或突击性的紧张活动，也不适宜长时间进行过于单调的重复劳动。

扫码分享电子版

第四章

心胸豁达，保持良好的精神状态
——女性疾病的心理调适

女性病的致病因素很多，其中情绪因素对于疾病的预防、治疗与康复也很重要。女性平时要保持心情开朗，不要生闷气，不要过于着急和暴躁。若心理压力超出了承受限度，不仅会造成心理障碍甚至心理疾病，还会引发身体反应，如月经紊乱、乳腺增生等。女性易患精神疾病主要是由于女性特有的月经周期，周期中体内内分泌发生改变，引起一系列生理及心理的变化，从而导致程度不同的精神障碍。同时，心理因素对女性周期的影响也很大，因此对于女性病的预防既要注意情志调和，又要讲究心理卫生，将二者结合起来，才能收到良好的效果。开朗的性格有利于中枢神经的调节，有益于身心健康。女性应该了解自己的长处、短处及存在的问题，适时调控，必要时可求助于心理咨询和治疗。

1. 不良情绪滋生乳腺病

如今，乳腺疾病的发生在女性中越来越多，也越来越年轻化。其致病因素很多，随着女性社会地位的改变，工作生活的压力增大，心理因素已经成为影响女性乳腺发育、导致乳腺疾病的重要因素。因而，情绪调节对乳腺病预防、治疗及康复都极为重要。

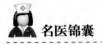

（1）不良情绪可诱发乳腺病

乳腺增生疾病是多种因素导致内分泌失调引起的乳腺组织增生后复旧不全。在临床诊疗中发现，愤怒、抑郁、紧张焦虑和对乳腺癌的恐惧等心理，是乳腺增生病患者最常伴随的心境，往往会诱发疾病、加重病情、影响疗效、延长病程、导致复发等。

造成乳腺增生的原因非常复杂，但有两个因素是大家都比较认同的。一个是内分泌紊乱，如果女性体内卵巢分泌的激素失调，就容易出现这种毛病。另外一个重要的因素就是精神因素。社会在不断进步，每个人的待遇、机会各不相同，人们很难保持心态的平和。而且，现代人的精神压力普遍很大，一些女性因而出现由精神因素引发的内分泌失调、自主神经功能紊乱，睡不好觉、脾气暴躁或情绪抑郁，这些都会对乳腺产生不良影响。还有，现在人们的饮食好了，有高血糖、高血压病的人也很多，这也容易使女性出现内分泌失调，雌激素、孕激素水平和腺体结构都出现一定程度的紊乱。

医生曾观察一组乳腺增生病例，发现有近半数的患者发病与情绪激动或抑郁有关。情绪与乳腺增生有什么关系呢？乳腺增生，究其原因，这其中有很多都是与不快乐的情绪有关，从而导致了内分泌失调；中医认为郁怒伤肝、肝气郁结，则乳房胀痛。当女性总是处于不良情绪影响之下，就会抑制卵巢排卵功能，雌激素增高导致乳腺增生。部分乳腺癌患者可能不得不因治疗而失去乳房，心灵也会遭受较大打击，出现情绪上波动，这种不良情绪又进一步加速了疾病恶化。

（2）如何改变不良情绪

尤其需要提醒白领女性注意的是，普查中白领女性集中的公司乳腺增生的发病率较高。因而白领女性需特别注意劳逸结合、情绪调节。

人们常说，"冲动是魔鬼"。日常生活中，许多人都会在情绪冲动时做出令自己后悔不已的事情来。因此，学会有效管理和调控自己的情绪，是一个人走向成熟的标志，也是保持良好人际关系，获取成功的一个重要条件。

《黄帝内经》中说，喜伤心，怒伤肝，忧伤肺，思伤脾，恐伤肾。可见，情绪反应是人们正常行为的一方面，但用情过度却会伤害身体。人有七情六欲，很少有人生来就能控制情绪，但在日常生活中，人们应该学着去适应。

在遇到较强烈的情绪刺激时，应采取缓兵之计，强迫自己冷静下来，迅速分析一下事情的前因后果，再采取行动，尽量别让自己陷入冲动鲁莽、简单轻率的被动局面。比如，当被别人讽刺、嘲笑时，如果立刻生气，反唇相讥，则很可能引起双方争执，伤了和气。但如果此时用沉默为武器以示抗议，或只用寥寥数语正面表达自己受到的伤害，对方反而会感到尴尬。

另外，平时最好多读一些有关中国传统文化的书籍，里面有很多指导人际交往和个人修养的方法。还可以进行一些有针对性的训练，培养自己的耐性，例如练习书法、绘画、绣花等。虽然气质或性格与生俱来，但并非不能改变。随着年龄的增长以及社会阅历、生活经验的增加，它会出现一定程度的变化。所以，"急性子""暴脾气"要注意努力加强个性修养，在日常生活中要从点滴小事做起，有意识地磨炼自己的耐性，用行为改变性格。

❀ 温馨贴士 ❀

乳腺增生在女性中发病率超过60%，大多数并不需要治疗，情绪放松可以缓解疼痛甚至使疾病自愈，但有部分可能出现恶变。另外，产后不要逃避哺乳，心情要一直保持开朗，不要生闷气，不过于着急和暴躁，因为精神因素也是乳腺疾病的一大诱因。所以一旦查出有乳腺病，情绪调节是第一位的，同时还应积极地去医院治疗。

2. 高招妙策帮你解怒保子宫

一些年龄在 25 ～ 40 岁之间的白领女性，常常由于焦虑而出现恶心、呕吐、焦躁、易怒、神经衰弱、精神疲惫等症状，女性还易并发月经失调、乳腺增生和痛经等女性病。这是由于这类人平素压力较大，不能正确地处理心理事件的发生。不仅影响工作和学习，而且由于患者敏感多疑，常常导致人际关系紧张，形成恶性循环。

 名医锦囊

（1）六种方法，帮你摆脱焦虑

现代社会中繁重的工作、快节奏的生活，让许多人感受到越来越重的心理压力，而心理压力又常常导致许多生理的不适。因此，女性朋友更应掌握些化解心理压力的方法。

①留出空白：给自己点空间，好好沉静一下，或者发呆，或者沉淀一下杂乱的思维。留出休息的时间，因为身心是需要定期保养的。

②增强自信：没有自信的人，对自己完成工作和应付事物的能力是持怀疑态度的，常夸大自己失败的可能性，从而增加忧虑、紧张和恐惧，应该相信自己。每增加一点自信，焦虑程度就会降低一点。

③切莫无端担忧：女人常常爱为很多事情操心，如自己的工作，丈夫的事业，夫妻感情，孩子的成长，父母的健康，这些事情时常占据着女人的大脑。为一些尚未发生的事情担心，又怎能不焦虑不已？

④展开想象：主动去想象一些宁静、放松的景象。这些景象可以是真有其地，在那里你觉得安全和松弛，也可以是你想象出来的宁静、安全和放松的景象。比如，你想象自己走在两旁都是树的山路上，可以把注意力

放在鸟儿歌唱上，阳光从树枝间照下来，松树的香味、浓绿的树林、阵阵的微风轻拂在你的脸上。这样做可以在短时间内使自己的精神得到放松，从而觉得安详、宁静与平和。

⑤分心有术：当你感到焦虑时，分散注意力会有所帮助。读书是最好的分散注意力的方法，在书的世界遨游时，一切忧愁悲伤便抛诸脑后，烟消云散。读书可以使一个人在潜移默化中变得心胸开阔，气量豁达，不惧压力。

⑥分出层次：如果你体验到高度的焦虑，把你所惧怕的事情分出不同层次，逐一面对是个好方法。这个层次是按照惧怕的强烈程度，由低到高排序的，把不太惧怕的事情写在下层，最怕的情景或事件排列在最上面。先成功地控制不太害怕的事情，最后再面对令人恐惧的事情。

（2）发泄怒气，维持健康的五种方式

①克制：就是用理智驾驭愤怒这匹"野马"。心理学家认为，理智可降低外界刺激在大脑中引起的兴奋程度，但需要有意识去锻炼，即加强修养才能做到。

②升华：升华是指将怒气转变成具有社会文化价值的行动，以此来消除紧张情绪。歌德青年时代曾因爱情破灭而愤怒，想自杀，但他终于制止了轻率的行为，把自己破灭的爱情作为素材，写出了震撼欧洲的名著《少年维特之烦恼》，在事业上获得巨大的成功。

③转移：怒气上涌时，要注意分散注意力，使愤怒的情绪得到缓解。可以有意识地转移话题或做点别的事情或离开现场。有的人生气时，拼命地干活或拼命地写作，就是一种转移、发泄的办法。巴甫洛夫条件反射学说认为，情绪反应属于神经系统的暂时联系，可以被新的暂时联系代替。发怒时如果另外建立一个或几个新的兴奋点，便可抵消或冲淡原来的优势中心。

④释放：心中有不平事，要采取合理的宣泄方法，要让它吐露出来，

要开诚布公地说出来。与人闹矛盾后，去找老朋友吐露一番，这些都是释放、宣泄怒气较好的方法。不得已时，即使大哭一场，心中的郁闷之气也可以得到及时的宣泄。

⑤宽恕：在日常待人处世要宽宏豁达，不计较小事，不苛求他人。在家庭生活中，与家人发生冲突时，要讲"情"，不要讲"理"，努力创造一个稳定而和谐的家庭气氛。

❀ 温馨贴士 ❀

逃避是焦虑的标志。当逃避某种困难的情景时，起初我们会体验到焦虑降低，但与期望相反的是，我们逃避困难情景的现象越多，以后在面对这些情景时，我们的焦虑就会越重。学会去面对和应付令人焦虑的情景，才能有效地消除焦虑。

3. 压力大易导致女性病

在充满竞争的当今社会里，每个人都会或多或少地遇到各种压力。个人在遇到压力时，明智的办法是采取比较积极的态度来面对。实在承受不了的时候，可以通过看看书、听听音乐等方式，让心情慢慢放松下来，再重新去面对，这时往往就会发现压力其实也没那么大。

 名医锦囊

(1) 压力易使女性患阴道炎

美国最新研究报告认为，心理压力有可能增加女性患细菌性阴道病的风险。在每次骨盆检查时，研究人员用知觉压力表计算这些女子前30天的心理压力情况，知觉压力表的范围为1~5分。结果发现，每增加1分压力，患细菌性阴道病的风险就高1.15倍。对此，研究人员认为，压力可能影响人体免疫系统，导致女性患阴道炎。

是什么决定了人的健康状况呢？从理论上说，如果人体处于平衡状态，人的健康状况通常良好，人体功能的重要指数比如心率、血压、血糖水平等，都处于理想范围之内。

可是，紧张性刺激能破坏这种"平衡"。我们的身体虽然对外伤等生理上的紧张性刺激非常敏感，反应也非常迅速，但对心理方面的紧张性刺激，如焦虑却无能为力，长期处于焦虑状态下很容易生病——心血管压力突然增强，结果造成高血压；体内储存的能量突然被调用，就容易患糖尿病；内分泌长期处于紊乱状态，就会引起肠胃失调、女性不排卵等诸多疾病。如果这些状况在很长时间内都不能得到改善，免疫系统最终会"举手投降"，人们的身体防线将彻底崩溃。这告诉人们，设法保持良好的心态，对阴道炎的预防、治疗及恢复有很大帮助。

(2) "婆婆妈妈"可减压

人体脏腑经络气血的活动，男女基本相同，但由于女性有可以生育子女的特点，在身体里有子宫，在生理上有月经、怀孕、产育和哺乳等，因此女性的脏腑经络气血的活动和男子又有所不同。引起女性病的原因虽与内科无大差异，但从其病理反应来看，则有其特殊之处。因为女子以血为本，而肝藏血主疏泄，故女性病多与肝之疏泄失常、情志不畅有关。

女性病患者应稳定情绪，怡养性情，并根据患者的性格和发病诱因进行心理治疗。一项调查表明，有12%的夫妻就是由于家庭冷战——摩擦处理不当，导致感情出现裂缝最终分手。其实，女人唠叨并不是严格意义上的"说"，而是倾诉。女人倾诉时，即使有事实出现，也是佐证，而不是主干。女人通过唠叨、倾诉来缓解自己的心理压力，聪明的丈夫面对妻子的喋喋不休应泰然处之，让她尽情地唠叨，待其怨气消除后再耐心地解释、劝说、开导或道歉。因为唠叨是女人的天性，是其心理自我调节的一种有效方式，有的还是其生理周期的一种正常反应。

心理学上的"宣泄效应"告诉我们，人一旦出现苦闷、烦躁、愤懑、痛苦等负性情绪，最好是能及时运用适当的方式进行排解、转移乃至消除。这种情绪的宣泄越及时、越酣畅、越彻底越好。此外，女性由于雌激素、孕激素随月经呈现周期性变化，情绪也会出现波动，一般在月经来潮之前会出现烦躁不安、精神萎靡、情绪紧张等症状，其间感情脆弱，易于冲动，稍遇刺激则易动怒。因此，女性如感到心理有压力，不妨采取"唠叨"这一特殊的健身方法。作为其亲友，应对此表示理解和接受，并积极创造条件，使其沉重的思想负担和精神压力得以缓解或消除。

(3) 学会倾诉

当遇到不平事的时候，大多数人都有发泄的渴望，想找人倾诉一番。人们将令人烦恼、怨恨、悲伤或愤怒的事情发泄出来，就会有一种如释重负的感觉。倾诉就是将自己的喜怒哀乐，尤其是怒和哀，毫无保留地倾吐给对方，是人们谋取心理平衡的一种需要，也是摆脱恶劣心境的必要手段。这是一种感情的排遣，也是一种心理调节术。人生在世，不如意事十有八九，难免产生苦闷和烦恼。这些苦闷和烦恼如果长期郁积在心头，就会成为沉重的精神负担，损害身心健康。

英国心理学家认为，积聚在心中的烦闷忧郁就像一种势能，如果不及时加以释放，就会像定时炸弹一样，一旦触发即可酿成大难。若及时加以发泄或倾诉，便可少生病，保健康。

倾诉的对象很多，既可以是足以信赖的亲人，也可以是言无不尽的知己，还可以是素不相识的陌生人。对亲人和朋友倾诉，可以得到理解和同情；对陌生人倾诉，则完全是一种发泄和排遣。由于此前互不相识，以后也难得有交往的机会，也不怕其将自己的心思进行扩散，所以更可以尽情地、毫无顾忌地倾诉，以求得痛快和"出气"。

（4）心理减压六法

①转视法：那些脾气急躁、易生闷气的人，必须经常提醒自己，遇事要冷静，谈话应心平气和。若心情一时难以保持平静，应走开到别的地方去，换一换环境，或进行适当的劳动或体育活动，以缓解、释放内心的不痛快。

②回避法：当面临与家人或者上司意见不同时，请你别急于说服对方，因为说话的时机不好，可能达不到良好的效果。可以采用回避法，婉转地回应对方。

③安慰法：有时候，由于夫妻或男女朋友两人的生活背景不同，对人对事态度都大相径庭，可能在生活中发生许多争执，此时，双方如果能冷静下来，多想想对方的优点和自己的缺点，可以有效地减低感情上的压力。

④低调法：也就是适当降低自己的期望值，不要过于追求完美的人生。喜欢过紧张、竞争性强的生活的人，他们趋向于压抑自己的感受。这会导致免疫力的下降，容易患各种心身疾病。应该把身体健康放在生活的第一位，适当地降低期望值，在与家人的良好关系中，使自己的压力减轻，最终工作和人际关系都将得到改善。

⑤宣泄法：找一个自己绝对信任的人，把受到的不公正待遇，一股脑儿地告诉他，并且提前说好对方不必说话，只要认真地倾听就可以了。使用宣泄法，也可以找清静的地方，自己对着小河或者高山大声喊叫，尝试一下，你会有出乎意料的惊喜。

⑥补偿法：在家庭生活中的不如意可以促使人更加努力地工作，而事业上的不顺心也会让人更加注重自己的家庭生活，这就是人们自然而然地采用补偿法的例子。这种方法可以使人发现和利用周围强有力的社会支持，

从而帮助自己走出困境。同时,也可以有效地转移注意力,在最痛苦的时候,给自己一些安慰。

> **❀ 温馨贴士 ❀**
>
> 　　平时做一些业余的手工操作,如编织、绣花、木工、雕刻、书法等,可以使脑子有个休息的机会。练字、绘画,可使情绪稳定,精神完全进入一个宁静的境界。当心情不佳、紧张焦虑时,也可以外出旅游。改换一下环境,可使注意力转移,达到精神松弛的目的。

4. 心胸宜开不宜郁

　　心理压力如果超出了承受限度,不仅会造成心理障碍甚至心理疾病,还会引发生理反应,如内分泌失调、月经紊乱、乳腺增生,严重者可导致疲劳综合征。女性应该了解自己的长处、短处及存在的问题,适时调控,必要时可求助于心理咨询和治疗。

 名医锦囊

(1) 心理压力会造成心理疾病

　　随着社会的发展,生活节奏的加快,社会竞争越来越激烈,压力也越来越大,因此而出现越来越多的心理不平衡。工作好、收入高的职业女性,不少人日子过得并不开心。自卑、寂寞、怕老、追求完美,是职业女性常见的心理问题。此外,感情问题也不少:未婚者恐惧与异性接触、恐惧结婚;已婚者则存在夫妻性格及心理不合、性生活不协调、婚外情等问题。

当人内心矛盾冲突或情感危机难以解除时，容易导致体内内分泌功能失调，造成血压升高、心跳加快、消化液分泌不足等，还常有头晕、失眠多梦、倦怠乏力、心绪烦乱等症状。这些心理与生理异常相互影响，形成恶性循环，可诱发疾病。

其实，出现心理问题主要是因为不了解自己。

现代养生学认为，自然界博大无边，人的欲望无止境，如果以有限的生命，去追求无穷的物质利益，势必会劳身伤神、损害健康。因此，为了健康，我们要学会豁达。豁达不仅能保持健康，而且本身就是心理健康的标志。谁都希望自己的生命之树常青，谁都希望幸福和快乐在自己身边围绕。那么请别忘记其中的秘诀之一，那就是气量宏大、豁达、大度。

(2) 自嘲是心理防卫的一种方式

所谓自我解嘲，就是当自己的需求无法得到满足并产生不良情绪时，为了消除或减轻内心的苦闷和烦恼，有意丑化得不到的东西，编造一些"理由"，以此进行自我安慰，求得心理平衡，以防思想和行为出现偏差。实际上这是一种有效的心理防卫方式，可以帮助自己松动一下既定的可望而不可即的追求目标，使自己失望、不满的情绪得到平衡和缓解，把自己锻炼得更加成熟和坚强。

现实生活中的"不如意"之事，是一种无法改变的客观存在。与其固执己见，"钻牛角尖"，不如放松一下绷得过紧的神经。譬如，机关精简，人员分流，从工作岗位上下来，这也不必烦恼，你恰好可以以此为契机，重新设计自己，说不定能找到更能发挥自己特长的位置，重新扬起生活的风帆，如鱼得水地驶向理想的彼岸。

自我解嘲是人们心理防卫的一种方式，是生活的艺术，是一种自我安慰和自我帮助，也是面对人生挫折和逆境的一种积极、乐观的态度。

自我解嘲并非逆来顺受，不思进取，而是随遇而安，放弃过高的目标，重新设计自己，追求新的目标。一个人要做到自我解嘲，重要的是要有一颗平常心，不为名利所累，不为世俗所扰，不以物喜，不以己悲。这不是很容易就能做到的。只有树立了正确的人生观、价值观，对名利、地位、物质待遇等等采取超然物外的态度，才能心怀坦荡、乐观豁达，才谈得上自我解嘲，精神上才能轻松起来，才能活得潇洒自在、美好充实。

> ❀ **温馨贴士** ❀
>
> 　　心理上长期处于沮丧、懊悔、消沉、苦闷、忧伤的状态，不但影响工作情绪和生活质量，而且有损于身心健康。在这种情况下，如果面对现实，及时调整心态，就能化解矛盾，平衡心理，使自己从苦闷、烦恼、消沉的泥潭中解脱出来，迎来万紫千红的"艳阳天"。

5. 心情坦然，"生机"自现

　　职场受挫后，如果不能及时调整，而使心理失衡，不仅影响自己的工作、生活，还严重影响到人的健康，同时也给身边的人带来负面影响。精神养生的重要性在于，情绪乐观，遇事不急躁、不恼怒，可以使人健康长寿。急躁、好争辩、敌意强、情绪不稳，这种性格的人容易罹患各种疾病。

 名医锦囊

（1）患病后要及时调整

　　对待疾病，每个人都有不同的态度，有的人能坦然面对，有的人慌张恐惧，有的人悲观颓丧。我认为对待疾病明智的选择应该是："既来之，则安之。"既然疾病找上门来，推是推不掉的，与其在心理上排斥它，不如坦然地接受它，进而积极诊治，安心疗养。

事实证明，一个人对待疾病的态度如何，和心理是否健康有密切关系，心理素质差的人在遇到病魔袭击时往往是心生恐惧，继而是一蹶不振，怨天尤人，哀叹命运对自己不公平。有的人心理素质好，意志顽强，乐观向上，即使知道自己患了绝症也不会被击倒，而是积极配合医生治疗，坚决地与疾病做斗争，直到取得最后的胜利。

患上女性疾病后，如果不能及时调整，而使心理失衡，不仅影响自己的工作、生活，同时也会给身边的人以负面影响。白领生活节奏快，工作压力大，容易积攒一些负面情绪。如果成天唉声叹气、眉头紧锁，负面情绪极有可能传染给同事，让办公室的气氛变得沉重和压抑。负面情绪得不到释放，也会让人憋出"内伤"。如果自己心情不好，可做深呼吸，眺望远方，或喝冰水，做眼保健操等缓解情绪，尽量别在同事面前表现出消极、冷淡的态度。

女性病大都是慢性的，这就不能急躁，而应做好打持久战的思想准备。首先要有信心，要坚信能够治好，先从精神上战胜它，要学会不断地给自己积极的心理暗示，每天对自己说：这场与疾病的战争我一定要打赢，一定能打赢。那么你就肯定会有赢的希望。这种强有力的暗示有时会使患者出现起死回生的奇迹。

(2) 如何使自己的情绪状态良好

临床研究表明，良好的情绪是维持人正常生理机能的前提。美国有位哲学家就说过："生命的潮汐因快乐而升，因痛苦而降。"那么，女性疾病患者如何使自己的情绪保持在良好的状态呢？

①对一切不要抱过高的期望值，不存非分之想。要留一点心理空间，

这样，对结局也容易接受。有些人总想得到一切，不愿做出任何放弃，这种心理常会使人患得患失，同时也会放大这些困难，形成压力。关键是放弃无意义的固执。

②学会明智，要认识到世界上没有十全十美的人和事。事物总是相对的。苛求别人或过分要求自己，都是不理智的。"牢骚太盛防肠断，风物长宜放眼量。"把事情看开了，心胸就能开阔，情绪自然就能保持稳定。

③适当地赞美自己，不自卑、不自怜、不自责，以积极的态度称赞自己，这样会对你的行为产生积极的作用。在不利的环境面前，要学会疏泄自己的消极情绪。可找几个知心朋友，发泄一下内心的苦闷和不满，正当的宣泄，有利于心理沉淀的释放。

④主动参加一些户外的文体活动，从看电影、欣赏戏剧、阅读书籍中领略美景风光，感受生活的欢乐和美好，倾注自己的兴趣。

⑤让生活有规律，有秩序的生活会使你每天头脑清醒，心情舒畅。每天下班前整理好办公桌，定期清理电脑中的文件和电子邮件都是必要的。当人有一个完美的计划表，而且正在逐步实施时，就很少会产生累的感觉。

❀ 温馨贴士 ❀

不要对消极情绪无所谓，它可是会致命的。研究结果表明，消极的心理情绪如抑郁、焦虑和愤恨等，均会对心脏造成损害。为此，心脑血管专家提醒，人们应积极调节自己的情绪，特别是那些长期带有消极情绪的中年女性，更应学会调节情绪。

6. 大笑一次，消肿一天

开朗的性格有益于中枢神经的调节，有益于身心健康。生活中的事情千变万化、错综复杂，不能事事尽如人意，对非原则问题要多忍多让，多谅解。既能坚持原则又能进行必要的妥协，就能使自己的心理处于一种平和、稳定的状态，长此以往，就会使性格开朗、心胸宽广起来。

 名医锦囊

(1) 笑口常开是健康良药

俗语说："笑口常开是最佳良药。"有研究显示，开怀大笑是一种可以强身健体的灵丹妙药，而最近科学家又发现大笑有保持身材苗条的功效。据德国研究人员调查发现，大笑1分钟相当于进行45分钟的运动，可令人容光焕发。大笑时，身体有80组肌肉参与运动，肩膀耸动、胸膛摇摆、横膈膜震荡，更重要的是脑部会释放一种化学物质，令人感到心旷神怡。大笑过后，血压会回降，减少分泌令人紧张的内啡肽，免疫系统亦会增强，可见大笑是最佳的天然药物。

精神乐观何以能去病呢？近代养生家丁福禄的见解颇为精妙："欢笑能补脑髓，活筋络，舒血气，消食滞，胜于服食药耳……而益身体也。"他十分具体地指出了欢乐的情绪可以调节中枢神经，使经络通畅、血气舒展。乐观长寿是人所共知的常理。俗话说："笑一笑十年少，愁一愁白了头。"

一个人要想保持乐观，首先要从世界观的培养上下功夫，才能站得高，看得远，凡事从大处着眼，不因一时一事的挫折而烦恼。要有"心底无私天地宽"的情怀，才能保持乐观情绪，笑颜常驻，笑口常开。

(2) 白领女性的五种心理保健术

白领女性若想达到修德养性、养生保健之目的，首先就得从调整心态、保持心理健康做起。有以下五种心理保健术值得推荐。

①友善：研究发现，易生气和易妒忌的女性比性格沉稳冷静、信任他人的女性患病的可能性要高出4倍。这是因为，友善的心态能促进体内分泌有益的激素类、酶类和胆碱等，而这些物质能将身体调节到最佳状态，从而提高机体的免疫力。

②宽心：即通过营造宽松的工作与生活环境，使自己始终保持心情舒畅，以达到健康益寿之目的。为此，白领女性要有正确的价值观，有良好的心理素质，做到心胸豁达，淡泊名利，对周围的人宽宏大度。没有危机，少了是非，生活气氛必定会是和谐、宽松的。

③戒逸：好逸恶劳是一种不良的生活方式。随着生活的安定和富裕，人们吃讲营养，住讲舒适，安逸少动则常导致"逸病"的发生。民间谚语所说："坐了等瞌睡，睡了等病来。"而白领女性"逸病"的防治则在于勤勉、多劳。重要的是要克服意志消沉、不求上进的消极情绪。应根据自身条件，每日安排适当家务和体育锻炼，以促进健康。

④敬业：有关专家认为，敬业是白领女性心理健康的标志之一。在工作上具体表现为以下四个方面：乐于工作，并能从工作中获得满足感；能在工作中与他人建立和谐关系；乐观积极，愿意努力发掘其身心智潜能，对于无法救补的缺陷也能安然接受而不过于自卑；对工作中的问题，能用实效之法谋求解决。

⑤安详：在日常生活中，大多数女人不如男人胸襟开阔，且多愁善感、郁闷不舒、急躁易怒，用一句话来概括，就是缺少安详。这些虽是生活变化引起的情志异常，但若不加强自身修养，则将对白领女性的健康构成影响，甚至导致疾病的发生。因此，其养生的方法，主要是安定情绪，保持思想清净，不贪欲妄求，精神内守而不耗散。医学研究表明：在安详的情况下，

能使免疫功能增强，代谢旺盛，气血和畅，从而调整气血阴阳，最终达到"阴平阳秘，精神乃治"的目的。

❀ 温馨贴士 ❀

良好的情绪，离不开豁达、幽默这两种重要因素。豁达是一种处世哲学，是一种君子风度。幽默是排忧解愁的良方，是健康心态的体现。假若一个人成天郁郁寡欢、愁肠百结，是有弊无利的。忧愁和烦恼能使人的心境灰暗，久而久之必然破坏人的心理平衡，最终导致女性患神经官能症等疾病，阻碍人保持健康。

7. 心理因素可以影响月经

女性特有的精神疾病主要是由于女性在月经周期，体内出现内分泌改变，引起一系列生理、心理方面的剧烈变化，从而导致不同程度的精神障碍。心理因素对月经的影响很大，因此对于月经病的预防既要注意饮食起居，讲究生理卫生，也要情志调和，讲究心理卫生，两者结合起来，才能收到好的效果。

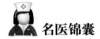
名医锦囊

(1) 心理因素对月经有重要影响

大家都知道，许多女性在月经周期中存在情绪波动，尤其是在月经前和月经期，情绪十分低落，抑郁或脾气急躁。主要表现为烦躁、焦虑、易怒、疲劳、头痛、乳房胀痛、腹胀、水肿等。

现代心理学与现代医学研究认为，不同的情绪状态对月经的影响是不同的。心情抑郁或沮丧常常使月经量减少甚至闭经，而情绪紧张可使月经量增多、月经提前。强烈的情绪刺激或持续的不良情绪刺激通过大脑皮层及下丘脑、垂体前叶、卵巢系统对月经产生影响。例如，患者行经前情绪焦虑，通过大脑皮层活动引起下丘脑与垂体活动的变化，使雌激素增高，孕激素减少，导致月经失调。有人在战争中观察到女性在轰炸后无月经的例子，并将取出的子宫内膜组织进行病理检查，发现在惊恐期中的子宫周期变化已经停止。

鉴于心理因素对月经的影响很大，因此对于月经病的预防既要注意饮食起居，讲究生理卫生，也要情志调和，讲究心理卫生，二者结合起来，才能收到较好的效果。

(2) 防止心理防卫过度

随着市场经济的发展，人与人之间的竞争越来越激烈，总有一些人败下阵来，再加上自身性格、家庭、社会等多重因素的影响，有些人就会产生怯懦和很强的自卑感，极易导致紧张不安、烦躁、焦虑或抑郁。为达到心理平衡，他们往往采用了过度的防卫手段，将对自身的不满投射到别人身上，从而形成工作、生活中的"心理防卫过度"。

心理学研究表明，凡是自我认识与本身的实际情况愈接近，所表现的自我防卫行为愈少，社会适应能力就愈强。对于过度防卫者，别人一两次可以接受，时间一长就会避而远之。而过度防卫者则认为是别人看不起他，为了减轻自己的痛苦而再一次伤害他人。不仅损害了自身的心理健康，也使人际关系陷入僵化，如此形成恶性循环。在人生的旅途上，并非都是铺满鲜花的坦途，若一蹶不振，情绪低沉，心情抑郁，精神反常，心理上防卫过度，长期处于沮丧、懊悔、消沉、苦闷、忧伤的状态，不但影响工作情绪和生活质量，而且有损身心健康，导致女性出现月经不调等疾病。

要防止心理防卫过度，应该注意以下几点：

①培养自我认识和自我接受能力，客观地评价他人，全面看待自己的优缺点，找出自身存在的不足，正确处理成功与失败的关系。

②根据自身环境和具体情况，不好高骛远，确立一个符合自身实际的目标，充分发挥自身优势，做一些自己满意的事，以求心理平衡。

③要注意建立良好的人际关系，同事之间应以诚相待，避免形成过强的嫉妒心理，多向有经验的人学习请教，努力克服自卑、怯懦的不良情感。

④自我解嘲，就是当自己的需求无法得到满足产生不良情绪时，为了消除或减轻内心的苦闷和烦恼，有意丑化得不到的东西，以此进行自我安慰，求得心理平衡，以防思想和行为出现偏差。这种心理防卫方式，可以帮助自己松动一下既定的可望而不可即的追求目标，使自己失望、不满的情绪得到平衡和缓解，把自己锻炼得更加成熟和坚强。

❀ 温馨贴士 ❀

女性病患者要保持情绪的相对稳定，防止大起大落。很多事情是客观存在的，关键是自己如何对待。要变换角度去看问题，增强自我调节意识。感到有不良情绪困扰时，要请心理医生或心理学工作者给予指导或疏导。

8. 良好情绪远离不孕症

良好稳定的情绪是防治不孕症的重要因素，情绪紧张、忧郁重重，将会直接影响不孕症的治疗效果。现代医学研究表明，通过各种方式的心理疗法，使不孕症患者情绪安定，心境平和，有益于不孕症的治疗，对改善不孕症患者的自觉症状，稳定和降低血压，均有良好的作用。

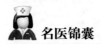 **名医锦囊**

（1）不孕症患者的心理特点

①易产生孤立感：对患者来说，不孕症永远是一个令人难堪的话题。被确诊患不孕症后，他们通常选择秘而不宣、避而不谈的策略，试图摆脱社会活动以减少人际交往，躲避引起他们痛苦的人和事，因此易产生孤立感。

②易有恐惧感：在经过一系列的治疗和失败后，患者感情上明显受到压抑，而在压抑的背后同时潜伏着强烈的恐惧感。怕去医院，怕见医生，怕检查，怕开始新一疗程的治疗，怕面对再一次的失败。

③处事易偏激：不孕患者表达感情的方式往往比较偏激，对自己病情的认识不够理性。没有人会想到自己会得不孕症，因此第一个感受便是意外，无法接受这个事实。于是他们采取否认的态度来进行自我防卫，自我欺骗，对别人的关心、帮助采取拒绝的态度，无法接受医生以及身边的人对他们病情的客观评价。

④容易抑郁：家庭及配偶的冷漠和指责，多次的检查，尝试性的治疗，多次治疗的失败使患者对自己的身体和命运也表现出不理智，这些患者常变得怨天尤人，抑郁失望，甚至开始否定自己的一切。

（2）放松也需要学习

不孕症患者要主动就诊，为自己创造更多的成功受孕机会，尽可能避免和减少因心理压力引起的应激性变化及内分泌紊乱，保持良好的心态。那么怎样才能在压力之下健康地生存呢？下面是专家的一些建议。

①定期运动：运动可以帮助"燃烧"体内因压力而产生的化学物质，

并能产生一种使人体感觉很舒服的化学物质安多芬（内啡肽），能够帮助缓解压力。慢跑、散步和打球等节奏重复的运动是最好的放松方式。

②放松训练：闭上眼睛做深呼吸，有节律地让全身的肌肉收缩、松弛。欣赏音乐或者想象愉快的东西能够让你的呼吸平稳、心跳放慢、新陈代谢趋缓。

③合理安排时间：合理安排时间就是指不论做什么事情，都能分清事情的轻重缓急，让自己可以更好地控制自己的生活。

④不蓄积压力：摆脱让自己产生压力的环境，也是消除压力的主要方式。及时发泄不良情绪，也可以考虑休个长假或者换个工作环境等，一旦心理放松，对于不孕症的治疗有很大促进作用。

145

⑤掌握避免压力的窍门：培养人际关系、平衡饮食、发展兴趣、凡事放轻松等，都是减轻压力的好方法。

（3）注意防范心理失调症

不孕症女性常常会出现心理问题，因不注意心理调节保健而导致各种身心疾病。因各种心理疾病影响上班者近年来呈较大幅度的上升趋势。因此，患有不孕症的女性朋友更需防范以下几种心理失调症：

①焦躁不安症：焦躁不安症的心病在于害怕面对变化，总害怕挫折降临自己身上。不孕症患者要从心理调节开始，从容应对。学会进行积极的自我调适，尽量松弛自己高度紧张的思维运作模式，对自己工作和生活有个正确的定位。

②睡眠紊乱症：医学研究表明，正常人体疲劳由体力、脑力过度付出引起，当全身肌肉处于高度紧张状态，身体就会产生大量代谢废物，如乳酸、疲劳毒素等。这些废物随着血液循环到达全身，甚至大脑，就会侵袭正常器官，如不及时消除，而是继续加强（疲倦后强撑），长此以往，容易引起病变，受损器官出现诸如胃溃疡、心力衰竭、循环功能不全等病况，

神经系统损害发生自主神经失调症、神经官能症等。不孕症患者长期处于高度压力和紧张状态之下，容易导致出现睡眠紊乱症。建议一旦出现此种情况，应尽快停止各种应酬，调整饮食和睡眠，让心神安静下来。中午小憩一会儿，晚上争取早睡。一般说来，睡眠紊乱一两周后就可以恢复正常。

❀ 温馨贴士 ❀

对于并不是很适应清闲生活的人，节日长假后需要平缓过渡，充分利用最初上班还未紧张的时机，调节好心理。春节出游者应注意外出时的自我保护与调适，比如不要把旅游行程安排得过满，以免使自己过于紧张；注意及时休息，及时补充体能；易失眠者可以在睡前摄入牛奶等使人容易入睡的食品。

9. 经前期综合征应从"心"治疗

最新研究成果表明，令亿万女性情绪波动、喜怒无常的经前期综合征其实是一种心病。其病因是由社会或健康问题所引发的精神抑郁和烦躁，而与经期无关。但当这种异常情况发生在经期时，人们就顺理成章地称之为经前期综合征。

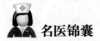

名医锦囊

(1) 及时宣泄有益健康

美国心理学家哈迪就100名女性的情绪变化情况做了对比研究。当对照组的孕妇或绝经女性被告知有行经紊乱症状时，她们也说患有经前期综合征，因此，经前期综合征常常是女性生活失意和工作不顺心的借口。

哈迪博士说："如果男人感到情绪波动，他们会说这是因为紧张或患病；而当女人感到不快或精神抑郁时，就说这是经前期综合征。这是一种没有任何科学根据的解释。"因此，心理学家认为，当务之急不是要不要承认经前期综合征的存在，而是要消除其神秘感，要让人们懂得女性精神卫生保健工作的重要性。

在大多数人看来，发脾气一般都是有伤大雅的事情。但是，最近美国科学家所公布的一项研究结果表明，当人感到气愤而想发脾气时，如果能够及时宣泄出来，会有利于自己的身体健康。美国科学家的研究结果表明，那些不愿意宣泄自己不满情绪或喜欢抑制愤怒的人容易缩短自己的寿命。研究结果还显示，那些长寿的研究对象基本上都属于"有脾气则发"的类型。

研究结果表明，生闷气一方面不利于心脏，另一方面也会影响免疫系统的正常工作，并引起大脑内激素发生变化。因此，与其闷在那里自己和自己生气，不如宣泄不满情绪更能有效地减少外界环境对人体产生的不利影响。

(2) 摆脱紧张有妙招

我们周围有许多人，由于生活中的不如意，心里郁闷或紧张不安，长时间不能解脱，最后造成各种心身疾病。人们心理上所处的这种危险状态被称为"紧张状态"，引起紧张状态的事件就是紧张因素。但有时无谓的精神过度紧张不但于事无补，反而容易使人在紧张中做出错误的决定。因此，应避免过度紧张，下面介绍几招帮你摆脱紧张。

①列出问题，各个击破：可以把等待解决的问题罗列出来，1、2、3、4……你一旦写出来，就会惊奇地发现，只要各个击破，这些所谓导致你紧张的问题，便可以逐一化解。

②想哭就哭：医学心理学家认为，哭能缓解压力。心理学家曾给一些成年人测量血压，结果87%的血压正常的人都说他们偶尔有过哭泣，而那些高血压患者却大多数说从不流泪。因此，让情感抒发出来要比压抑在心里有益得多。

③1次做1件事：在繁忙的情况下，最可靠的办法就是先做最迫切的事，把全部精力投入其中，1次只做1件事，把其余的事暂时搁到一边。

④为他人做些事情：如果你感到紧张、烦恼时，试一试为他人做些事情，你会发现，这种使人紧张、烦恼的情绪会转化为精力，让你有一种做好事的愉快感。

⑤给别人超过自己的机会：竞争是有感染性的，你给别人一些超过自己的机会，是不会妨碍你前进的，而且，你还会在别人的带动下不断地前进。

⑥使自己变得"有用"：很多人都有这样的感觉——认为自己被人看不起。实际上，这不过是自己的想象，是自己而不是别人看不起你，也许别人正渴望你有突出的表现。因此，主动出击，而不要等着别人向你提出要求。

⑦对自己说"我行"：做任何事不要怕失败，因为只有自信，才能抓住成功的机会。要善于挖掘自身的潜能，提高自己对周围环境的适应性和调节能力。克服自卑心理，因为生活中一个自我感觉强大的人，要比一个自我感觉渺小的人精神负担少得多。

❀ 温馨贴士 ❀

女性朋友遇事不要钻牛角尖，因为这样往往会更加愤怒而气上加气、不能自拔。在社会生活中必须正确地评价自己，永远保持一颗平常心，不要与自己过不去。在日常生活及职场中要培养自己宽容豁达的胸怀及与人为善的个性。这样可以化愤怒为力量，设法找出解决问题的办法。

10. 自我减负，安度更年期

更年期精神疾病除用药物治疗外，更重要的是给予精神治疗。通过向病人讲明疾病的性质，消除她们对疾病的疑虑，增强治疗信心，并正确对待和处理客观环境中的矛盾和困难，培养健全的人格，保持良好的情绪，这样，就可以避免出现一些精神症状。

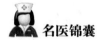 **名医锦囊**

（1）更年期不正常的心理状态

当女性进入更年期以后，往往产生悲观、忧郁、烦躁不安、失眠与神经质等表现。最常见的有以下几个方面的心理变化：

①焦虑心理：这是更年期常见的一种情绪反应，常常由于很小的刺激而引起大的情绪波动，爱生气和产生敌对情绪，精神分散难以集中。

②悲观心理：人到更年期之后常会有些症状出现，这些症状本身没有大的影响，但有些人却因此感到顾虑重重，甚至有一点不舒服就怀疑自己疾病非常严重，甚至情绪消沉，怕衰老，担心记忆力减退，思维凌乱或者喜欢灰色的回忆，即回忆生活中一些不愉快的事。

③个性及行为的改变：这些改变表现为多疑、自私、唠唠叨叨、遇事容易急躁甚至不近人情。无端的心烦意乱，有时又容易兴奋，有时伤感，也有时孤独、绝望，在单位和社会交往中人际关系往往不够协调。

以上这些变化并不是在每个更年期的女性身上全部表现出来，而是有轻有重、或多或少、或有或无。更年期的女性应充分认识这些心理变化的特点，做好自我调节。

(2) 推迟衰老，延年益寿的方式

上述更年期女性心理活动的特点提示，应避免不良情绪，不要放任其发展。要树立积极向上的生活态度，以顺利度过更年期，推迟衰老，达到延年益寿的目的。要做到这一点，应注意以下几个方面：

①合理安排日常活动：坚持锻炼不仅能增强体质，而且能保持身心健康，慢性疾病也会好转。对一些不良习惯，例如饮食无节制、吃过多的动物脂肪、过少的蔬菜水果、嗜烟酒、不注意清洁、与邻居不能和睦相处等都要下决心改正。一切活动都要根据每个人的具体情况，量力而行，建立规律生活。

②劳动是保持心理健康的源泉：劳动包括体力劳动和脑力劳动，坚持体力劳动可以防止肌肉、组织、关节发生"失用性萎缩"；同样，缺乏脑力劳动也会发生"失用性萎缩"，如思维迟钝，记忆力减退，精神萎靡不振。人脑有很强的可塑性，人到了更年期，只要有强烈的求知欲望，不断地学习和思考以锻炼脑力，不仅可以改善脑血流的运行状态，推迟脑细胞的萎缩，而且可以了解社会的各种变化，学习到最新知识，使自己心胸更加开阔。

③要使精神有所寄托：这是心理健康的重要因素之一。把精力寄托在事业和爱好上，有意识地充实生活内容，如著书立说、种花下棋、手工编织等等；即使退休后，也可以参加一些社会活动，积极地参与生活，使自己生活在整体的友爱之中。

④注意性格的陶冶：更年期女性容易焦虑、紧张，情绪波动，应注意保持心理平衡。给大家介绍一些行之有效的处世方法：对自己不苛求，对他人期望低；喜怒时要遏制，必要时要屈服；烦恼时要避开，找知己诉衷情；为别人做些事，管事情不要多；对他人持善意，抽时间多娱乐。学会感恩生活、感恩已得到的东西；学会赞扬他人、善待他人；多交朋友、培养个人爱好。如此生活状态，一定会有好的回报。

❀ 温馨贴士 ❀

　　如果在更年期出现了不良的情绪反应，首先要正确而客观地面对现实，不要惊慌不安，自怨自艾，而是要主动寻求解决问题的办法。对于症状较轻的女性，可以通过自我纠正、自我宽慰、自我调节来达到心理平衡。如果情况严重，要尽快找医生进行心理咨询，必要时可进行心理治疗。

第五章

未病先谋，两手准备益处多
——女性疾病的预防措施

调查数据表明，近六成女性是家庭成员健康的主要维护者，但她们对自身健康问题的关注程度排在老人、孩子和爱人之后，表现出对自身健康的忽略。医学研究发现，近年来，我国女性疾病发生了很大改变，乳腺增生、子宫内膜异位症、慢性盆腔炎、卵巢早衰等女性病发病率明显上升，并呈现年轻化趋势，这与工作压力大、精神紧张、生活没有规律而导致女性内分泌失调有关。

近年来我国女性中乳腺癌的发病率逐年上升，大约每10万人中就有20～30名患者，而且发病的年龄越来越年轻，30岁左右就开始出现，在40～49岁之间出现高峰，比西方国家的女性提前了10～15年，这种状况堪忧。

而且，亚健康状态的女性越来越多，这些女性出现了轻度的宫颈炎、阴道炎、盆腔炎，但由于忙于事业或碍于面子，往往被忽视。另外，如子宫肌瘤、卵巢囊肿这些女性病本身就没有明显的症状，不容易被发现，一些女性即使出现了轻微的阴道出血、炎症等也不及时到医院治疗，往往耽误了病情。

而一旦病情恶化，宫颈炎性糜烂严重就可能会发展成为宫颈癌。子宫肌瘤、卵巢囊肿以及阴道炎、盆腔炎、宫颈炎等各类妇科炎症也可能恶化。因此专家建议，女性每年1～2次的妇科检查是必不可少的。

1. 初产妇易患急性乳腺炎

初产妇在哺乳期很容易患急性乳腺炎，多发生在产后2～9周。由于初产妇的乳头皮肤抵抗力较弱，容易使乳汁淤积，细菌侵入并迅速繁殖而导致本病。如果治疗不当，会形成乳瘘和脓肿，甚至经久不愈。因此，初做母亲的年轻女性，要特别注意预防本病的发生。

 名医锦囊

(1) 预防急性乳腺炎的具体措施

预防急性乳腺炎，关键在于防止乳头损伤，避免乳汁淤积，保持乳房清洁。具体预防措施如下：

①在妊娠后期，要每天用温水擦洗乳房、乳头，或用75%的酒精每周擦洗1次，尤其是初产孕妇要养成习惯，以增加乳头皮肤的抵抗力。

②乳头有先天性畸形者，如乳头凹陷，在妊娠后就要设法纠正。可用吸乳器吸引，每日1～2次；或经常用手指轻轻将乳头向外牵拉，同时按摩乳头及乳晕部，促使乳头平滑肌的发育。

③乳汁的淤积是发病的重要因素，应积极预防。要定时哺乳，1次不宜超过20分钟，最好是5分钟倒换一个乳头，尽量让婴儿将两侧乳房的乳汁轮流吸净，以促进两侧乳汁分泌的均衡。如吸不净，可用吸奶器或手按摩挤出，使乳房尽量排空。但注意不要用力挤压或旋转按压，应顺着乳腺导管的方向，把淤积的乳汁逐步推出。按摩时，可用手轻轻提动乳头数次。按摩前先做局部热敷，效果会更好。为了预防乳汁过稠,发生凝乳阻塞乳管，乳母应多饮汤水饮食。

④喂奶时，应让婴儿含住乳头周围的部分乳晕，这样可减少吸吮对乳头皮肤的摩擦。

⑤如果乳头有破损或皲裂，应给予治疗。可用黄柏、白芷各半研末，再用香油或蜂蜜调匀后涂擦患处，或用鱼肝油铋剂、蓖麻油铋剂或蛋黄油涂抹。同时应暂停哺乳，用吸奶器吸出乳汁喂养婴儿。

⑥断奶时应先减少哺乳次数，同时少喝汤类及流质类食物，然后再行断奶。并用炒麦芽50克，或生枇杷叶15克煎汤代茶饮用；如果乳房结块胀痛，可用芒硝外敷，以促其消散。

⑦产后用橘核30克水煎服，一般2～3剂，即可达到预防乳汁淤积的目的。

⑧注意婴儿的口腔清洁，不可让婴儿含乳而睡，哺乳后应将乳头擦洗干净，戴好乳罩，避免受压。

(2) 发炎后不要停止母乳喂养

①发生急性乳腺炎时，一般不要停止母乳喂养，因为停止哺乳不仅影响婴儿喂养，而且增加了乳汁淤积的机会。所以，在感到乳房疼痛、肿胀甚至局部皮肤发红时，不但不要停止母乳喂养，而且还要勤喂奶，让婴儿尽量把乳房里的乳汁吸净。

②当乳腺局部化脓时，患侧乳房应停止哺乳，并以常用挤奶的手法或吸奶器将乳汁排尽，促使乳汁通畅排出。而健侧仍可哺乳婴儿。只有在感染严重或脓肿切开引流后，或发生乳瘘时才应完全停止哺乳，并按照医嘱积极采取回奶措施。

③急性乳腺炎在发生早期积极治疗，可有效防止炎症蔓延。炎症早期首先采用局部冷敷，既有镇痛作用，又可改变血管渗透性，起到防止水肿、渗出及降低细胞代谢的作用。用冰袋冷敷时，为避免皮肤冻伤，应放置3～4小时后暂停，待皮肤复温后再冷敷，直至体温正常和乳房肿块压痛基本消失为止。

2. 防乳腺增生的主要措施

乳腺增生是女性常见疾病。随着人们饮食结构的变化，患病者逐年增多，因此，有人也把它称为女性的"现代病"。所以，女性一定要增强自我保健意识，科学、合理地对待生活与工作。

 名医锦囊

(1) 远离乳腺增生的主要措施

乳腺增生是女性最常见的乳腺疾病，其病因与内分泌失调及精神因素有关。而乳腺组织对雌激素过分敏感，雌激素过高和孕激素过少或它们之间不协调，均可导致乳腺增生。对此，降低乳腺增生发病率的主要措施有：

①妊娠、哺乳是女性身体的正常功能，对乳腺功能是一种生理调节，因此，适时婚育、哺乳，对乳腺有利；相反，30岁以上未婚、未育或哺乳少的女性则易罹患乳腺增生。

②乳腺是性激素的靶器官,受内分泌的影响而呈周期性的变化。当"性"

的环境扩大及性刺激的机会增多时，则可促使"动情素"分泌，造成雌激素增多而孕激素相对减少，从而发生乳腺增生。因此，保持夫妻生活和睦、生活规律，能够消除不利于乳腺健康的因素。

③保持心情舒畅，情绪稳定。如果情绪不稳定，会抑制卵巢的排卵功能，也可使雌激素增高，导致乳腺增生。

④避免使用含有雌激素的面霜和药物。有的女性为了皮肤美容，长期使用含有雌激素的面霜，使体内雌激素水平相对增高，久之可诱发乳腺增生。

⑤患有其他女性病的人也容易患有乳腺病，如月经紊乱、附件炎患者等。因此，积极防治女性病，也是减少乳腺增生诱发因素的一个重要环节。

⑥乳腺增生患者最需要做的是定期复查。每半年或1年做1次乳腺B超检查，40岁以上、乳痛症状较重的患者可每年行双乳钼靶照片1次，症状明显者可以服药治疗，而大部分患者不需服药。

（2）怎样防止乳腺增生发生癌变

①正确认识乳腺增生非常重要，乳腺增生对人体的危害莫过于心理的损害，因缺乏对此病的正确认识，不良的心理因素，如过度紧张刺激、忧虑悲伤，会造成神经衰弱，加重内分泌失调，促使乳腺增生症的加重，故应消除和排解各种不良的心理刺激。心理承受差的人更应注意，少生气，保持情绪稳定，活泼开朗的心情有利于早康复。

②调节饮食，防止肥胖。少吃油炸食品、动物脂肪、甜食及进补食品，要多吃蔬菜、水果和粗粮。此外，多吃核桃、黑芝麻、黑木耳、蘑菇，保持大便通畅会减轻乳腺胀痛。

③生活要有规律，注意劳逸结合，保持性生活和谐也有助于调节内分泌失调。

④多参加体育运动，防止肥胖，提高机体免疫力。

⑤禁止滥用避孕药及含雌激素美容用品，不吃用激素喂养的禽肉。

⑥避免人流，产妇多喂奶，能防患于未然。

⑦自我检查和定期复查。

⑧明确诊断，根据病情制订合理的治疗方案。目前专科多采用中药综合治疗，可有效缓解疼痛，消除乳腺增生的肿块。

> ❀ **温馨贴士** ❀
>
> 很多患者乳腺增生可能和平时常吃的保健品有很大关系。女性要慎吃各类含有雌激素的保健品，在吃各类保健品前，首先要去医院测试个体的雌激素水平，要有的放矢地进行补充；如果自身雌激素水平较高，就不要再去吃保健品，否则过量补充雌激素就会导致乳腺增生，严重者会恶变成乳腺癌。

3. 乳腺肿瘤防治要点

乳房肿瘤是女性的常见病。因其位置在浅表，大多能通过自我检查，及时发现。关键是患者要有定期自我检查的意识，掌握正确的检查方法，一旦发现肿块及时就医。

 名医锦囊

（1）七大根源诱发乳腺肿瘤

①遗传因素：有研究发现，其母亲在绝经前曾患乳腺癌的女性，自身患乳腺癌的危险性为一般女性的9倍。姐妹当中有患乳腺癌的女性，危险性为一般女性的3倍。需要强调的是，乳腺癌病人的亲属并非一定患乳腺癌，

只是比一般女性患乳腺癌的可能性要大。

②不健康生活方式和精神抑郁：有些女性长期坐多动少，缺乏锻炼，接触阳光少。大多数职业女性由于工作关系，长时间紧箍着乳罩，难得给乳腺"松绑"。这些因素都与乳腺病有关。都市年轻女性面临激烈的竞争压力，精神、心理长期处于紧张状态，导致情绪上的不稳定，不平和。这些精神因素与不良的生活和工作方式累加在一起，可对乳房造成伤害。

③月经初潮早、绝经晚：月经初潮年龄小于12岁的与大于17岁的相比，乳腺癌发生的相对危险增加2.2倍。闭经年龄大于55岁的比小于45岁的发生乳腺癌的危险性增加1倍。月经初潮早、绝经晚是乳腺癌最主要的两个危险因素。

④不婚育：流行病学研究表明，女性虽婚而不育或第一胎在30岁以后也为不利因素，但未婚者发生乳腺癌的危险为已婚者的2倍。专家认为，生育对乳腺有保护作用，哺乳对乳腺癌的发生有较好的预防作用。

⑤电离辐射：乳腺组织是对电离辐射较敏感的组织。年轻时为乳腺上皮细胞有丝分裂活跃阶段，对电离辐射的致癌效应最敏感，而电离辐射的效应有累加性，多次小剂量暴露与1次大剂量暴露的危险程度相同，具有剂量—效应的关系。

⑥不健康的饮食习惯：乳腺癌的发病率和死亡率与人均消化脂肪量有较明显的关系。有些公司职员高收入造成高生活水准，形成不科学的、不健康的"高能量、高脂肪"饮食习惯，结果导致乳腺癌的发病率大大提高。

⑦激素失衡：乳腺癌与人体内分泌失调有关系，在各种内分泌因素中，最重要的是雌激素、孕激素。研究结果表明，雌激素刺激乳房腺体上皮细胞过度增生，是造成乳腺癌的重要原因，常使用含激素用品可增加乳腺癌的发病风险。

(2) 乳房自查具体方法

乳腺癌发现越早，治愈的可能性越大，因而乳房自查是早期发现乳腺癌的重要途径。专家建议女性在 30 岁之后必须做乳房自查，最好每月 1 次，尤其是乳腺癌的高危人群。自查最好在月经过后 9～11 天内。

①洗澡时检查乳房：洗澡时皮肤表面潮湿，涂擦浴液后皮肤滑润，有利于发现异常情况。此时用右手检查左乳，用左手检查右乳，注意有无局部增厚感或肿块。除拇指外的其余四指并拢，紧贴胸壁，通过各手指交替轻压，按顺序触摸整个乳房的各个区域。正常乳房较柔软，有肿块时感觉有东西在手指下滑动。切忌用手抓捏乳房，因为抓捏会使正常的乳腺组织缩成团，感觉就像是肿块，即使其中真有肿块也检查不出。

②在穿衣镜前检查乳房：取坐位或立位，先检查乳房外观，位置是否对称，乳头是否在同一水平上。看皮肤有无红肿、静脉曲张、破溃等，有无橘皮样皱缩和酒窝征，乳头是否内陷、回缩或抬高。

③采取坐位或仰卧位检查乳房：采用食指、中指和无名指的指腹放平触摸，用指腹将乳腺组织轻按于胸壁上，从乳晕周围开始以螺旋状顺时针方向慢慢向外移动，直至乳房组织。最后用拇指和食指轻挤乳头，看看是否有血性液体或褐色、暗红色、淡黄色液体。若发现异常，应及时到医院进一步检查，不要掉以轻心，以免为乳腺癌的发生、发展留下隐患。

女性应每半年由乳腺专科医生全面检查 1 次，有良性肿瘤的患者 3 个月检查 1 次。由于乳腺变化受内分泌激素影响，因此，月经来潮的第 10 天左右是检查乳房的最佳时机。

4. 四种典型阴道炎的预防

　　由于阴道炎的发病主要与个人卫生以及相互感染等因素有关，所以平时要注意清洁，防止致病菌的侵袭，杜绝传染源，并增强体质，预防复发。注意个人卫生，保持外阴清洁干燥；勤换洗内裤，不与他人共用浴巾、浴盆；不穿尼龙或化纤织品的内裤，患病期间用过的浴巾、内裤等均应煮沸消毒等。

 名医锦囊

(1) 不同类型阴道炎的预防措施

　　①细菌性阴道炎：加强锻炼，增强体质；避免滥用阴道灌洗和阴道纳药；注意个人卫生和性卫生，特别是在经期和产褥期切忌性生活。

　　②外阴阴道假丝酵母菌病：应合理使用广谱抗生素及激素，避免滥用，造成体内菌群失调。糖尿病患者要特别注意皮肤及外阴的清洁卫生。阴道念珠菌常与其他部位的念珠菌并存或交叉感染，皮肤真菌感染瘙痒时，若用手搔抓后，未清洗就小便则可能将病原菌带到外阴及阴道；肛门周围瘙痒时，可能是肠道感染真菌，而大便后擦拭不注意，也有可能污染外阴和

阴道；此外，本病还可通过性生活传染，故在治疗期间应避免性生活，并倡导夫妻双方要同时进行诊治。

③滴虫性阴道炎：毛滴虫的生存能力较强，主要经性行为传播。第一要消灭传染源，即对男方也要进行治疗。第二要杜绝传染途径。注意性卫生；提倡淋浴，不用盆浴；在公共厕所不选用坐式便器；不用公共浴室的毛巾及不租用游泳衣裤等。

④老年性阴道炎：加强营养，提高机体的抵抗力；注意局部的清洁卫生，大便后要养成清洗外阴的习惯。

(2) 阴道炎的调理

①生活调理：注意个人卫生，勤换洗内裤，不与他人共用浴巾、浴盆，不穿尼龙或化纤织品的内裤，少穿紧身的牛仔裤。治疗期间禁止性生活，或采用避孕套以防止交叉感染。月经期间宜避免阴道纳药、盆浴及性生活。若阴道炎反复发作者，应检查性伴侣的小便及前列腺液，如有异常应同时治疗，以杜绝感染源。

②饮食调理：饮食宜清淡而富有营养，增强机体的抗病能力；同时应忌食辛辣刺激之品，以免酿生湿热，招致外邪。

③精神调理：患者应稳定情绪，放松心情，正确认识阴道炎属于妇科的常见病，与不良的生活习惯有关，避免紧张和焦躁的心态。

❀ 温馨贴士 ❀

有些爱美的女孩常喜欢穿显露体形曲线的紧身裤。这类裤子面料多为化纤织物，密不透气，阴道分泌物和汗液不易散发，是滋养真菌的安乐窝。而频繁地使用药物清洁剂或者洗剂来清洗外阴也是导致阴道炎的原因。另外需要注意的是，频繁地使用卫生护垫，所形成的紧闭环境容易破坏阴道固有的微环境，反而会降低阴道的自我抗菌能力。

5．子宫疾病的预防与调护

宫颈癌是全球妇女中仅次于乳腺癌和结直肠癌的第3种常见的恶性肿瘤，在发展中国家是仅次于乳腺癌居第2位常见的恶性肿瘤，是最常见的女性生殖道恶性肿瘤。2008年全球估计新发宫颈癌病例52.98万，死亡病例25.51万人，其中85%新发病例在发展中国家（Jemal，2011）。随着宫颈癌筛查的开展，发达国家宫颈癌的发病率及死亡率明显下降。宫颈癌的发病率有明显的地区差异，我国宫颈癌分布主要在中部地区，农村高于城市，山区高于平原，全国高发区有江西铜鼓，湖北五峰，陕西略阳。

名医锦囊

（1）宫颈癌的原因

导致宫颈癌的高危因素有以下几种：

①性行为：过早开始性生活，多个性伴侣；

②月经及分娩因素：经期卫生不良，经期延长，早婚，早育，多产等；

③性传播疾病导致的宫颈炎症对宫颈的长期刺激；

④吸烟：摄入尼古丁会降低机体的免疫力，影响对HPV感染的清除，导致宫颈癌特别是鳞癌的风险增加；

⑤长期服用口服避孕药：服用口服避孕药8年以上宫颈癌特别是腺癌的风险增加两倍；

⑥免疫缺陷与抑制：HIV感染导致免疫缺陷和器官移植术后长期服用免疫抑制药物导致宫颈癌的发生率升高；

⑦其他病毒感染：疱疹病毒Ⅱ型（HSV-Ⅱ）与宫颈癌病因的联系不能

排除。

由于年轻女性缺乏自我保护意识，往往会成为性疾病的受害者，而且患病后也因为各种原因不愿意就诊。患有宫颈炎的女性，如果不及时检查和治疗，就有可能引发宫颈癌。因此，注意性生活卫生、避免反复流产、正确清洗外阴以及定期做妇科检查才是远离宫颈癌的根本方式。

（2）如何预防宫颈癌

①普及防癌知识，展开性卫生教育，提倡晚婚少育，是降低宫颈癌发病的有效措施。

②注意及重视高危因素和高危人群，有异常症状者应及时就医。

③积极治疗宫颈疾病及性传播疾病；早期发现及诊治宫颈上皮内瘤变患者，阻断宫颈癌发生。

④健全及发挥妇女防癌保健网的作用，开展宫颈癌普查普治，做到早期发现，早期诊断，早期治疗。30岁以上妇女初诊时均应常规做宫颈刮片检查，异常者应进一步处理。

（3）宫颈息肉的预防

最主要的是要搞好清洁卫生。要经常清洗外阴，防止阴道炎症和宫颈糜烂。外阴清洗时一般无须药物，更不必用肥皂等刺激性较强的洗涤剂，每日用温开水冲洗外阴1次即可。由于阴道有良好的"自洁"功能，通常禁止灌洗阴道。应引起注意的是，性生活之前，男女双方均应清洗外阴，男性阴茎包皮过长者更应彻底清洗，以防细菌、支原体、衣原体等悄悄侵入。另外，勤晒被褥，穿棉织品内裤，勤洗勤换，都是不错的预防措施。

（4）子宫肌瘤注意"紧急"预防

子宫肌瘤的形成与长期大量雌激素刺激有关，而动物实验表明，高脂肪食物促进了某些激素的生成和释放，故肥胖女性子宫肌瘤的发生率明显升高。因此培养良好的饮食习惯，对子宫肌瘤有一定的抑制作用。

①饮食定时定量，不要暴饮暴食。

②坚持低脂肪饮食，多吃瘦肉、鸡蛋、绿色蔬菜、水果等。

③多吃五谷杂粮如玉米、高粱、豆类等。

④常吃富有营养的干果类食物，如花生、芝麻、瓜子等。

⑤忌食辛辣、酒类等食品。

子宫肌瘤患者在日常生活中应注意调节情绪，防止大怒大悲、多思多虑，尽量做到知足常乐，性格开朗、豁达；还应避免过度劳累，只有这样才能使五脏气血调和，百病不生。另外，患者应注意节制房事，以防损伤肾气，加重病情。

❀ 温馨贴士 ❀

子宫疾病预防很重要，首先要注意个人卫生，保持外阴清洁、干燥，经常换内裤；同时要定期做妇科检查、宫颈防癌涂片、盆腔B超，做到早发现、早诊断、早治疗；倡导晚婚少育，开展性卫生教育，注意性生活卫生，减少性传播途径；了解个人生理卫生常识，做好自我保健工作。

---

6. 女性病妇科检查很必要

卵巢囊肿是妇科常见病，可发生于任何年龄的女性，多见于 20～50 岁女性。多数为良性。发生在幼女和绝经后的女性，则常为恶性，应引起高度重视。由于卵巢在盆腔内，肿瘤早期多无症状，故不易早期发现；恶性肿瘤发现时，往往已属晚期，治愈率较低。故倡导女性定期去医院专科行相关妇科检查，以做到对卵巢肿瘤的早发现、早诊断、早治疗。

 名医锦囊

（1）卵巢肿瘤妇科检查十分必要

卵巢作为女性的重要生殖器官，其作用一是产生卵子并排卵，二是分泌性激素，使妊娠得以实现。卵巢内部或表面一旦长了肿瘤，就会影响它的正常功能；卵巢肿瘤可发生于任何年龄段的女性。

不管是良性还是恶性，大多数卵巢肿瘤患者没有明显的症状，再加上它位于盆腔，直至肿瘤长大到 10 厘米以上腹部才会隆起，所以很容易被忽略。因此，很多患者都是在上环前、人流前或因其他疾病而做妇科检查时无意中被发现；有的患者则是因月经不调或不孕，去就医时才发现；只有很少数患者会因腹痛或自觉腹部有肿块而被发现。

卵巢癌被疑与爽身粉和卫生巾有关。病因可能与家族遗传、环境因素有关，也可能与长期排卵（卵巢得不到休息）、未婚、不孕有关。有些学者指出，石棉和滑石粉以及含高脂肪的食品等，都可能是引发卵巢癌的祸首。滑石粉中有石棉——一种容易诱发癌症的物质。滑石粉是爽身粉（女性和儿童）常用的主要原料，石棉也常被用于卫生纸巾的生产，它们会由阴道、子宫和输卵管这个通道进入腹腔，因而引发肿瘤。约有 75% 的卵巢癌患者，由其组织切片中可见到 2 微米左右的滑石粉粒子。

卵巢良性肿瘤要重视。良性卵巢肿瘤分为生理性囊肿和病理性囊肿。生理性囊肿如黄体囊肿，与月经周期和妊娠等有关，多数会自行消失，不用药物及手术治疗。病理性囊肿常见的有畸胎瘤、黏液性或浆液性囊肿，以及由子宫内膜异位症引起的巧克力囊肿等，有一定的恶变率，应引起重视。如果患者年轻，有生育要求，可通过腹腔镜进行囊肿剥除。如果患者年龄大，无生育要求，可在腹腔镜下进行附件切除术。

卵巢恶性肿瘤要引起高度警惕。专家提醒，卵巢癌通常会出现以下信号：受肿瘤本身或腹水压迫出现腹胀；月经失调或绝经后阴道出血；不明原因的消瘦（肠道受癌体压迫，引起食量减少，同时癌细胞大量消耗人体养料）和贫血、乏力等现象。临床上，一旦怀疑是恶性，应进行手术探查。

定期妇科检查可以早发现、早诊治。专家建议已婚女性或者是有高危因素的女性，特别是家族嫡系亲属有恶性肿瘤病史，尤其是妇科肿瘤病史者，每半年或一年做1次妇科检查及盆腔超声检查。

（2）生殖器结核防重于治

女性生殖器结核往往发病缓慢，常无自觉症状，一旦发现，就为时已晚，故预防就显得尤为重要。

①要杜绝结核菌的首次入侵，避免原发病灶发生。平时除了增加营养、增强体质、避免过度疲劳之外，应尽量避免与结核病患者接触，以防呼吸道传染。

②已患有肺、胸膜、肠、淋巴等部位结核的女性，应及早规范性彻底治疗，以防播散。

③及早发现至关重要。凡少女满16岁尚不见月经初潮或月经稀少；未婚而有低热、盗汗、下腹坠痛；已婚一年未受孕或有月经失调者，都要及早就医，查找原因。对确诊为生殖器结核者，不论在呼吸系统、消化系统或泌尿系统是否找到原发病灶，都应加紧治疗，控制病情发展，或许有可能恢复生育能力。即使婚后生育无望，也可保证身体健康不受影响。

④做好卡介苗的接种。卡介苗是一种用来预防结核病的预防接种疫苗。接种后可使人体产生对结核病的特殊抵抗力。

7. 阻击盆腔炎有妙招

　　盆腔炎常分为急性盆腔炎和盆腔炎性疾病后遗症，如果急性期未能彻底治愈，可转为盆腔炎性疾病后遗症，所以，在急性期应积极、彻底、规范地治疗，不能把症状暂时缓解作为治愈的标准。同时，要配合生活调护及预防复发。

 名医锦囊

（1）盆腔炎的预防及调护

　　①杜绝各种感染途径，保持会阴部清洁、干燥，每晚用清水清洗外阴，做到专人专盆，切不可用手掏洗阴道内，也不可用肥皂或过烫热水清洗外阴。要勤换内裤，不要常穿紧身、化纤质地内裤。

　　②月经期、人流术后及上环、取环等妇科手术后阴道有出血时，一定要禁止性生活，禁止游泳、盆浴、洗桑拿浴，要勤换卫生巾，以防致病菌

乘虚而入，造成感染。

③没有生育打算时，要认真避孕，尽量减少人工流产术的创伤。各种妇科的手术，术前和术后要严格遵循医嘱，使其对身体的伤害减少到最小。

(2) 阻击盆腔炎可从五方面入手

①繁忙不能忘运动：可以参加各种形式的体育活动，尤其是散步、慢跑步、登山等耐力训练，增强机体的抵抗力。目前城市里的女性，尤其是职业女性，工作压力越来越大，时间越来越紧，身心均处于疲惫不堪的状态，基本没有空闲时间，即使有一点时间也往往以睡觉为主。这样一来，体质越来越差，抵抗力也越来越低，久而久之，往往会给病菌以可乘之机，从而成为盆腔炎的高发人群。因此，女性朋友应利用一切可能的时间加强锻炼，比如骑自行车去上班，坐公交车的女士可提前两站下车步行到单位，工作间隙站起来活动一下筋骨，在家边看电视边做体操等。

②减肥不减营养：部分女性朋友由于担心肥胖，单纯依靠不吃饭来瘦身，使机体处于极度的虚弱状态，甚至会造成肝肾功能受损，或发展成为精神性厌食。如果不及时给予充分的营养，就会造成机体抵抗力的急剧下降，可能继发各种不同类型的感染。

正确的方法是，女性在节食的同时，不妨多吃高蛋白的食物，如瘦肉、豆制品，多吃蔬菜、水果，既可满足人体所需，又不会增加体重。

③注意经期卫生：目前绝大多数的女性朋友都能做到经期避免同房，但是由于现代职业女性工作压力越来越大，不能在经期得到充分的休息，这样久而久之就易于造成盆腔的充血，抵抗力下降，形成盆腔炎。因此，女性在经期首先要避免同房；其次，要注意休息，比如家务活让老公或孩子代劳，自己做总指挥。

④固定性伴侣：随着社会的进步，人们的性观念也在逐渐发生着变化。婚外性关系、多个性伴侣已经变得司空见惯。但是性伴侣的增多也会给女

168

性朋友带来新的感染源,尤其在男女双方都有多个性伴侣的情况下,女性发生盆腔炎的概率要比性伴侣固定的女性明显增高,而性病的发生概率也会增加。因此,严肃性态度、固定性伴侣是我们应该坚持的原则。

⑤使用安全套:一种有效预防盆腔炎且代价极低的防护办法,就是大力推广安全套的应用。据调查,坚持使用安全套的女性盆腔炎的发生率显著低于不使用安全套的同龄女性,尤其对于性伴侣多、性关系复杂的女性而言是极为有效的防护方法。

研究表明,即使夫妻之间,使用安全套也能降低女性盆腔炎的发生率。因此,我们应该更新观念,安全套不仅是避孕的好方式,而且能够保护女性朋友免受盆腔炎的痛苦折磨。

❀ 温馨贴士 ❀

安全套除了可以避免许多细菌的传播和感染,避免盆腔炎的发生,也能够避免大部分艾滋病病毒的传播。但是,需要提醒的是,安全套并不是万能的,它并不能隔绝所有的病毒传播。因此,洁身自好才是最好的防护办法。

---

8. 女性夏季谨防炎症侵扰

随着夏季的到来,女性病的发病率会增高。夏季温度高,出汗较多,况且很多女性喜欢长期穿不透气的牛仔裤、紧身内裤,这些因素都容易导致阴道炎等疾病发生。另外,进入夏季,女性泌尿系统受到细菌侵袭的概率明显增加,比冬季增加50%以上,其中最为常见的疾病是尿道炎。

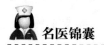

(1) 如何避免阴道炎

怎样才可避免阴道炎？最重要的一点是保持阴部的清洁干燥，保持良好的个人卫生习惯，每天坚持清洗阴部，但避免使用碱性肥皂。要选用宽松舒适的全棉内裤，已经患阴道炎的人，还应避免穿不透气、紧绷裆部的裤子。如果阴部散发的异味较重，应使用有治疗阴道炎作用的药物护垫，但也要勤换。在任何场所都不要与人共用浴巾。内裤应勤洗，洗后要放在阳光下和通风处晾晒。

经过规范治疗，大多数阴道炎患者都可治愈，但也容易复发。为了避免阴道炎复发，平时最好穿宽松透气的衣裤。此外，月经来潮时，要使用正规厂家生产的卫生用品，要格外注意避免细菌感染。洗浴设备须注意清洁，避免多人共享，以减少感染的概率。在饮食上需注意避免辛辣刺激性食物，可适度摄取含乳酸菌饮料，如酸奶等，有利于维持阴道酸性环境。通常尽量少服用抗生素，以避免破坏阴道正常菌群平衡。糖尿病患者须注意血糖控制，因为血糖过高时有利于念珠菌生长，容易导致阴道炎复发。

(2) 女性夏季应防尿道炎

尿道炎之所以爱在夏季找女性的麻烦，是因为女性的尿道天生较短，且生理结构上尿道口后有阴道和肛门，易受到白带和粪便的污染。在会阴部附近，细菌本来就容易侵入尿道，加上夏季气温高，人体出汗多，女性的外阴部汗腺又特别丰富，如果穿的内裤面料质地选择不当，就易使外阴局部长时间潮湿，此时细菌会繁殖得特别快，并乘虚而入，引起尿道感染，导致尿道充血水肿，并出现尿频、尿急、尿痛等症状。这一疾病，常给女性带来难言和莫名的痛苦，因此应该注意。

尿道炎是可以预防的，我们可以用以下措施来防范：

①多喝水：夏天，在大量出汗以后，女性要及时补充足量的水分，以免因饮水不足而造成尿量少而浓，以致不能及时把细菌等有害物质排出体外。

②经常用水清洗外阴和肛门：清洗时要讲究顺序，先洗外阴再洗肛门，切不可反其道而行之，以免污染尿道口。此外，女性通常采用的先排尿再清洗的做法也是不科学的，因为这样做，细菌极易侵入前尿道。假如先清洗而后排尿，在清洗过程中带入的细菌可被尿液冲出体外。大便后手纸应由前向后抹拭，以免污染尿道。

③自查外阴小贴士："望"，观察阴道分泌物；"闻"，嗅分泌物、经血或外阴部散发出的气味；"触"，正常感觉应是光滑、柔软的。如果尿道炎反复发作，就应去医院检查治疗。

④养成便前洗手的好习惯：研究资料显示，人的双手带有大量病原微生物，如衣原体、支原体等，它们可通过"解便"这一环节侵入尿道引起感染。

⑤勤洗澡、勤换内裤：夏天穿的内裤不宜过小或太紧，也不能用化纤织品做内裤，内裤的面料应以吸湿性、透气性均好的棉、麻织品为佳。不与他人共用洗阴部的毛巾、盆具，不混用内衣裤。家中有婴幼儿者，要严格物品及手的消毒，以防通过密切接触传播。

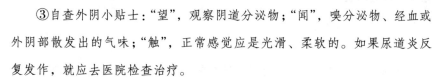

❀ 温馨贴士 ❀

夏季，建议女性最好穿宽大透气的内裤，并要勤换洗。若担心自己可能患有妇科炎症，就要在医生的指导下进行相应检查治疗，切不要自行使用抗生素，以防止滥用导致菌群失调。并且要从生活细节上进行预防，如勤洗澡，注意个人卫生。在饮食上要少吃虾、海贝类等发物。

9. 女性病预防要点

正常的白带会随着生理周期而有些改变，一般情况下的白带多，可以从饮食与运动两方面来着手。一些女性喜欢长期使用高锰酸钾等清洁外阴，认为这样清洗后最干净，还可防止泌尿系统感染及一些常见的女性病。其实不然，长期使用高锰酸钾或女性外用药物清洁外阴，弊大于利。

 名医锦囊

- -

（1）当心有色白带异常的警讯

女性的阴道内会有少量透明接近白色、无臭的分泌物，使阴道保持着湿润的状态，由阴道口分泌出，这种黏液就称之为白带。一般人在判定白带时都是以留在裤底颜色作为指标，但有时是被尿液着色，看起来接近黄色，有时是因为正处排卵期分泌物较多且稀薄，但有时确实是一些感染所造成的，那么，如何知道白带的颜色和量是否正常呢？

正常的白带也会随着生理周期而有些改变，以下几种状况白带自然会呈现较多的状况：

①在排卵日前一两天分泌会增多，且排卵日当天会较稀薄，似鼻涕一般的分泌物，富有弹性，其拉丝度可达10厘米以上。这表示正值排卵日（也可以此来判断排卵日）；或是在月经要来的前几天，或是当天分泌物会较多，也会有较深的颜色；怀孕期间的女性也会有较多量的白带。

②白带颜色白或淡黄色，呈黏液状，量少或中等，没有特殊的气味，不痒，这是正常的现象，不需担心，可能是生活较紧张、压力大或是接近排卵期。

③白带像牛奶般的颜色，质稀薄，中量到大量，不痒，有可能是细菌性阴道病。

④白带呈白色乳酪状，或豆渣样，阴部瘙痒，有可能是念珠菌感染。

⑤白带呈黄绿色，稀薄带有泡沫，味恶臭，阴道瘙痒，有可能是阴道滴虫感染。

⑥白带褐色，带有异味，或是子宫内膜炎，或是子宫内节育器造成。

⑦白带有血丝，味道难闻，且常发生在性交之后，可能是子宫颈炎，或宫颈病变。

当出现如上述 2～7 项的情况时，必须立即就医，由妇科检查、分泌物化验，或宫颈防癌刮片来判别，并进行相应治疗。

(2) 长期清洁外阴弊大于利

据妇幼保健部门调查，城市女性生殖器炎症近几年来逐年上升，特别是滴虫性阴道炎、外阴阴道假丝酵母菌病和慢性宫颈炎发病率较高，成为当前女性中主要的三种生殖系统感染。引起这三种疾病的原因之一就是不正确清洁阴部。

有些女性，生殖系统原本健康，却频繁使用中药外洗剂、高锰酸钾溶液等消毒剂来冲洗阴道及外阴，想以此来预防女性病的发生。实际上，这种做法反而可能产生不良后果。这是因为，阴道有自洁功能，可在一定程度上保护女性的生殖系统。大家知道，健康成年女性的阴道表皮中有大量糖原沉积，同时阴道内还寄生着一定数量的乳酸杆菌。糖原在阴道乳酸杆菌的作用下，可转变为乳酸，这样就使整个阴道维持着较强的酸性，形成了一道天然的屏障，从而抑制致病菌的生长。

长期使用高锰酸钾或外用药物清洁外阴或阴道，可将阴道中的乳酸杆菌杀死，从而使阴道失去酸性环境，导致天然屏障被破坏，其结果是阴道抵御外来感染的能力降低，那么各种病原菌就会趁机长驱直入，这样反而增加了感染的机会。因此，健康的成年女性只要注意外阴局部卫生，如勤洗、勤换内裤，不洗盆浴，上公共厕所宜蹲不宜坐，小便后应用卫生纸将尿液擦干,不与他人合用浴巾,每天用专用小盆清洁外阴等,一般是可以预防泌尿系统感染的发生的。

❀ 温馨贴士 ❀

卫生调查显示,衣服上的大量真菌大部分来自洗衣机,因此,千万要记住定时用60℃以上的热水浸泡洗衣机桶。寄生在身体各个地方的细菌很容易互相传染,倘若你患有脚癣,却又把内衣裤同袜子放到一块儿清洗,那么这些真菌就可能变成了引发阴道炎并反复感染的罪魁祸首。所以,内衣裤一定要单独清洗。

---

10. 揪出导致不孕症的元凶

在我们社会,对成年人来说,生育孩子是我们生活中重要的一部分,当想要孩子而不能成功怀孕时,他们的挫折将转化为绝望、无助。究竟哪些生活中的因素会影响生育能力,甚至导致不孕呢,下面我们就来探讨一下不孕症的影响因素及预防。

 名医锦囊

---

(1) 哪些生活习惯会影响生育能力

①过频的热水浴:产生精子、卵子需要比正常体温37℃低1℃~1.5℃的环境。有资料表明连续3天在43℃~44℃的温水中浸泡20分钟,就有可能影响到生育功能。原来精子、卵子密度正常的人,密度可降到1000万/毫升以下,这种情况可持续3周。近年研究的"温热避孕法"依据的

就是这个道理。因此过频、过久的热水浴对精子、卵子数量少，活率低的不育患者是不适宜的。当然每周1～2次时间又不太长的热水浴，并没有什么关系。

②营养不良和偏食：卵子的产生需要原料，因此生卵功能和营养水平密切相关。这并不是说一定要吃甲鱼、黄鳝。但多吃些瘦肉、鸡蛋、鱼类、蔬菜，保障人体所必需的蛋白质、维生素和微量元素的供给，还是必不可少的。而偏食的人往往容易发生某些营养的缺乏。

③精神忧郁及过度疲劳：长期的精神忧郁和过度的身心疲劳可影响性功能和生精功能。

175

(2) 怎样预防不孕症

①普及科技卫生知识，掌握受孕道理。随着医学的进步，性方面的知识已不再是神秘羞耻之事。应向人们广泛宣传，使之了解性知识，减少疾病的发生，尤其是减少性器官方面疾病的发生，为妊娠创造有利条件。

②有病早治，预防为先。前面已介绍了很多疾病可以引起不孕，如果这些疾病能早期发现，早期得到彻底的治疗，就不会发展成不孕症。如盆腔炎，在急性期如能得到彻底的治疗就不会变成慢性盆腔炎，如果慢性盆腔炎能及时认真彻底治疗，不一定会造成输卵管不通，也不会因此而不孕。

③减少人流手术，重视第一胎孕育。有些时候手术不洁，或术后调理不慎均会引起感染，造成输卵管炎、子宫内膜炎，或形成盆腔炎性包块而致不孕。有些患者因多次人流可引起月经不调，或宫腔粘连等病证而影响生育。减少人流手术，对预防不孕有积极意义。

④不孕症患者首先要注意消除紧张、焦虑的心理。有的女性婚后一旦发现患有不孕症，往往产生自卑心理，精神压力很大。而科学研究表明，任何不良情绪均可导致下丘脑—垂体性腺的功能受到抑制，影响到正常的排卵功能，从而出现不孕。因此，患有不孕症的女性首先自己要有信心，

要保持精神愉快，切忌急躁。

⑤注意自我保护，减少不孕的发生。某些女性从事特殊工作，接触放射线、某些有毒物质，从事高温工作等，应按照劳动保护条例规定，认真采取措施，自我保护，使导致不孕的因素降低到最低限度。

⑥加强骨盆肌肉的锻炼：可以在睡前，或办公休息的间隙，屏气收缩尿道、直肠以及阴道括约肌数十次，然后放松，每天2～3次。只要能持之以恒，就可使骨盆肌肉强大起来。

⑦孕育种子，应知晓聚精之道。适度和适时的性生活有利于提高种子质量，对预防不孕是极为重要的。

❀ 温馨贴士 ❀

女性要适时结婚、适时生育。婚后短期没有生育打算，就要做好避孕措施。尽可能工具避孕，即便是服用避孕药，也不宜服用时间过长。不提倡没有生育就上节育环避孕，因为有潜在的引发盆腔感染的风险，可能为以后的生育埋下祸根。

---

11. 女性痛经，防治有方

痛经是年轻女性常见的病症。一项针对18～25岁的年轻女性所做的调查显示，该年龄段的女性中有相当多的人受到痛经、月经失调、腹胀、腰痛等困扰。女性由于经、带、胎、产的特殊生理现象，易于导致病邪的侵害而发生痛经。而经前期和经期属于女性的特殊时期，容易受到各种病邪的侵袭，所以注意个人卫生保健，是预防痛经的有效措施。

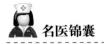

(1) 预防痛经的有效措施

①学习掌握月经卫生知识：月经的来临，是女子进入青春期的标志，然而有些女青年由于对月经出血现象缺乏了解，会产生不必要的恐惧、紧张与害羞等心理变化。这些不良的心理变化过度持久地刺激，则易造成人体气机紊乱，血行不畅而诱发痛经。因而女青年多学习一些相关的生理卫生知识，解除对月经产生的疑惑，消除或改善不良的心理变化，是预防痛经的首要措施。

②生活起居要有一定规律：月经是特殊的生理现象，容易受各种不良因素的影响，而出现月经病。平时的生活、起居、劳作要合理安排，有一定的规律。不宜过食生冷，不宜久居寒湿之地，不宜过劳或过逸等，而在月经期更需要避免寒冷刺激和冒雨涉水，避免剧烈运动和过度精神刺激等。

③积极做好五期卫生保健：五期卫生保健是指女性月经期、妊娠期、产褥期、哺乳期、更年期的卫生保健。在这五个特殊的时期，女性抗御病邪的能力降低，易于受病邪的侵害而发病。认真做好五期卫生保健，对于预防痛经有着重要意义，特别是一些继发性痛经的患者，往往是由于五期卫生保健不利而造成的。

④锻炼身体，提高健康水平：经常锻炼身体，能增强体质，减少和防止疾病的发生。汉代医学家华佗就早已认识到体育锻炼能促进气机调畅、血脉流通、关节流利，达到防治疾病的目的，从而发明了五禽戏，供世人健身养生。女性经常参加一些体育锻炼，对于预防和治疗月经期腹痛也是有益处的。

⑤积极进行女性病的诊治：积极正确检查和治疗女性病，是预防痛经的一项重要措施。首先月经期应尽量避免做不必要的妇科检查及各种手术。

若行放或取环术、输卵管通液检查或子宫输卵管碘油造影检查，均应在月经干净后 3 ~ 7 天内进行，妇科检查应在月经干净后，这样可防止细菌上行感染。此外，在行剖宫产、子宫切开术时，要注意保护好手术视野，避免造成子宫内膜异位。关键是发现患有女性病疾，要做到积极治疗，以消除引起痛经的隐患。

(2) 青春期少女如何防痛经

一般来讲，青春期的女孩出现的痛经，都属于原发性痛经。从初潮后开始，几乎每月都有，使许多女孩都有一种恐惧感，更加重了痛经的程度，甚至产生恶性循环。这主要是由于心理压力大，或过于紧张焦虑，或爱吃冷饮食品，或经期剧烈运动，或受风寒湿邪侵袭等，久坐导致气血循环变差，造成人体的气机不畅，经血运行阻滞，出现痛经。因此，女性应学习生理卫生知识，消除经前恐惧心理，对预防痛经是大有益处的。个人也要注意经期卫生，若月经来时肚子不舒服的话，可用热水袋热敷或喝些生姜红糖茶、玫瑰花茶等。若痛经一直不能缓解的话，应及时到医院检查，以便对症下药进行治疗，而不能光靠服用止痛药来消除症状。

为免受痛经之苦，年轻女性平时应加强体育锻炼，增强体质，生活要有规律，注意劳逸结合，加上适当的营养和充足的睡眠，使自己有一个不易得病的强健体魄。在行经期间，除注意经期卫生外，还应避免剧烈运动和过度劳累，不要在寒冷、潮湿的地方或水中工作，禁止洗冷水澡，不食生冷辛辣食物，要保持乐观，性情开朗，不要有过重的思想负担。这样，就可以预防痛经的发生。

12. 更年期的调理养护

更年期要保持日常饮食、睡眠、工作、活动等生活作息的规律，避免过度紧张和劳累。注意月经的变化和心血管症状，每1～2年定期做妇科检查和必要的全身检查，早期发现器质性疾患，早期治疗。

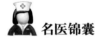

名医锦囊

（1）更年期综合征的调养

①保持稳定、乐观的情绪：情绪不稳，易激怒、焦虑及抑郁的患者，应保持乐观、豁达的性情。平时要注意培养自己的业余爱好，如养花、养鸟、书法、绘画等，这不仅能够转移对病症的注意力，而且可以"静"的习惯克服"躁"的不良情绪。

②积极参加体育活动：积极参加体育活动，不仅能增强体质，控制体重，而且对失眠、精神抑郁等也有良好的治疗作用。运动还可以促进钙在骨骼中的沉积，以防止因雌激素降低引起的骨质疏松症，但要注意活动量

及活动强度，同时避免在活动中摔倒，以防骨折。

③合理安排饮食：更年期女性，很容易出现肥胖，肥胖不仅影响身体美观，而且又是其他多种疾病的诱发因素，如高血压、冠心病、脑血管病等。因此要适当控制进食量，少食过甜和含脂肪高的食品，以防肥胖。同时，应多食高蛋白的食物，如鱼、瘦肉、豆制品、花生，多吃含钙较高的食物，如牛奶、乳制品、小鱼、虾、蟹和蛋类，以防止出现骨质疏松症，多吃含纤维素高的水果和蔬菜，如香蕉、梨、芹菜、韭菜、白菜，以促进肠蠕动，防止便秘。

④合理安排作息时间：更年期综合征的病人，容易疲劳，夜睡欠安，如果休息不好，生活不规律，可以加重病情。而规律的生活，使人处于一个人为的稳定环境中，有利于患者逐渐适应其机体内一系列的变化。

⑤有规律、正常的性生活：有规律、正常的性生活是男女双方顺利度过更年期的重要内容。要消除传统观念的束缚，凡处于更年期的男女，如身体无严重疾病时，均可过正常的性生活，但不可纵欲，也不必因性欲或性功能减退而忧心忡忡。由于雌激素缺乏引起阴道上皮萎缩，失去润滑性，而造成性交困难或疼痛时，可用润滑剂或服用雌激素（在医生的指导下），同时要注意会阴部清洁，避免泌尿系统感染。

（2）跳舞对更年期有好处吗

跳舞是一种集运动和娱乐于一身的活动，它不仅能增进友谊，增加交流，还能促进身心健康。实践证明，在紧张的劳动之余或晚餐后，安排适当的时间跳舞，可以减少消化不良、肥胖、痔疮、高血压和动脉硬化等病症的发生，能够促进大脑更好地休息，有益于夜间睡眠。而且还能治疗许多疾病（如精神抑郁症等)，并有明显的降低血压及改善更年期症状的作用。

跳舞是一种有益健康的运动。但中老年人跳舞要根据自身的生理特点，并注意以下几个特殊问题：

①不宜到人多拥挤的地方：应该选择空气流通顺畅、人员较少的舞场。

②不宜跳过于剧烈的舞：中老年人心血管弹性较差，狂舞使交感神经过度兴奋，导致呼吸加剧、心率加快、血压骤升，可诱发或加剧心血管疾病。

③不要穿硬底鞋：舞场地面平滑，中老年人穿硬底鞋跳舞容易滑倒，要当心扭伤或发生骨折。硬底鞋弹性差，地面反作用力也大，有损于小腿肌腱和关节组织。

④不要饱腹起舞：中老年人消化机能差，饱腹跳舞会影响消化功能，导致胃肠道疾病的发生。

⑤切忌酒后起舞：酒能刺激大脑，使心跳加速、血管扩张，还会诱发心绞痛及脑血管意外。

⑥病情不稳切勿跳舞：心脑血管疾病患者在病情未得到控制时，跳舞易导致血压升高，发生心肌梗死、猝死等意外。疝气、胃下垂、脱肛者可能因跳舞加剧症状；患有耳源性眩晕、颈椎综合征等头晕的老人，常易摔倒，严重者可发生骨折。

❀ 温馨贴士 ❀

更年期女性经常会服用维生素增补药丸，来治疗绝经后的一些症状，但绝经后的女性服用维生素不仅对心脏无益，而且还有可能增加血管堵塞的可能性。同样的结果还发生在接受激素替代疗法的女性身上，激素替代疗法被认为可以减轻停经后的一些症状，比如骨质疏松和阴道干燥等，但同时也会增加心脏病、癌症以及中风等疾病的发病率。

第六章

内服外用，中西医联手见效快
——女性疾病的治疗方案

中医有中医的妙处，西医有西医的特点。中西医结合在治疗方法和应用上可以相互补充运用，女性疾病治疗手段很多，保守疗法与手术疗法，西药与中药各有所长。在选择治疗方法与手段时，应根据具体情况判断。

1. 急性乳腺炎的治疗

急性乳腺炎患病期间不但不能停止母乳喂养，而且还要勤给孩子喂奶，以防止乳汁淤积，但是当乳腺局部化脓时就要停止哺乳了。应保持心情舒畅，采用清淡饮食，以利治疗。

 名医锦囊

（1）乳腺炎的西药治疗

①回乳：口服补佳乐3毫克，每日3次，连服5～7天，可同时服用维生素 B_6 片20毫克，每日3次，防止恶心、呕吐等胃肠道不良反应；或溴隐亭2.5毫克，每日2～3次。也可肌注苯甲酸雌二醇，每日1次，1次2毫克。肌肉注射，直至收乳为止。

②抗生素治疗：首选药物为青霉素类抗生素。若有条件，最好能够根据细菌培养及药敏选用抗生素。

③脓肿形成：穿刺抽脓，抽脓后注入抗生素。或切开引流，引流要充分。如有多个脓腔，应分开脓腔间隔，必要时采取多个切口的方法引流。

④局部用药：可用 25% 硫酸镁溶液，湿热敷于患处。

(2) 乳腺炎的中药治疗

① 内治法：

肝郁胃热型（初期）：发热恶寒，乳房胀痛肿硬，乳汁不通，口干口苦，大便秘结。治以疏肝清胃，解毒通络。方药：柴胡 10 克，黄芩 10 克，金银花 10 克，连翘 15 克，皂刺 10 克，牛蒡子 10 克，栀子 6 克，天花粉 15 克，当归 15 克，漏芦 10 克，王不留行 10 克，生甘草 10 克。水煎服，每日 1 剂，分 2 次服用。气郁胸闷者，加川楝子 10 克，枳壳 10 克；恶露未尽者，去除栀子，夏枯草，加益母草 30 克，川芎 10 克；回乳者，加焦山楂 10 克，炒麦芽 30 克；乳房肿痛甚者，加乳香、没药各 6 克，赤芍 15 克。

中成药可用活血解毒丸：每次 3 克，每日 2 次，用温黄酒或温开水送服。乳疮丸：每次 9 克，每日 2～3 次，温开水送服。蒲公英片（冲剂）：片剂每次 3～5 片，每日 4 次，温开水送服；冲剂每次 15 克，每日 3 次，开水冲服。重者可酌情加大用药量。如意金黄散：外用，用绿茶、植物油或蜂蜜调敷患处。牛黄解毒丸：每次 1 丸，每日 2 次，温开水送服。银翘解毒丸：每次 1 丸，每日 2 次，温开水送服。柴胡疏肝丸：每次 6～9 克，每日 3 次，空腹温开水送服。四逆散：每次 4.5～9 克，每日 2 次，温开水送服。

热毒壅滞型（成脓期）：乳房肿块增大，皮色鲜红，局部灼热疼痛加重，拒按，发热寒战，口干喜饮，小便黄赤，大便燥结。治以清热解毒，消痈散结。方药：金银花 10 克，连翘 15 克，蒲公英 30 克，紫花地丁 20 克，当归尾 10 克，生石膏（先煎）20 克，炮甲片 10 克，丹参 20 克，皂角刺 10 克，乳香、没药各 6 克，花粉 15 克。水煎服，每日 1 剂，分 2 次服用。

中成药可用连翘败毒丸：每次 1 丸，每日 2 次，温开水送服。清胃黄连丸：每次9克，每日1～2次，温开水送服。

气血两虚，余邪未净型（溃脓期）：乳房结块破溃脓出，肿消痛减，热势渐退，疲乏无力，时有低热，食欲不振。或溃脓清稀，久不收口。治以补益气血，生肌托脓。方药：生黄芪50克，党参15克，当归15克，鹿角霜30克，生白术10克，赤白芍15克，蒲公英20克，茯苓20克，生甘草10克。水煎服，每日1剂，分2次服用。

中成药可用四妙丸：每次6克，每日1～2次，温开水送服。八珍丸（冲剂）：大蜜丸每次1丸，或水蜜丸每次6克，每日2次；或浓缩丸每次8丸，每日2～3次，温开水送服。煎膏剂每次口服15～20克，每日2次；冲剂每次1袋，每日2次，开水冲服。生肌玉红膏：外敷患处，用于脓净后。

②外治法：

初期：可采用轻柔按摩乳房并配合热敷促进排乳，外敷仙人掌（捣烂）或用芒硝湿热敷，或外敷金黄散，也可将六神丸捣碎外敷。针刺治疗：取肩井、膈俞、檀中、足三里及患侧的乳根、少泽等穴，强刺激后留针10～15分钟，每日1次。

成脓期：可用粗三棱针放脓，深部脓肿宜切开排脓，排脓后插入药捻引流。

溃后期：插入九一丹或八二丹药捻引流，外敷金黄膏。脓净后改用生肌玉红膏或生肌散。

❀ 温馨贴士 ❀

当体温增高必须用抗生素时不宜哺乳。因为这些药物也可在乳汁中排出，对婴儿的健康有影响。此时可用其他乳类，如牛奶等代替数日，待奶疖治愈后再恢复母乳喂哺。但要注意，在此期间必须不时地将乳汁用手或吸奶器挤出，维持对乳房的刺激，以利奶疖治愈后仍能继续哺乳。

2．乳腺增生治疗有方

对乳腺增生症，采用外贴与内服治疗，不仅能有效地消除乳腺增生症或乳腺纤维瘤，而且还能有效预防其手术后复发。由于对本病发生的机理和病因尚无确切了解，目前治疗上基本为对症治疗。服药的黄金时段是在经前乳胀时开始服药，直到月经来潮乳房胀痛消失为止，如此调理3个月经周期，大部分患者的乳房胀痛都会得到明显改善。部分患者发病后数月至1～2年后常可自行缓解，多不需治疗。

 名医锦囊

（1）乳腺增生的西药治疗

由于对乳腺增生发生的机理和病因尚无确切了解，目前治疗上基本为对症治疗。部分病人发病后数月至1～2年后常可自行缓解，多不需治疗。乳腺增生有很多类型，生理性的乳腺增生，如单纯性乳腺增生症，不需特殊处理，可自行消退。因为精神、情绪及人为因素引起的乳腺增生，通过自身的调整（如及时诊治与乳腺疾病发生相关的其他器官疾病，调节情绪，缓解精神压力，改变不健康的饮食习惯，戒烟戒酒等）也会消退或缓解。病理性的乳腺增生，需积极治疗，尤其是囊性增生类型，由于存在癌变的可能，不能掉以轻心。治疗乳腺增生病常用的西药有激素类、碘制剂及其他对症治疗药物。

①激素类制剂：

雄性激素：乳腺增生与雌激素分泌增多有关，雄性激素可以对抗雌激素，从而发挥治疗作用。具体用药为：甲基睾酮，每日3次，1次5毫克，10天为一疗程；或肌肉注射丙酸睾酮，每日1次，一次25毫克，10天为一疗程。应用雄性激素治疗可能会出现一些副作用，如有一些男性化表现：

多毛，嗓音变粗，痤疮等；另外还可能会有不同程度的肝脏损害，头晕，恶心等。

黄体酮：乳腺增生并非单纯的雌激素分泌增加，而是由于雌激素、孕激素的比例失衡，特别是与月经周期中的黄体期孕激素分泌不足，雌激素相对增高有关。用黄体酮可对抗雌激素对乳腺组织的刺激。可在月经前2周开始用，口服醋酸甲羟黄体酮6～10毫克，连服10天。

他莫昔芬：近年来，激素治疗本病又有一些新的进展。由于激素受体的研究出现了突破性的进展，人们认识到乳腺增生的发生与乳腺组织局部雌激素、孕激素受体的含量及敏感性增高有关。他莫昔芬是雌激素受体拮抗剂，能竞争性地与雌激素争夺雌激素受体，使雌激素无法发挥其生物学效应，目前临床上较为常用。1次10毫克口服，每日2～3次，于月经的第2～5天开始服用，连用15～20天，连用2～3个月经周期。有一定的疗效，但服用会产生一定的副作用，如闭经、潮热、恶心等。

碘制剂：小剂量的碘剂可刺激垂体前叶分泌黄体生成素，从而抑制雌激素的分泌，纠正黄体期激素比例的失衡，以达治疗乳腺增生病的目的。碘制剂常用复方碘溶液或10%的碘化钾溶液。

②其他对症治疗药物：可用镇痛剂、利尿剂等。此外，也可服用维生素类药物。

(2) 乳腺增生的中药治疗

①肝气郁结型：乳房胀痛，乳房内的肿块质硬，界线清楚，推之可移，月经前，或情绪波动后加重。方药：柴胡、当归、白芍、青皮、陈皮各10克，海藻、瓜蒌、昆布各15克，山甲珠、郁金、香附各10克。水煎服，每日1剂，分2次服用。经前10天开始服用，月经期停药。

②肝肾阴虚型：乳房内可扪及大小不等的肿块，表面光滑，边界清楚，推之可动，伴腰膝酸软，双目干涩，咽干口燥，五心烦热。方药:熟地黄、山茱萸、

丹皮、山药、茯苓、泽泻各 10 克，生山楂、生首乌各 12 克，山慈姑 6 克。水煎服，每日 1 剂，分 2 次服用。经前 5 天开始服用，至月经干净后停药。

③心脾两虚型：乳房内可扪及卵圆形肿块，大小不等，表面光滑，质地坚实，推之活动，边界清楚，肤色如常，无痛感，伴心悸怔忡，失眠多梦，眩晕健忘，面色萎黄，食欲不振等。方药：党参、炒白术、酸枣仁、当归各 9 克，茯苓 12 克，黄芪 15 克，木香、昆布、海藻各 6 克。水煎服，每日 1 剂，分 2 次服用。

④肝肾不足型：乳房内可扪及肿块，时有隐痛或不痛，伴眩晕耳鸣，面白无华，腰膝酸软，畏寒肢冷等。方药：醋柴胡、炒白芍、当归、黄柏各 9 克，仙茅、知母各 6 克，淫羊藿、熟地黄、肉苁蓉各 12 克。水煎服，每日 1 剂，分 2 次服用。

❀ 温馨贴士 ❀

在对患者的随访观察中，一旦发现有短期内迅速生长或质地变硬的肿块，应高度怀疑其癌变可能。乳腺增生的治疗，在中药辨证施治的同时，配合中药外治的贴敷剂或中药的离子导入患处的治疗方法，效果更佳。另外，患者应要保持心情舒畅，戒烟戒酒，少吃辛辣刺激食物。

3. 阴道炎的用药之道

阴道炎是许多女性的难言隐痛，女性的一生中，在不同的时期或由于不同的原因，都可能遭遇阴道炎的袭击，能够做到对症用药，及时处理当然是最好的解决方案。阴道炎治疗有三原则：内外同治，男女同治，3 个月经周期。

(1) 细菌性阴道炎的治疗

①西药疗法：细菌性阴道炎为阴道内正常菌群失调所致的一种混合感染，以厌氧菌居多，治疗主要是用一些抗厌氧菌的药物，如甲硝唑、克林霉素。甲硝唑抑制厌氧菌生长，而不影响乳酸杆菌生长，是较理想的治疗药物。具体治疗方法有：

甲硝唑：1 次 0.4 克，每日 3 次，口服，连服 7 天，孕妇忌用。克林霉素：1 次 0.3 克，每日 2 次，口服，连服 7 天，孕妇忌用。甲硝唑栓：400 毫克，塞入阴道，1 次 1 粒，每晚 1 次，7 天为 1 个疗程。克林霉素软膏：2% 克林霉素软膏阴道涂布，1 次 5 克，每晚 1 次，7 天为 1 个疗程。同时还可用 1% 乳酸或 0.5% 醋酸溶液作低压阴道冲洗，以恢复阴道内酸性环境。

②中药疗法：

◇冰硼散 1 支与锡类散 2 支混合后喷阴道壁，每日 1 次，10 天为 1 个疗程。

◇艾叶（或茎）3～5 棵，煎汤外洗，7 天为 1 个疗程。

◇黄柏、蒲公英、红藤、半枝莲、蛇床子、苦参各 30 克，煎汤先熏后洗，每日 1～2 次，5～7 天为 1 疗程。

(2) 滴虫性阴道炎的治疗

①西药疗法：

局部用药：可用 0.5%～1% 乳酸或醋酸，或 1：5000 高锰酸钾溶液，或淡醋液坐浴（半盆温开水加入经煮沸的食醋 2 汤匙）。常用药为甲硝唑 200～400 毫克，每晚置阴道深部，连续 7～10 天为 1 疗程。治疗期间，内裤及毛巾应先煮沸 5～10 分钟再洗，以消灭病原菌，避免重复感染。

全身用药：甲硝唑 400 毫克，每日 3 次，口服，7 日为 1 个疗程，性伴侣应同时接受治疗。

②中药疗法：

◇蛇床子 30 克，花椒 10 克，明矾 3 克，每日 1 剂，布包水煎后清洗外阴和阴道，每日 1～2 次。

◇苦楝皮、苦参、椿根皮、蛇床子、苍术、黄柏各 15 克，每日 1 剂，布包水煎后，坐浴。

（3）外阴阴道假丝酵母菌病的治疗

①西药疗法：

改变阴道酸碱度：可使用 2%～4% 的碳酸氢钠液冲洗阴道，每日 1 次，7 天为 1 个疗程。冲洗后要拭干外阴，保持外阴干燥，以抑制念珠菌的生长。

阴道上药：克霉唑栓 150 毫克，每晚 1 粒，于冲洗后塞入阴道深部，10～14 天为 1 个疗程；或硝酸咪康唑栓 200 毫克，每晚 1 粒，冲洗阴道后上药，7 天为 1 个疗程。为防复发，月经干净后再阴道用药 3～5 天。

口服用药：氟康唑口服，1 次 150 毫克，1 次服下；或伊曲康唑口服：如为初次感染，1 次服 400 毫克，于早、晚饭后服用，仅服 1 天；如为复发性，伊曲康唑药量需加大，可 1 次服 200 毫克，每日 1 次，连服 3～5 天，服药均在饭后。

②中药疗法：

◇白鲜皮 30 克，花椒 10 克，苦参 30 克，蛇床子 30 克，冰片 3 克。布包煎煮，先熏后坐浴 20 分钟，每日 1～2 次。洗后阴道纳入克霉唑栓或硝酸咪康唑栓 1 粒。

◇丁香 12 克，黄连 5 克，龙胆草 20 克，枯矾 15 克，薄荷 10 克，冰片 1 克。先熏后坐浴 20 分钟，每日 1～2 次。

(4) 老年性阴道炎的治疗

①西药疗法：一旦发现患有老年性阴道炎，必须及早治疗，拖延治疗的结果可能导致阴道粘连。治疗通常局部用 1：5000 高锰酸钾溶液外洗，阴道塞入己烯雌酚片剂或栓剂，也可应用雌激素，但必须在医生指导下应用。

②中药疗法：

肾阴亏虚者：可选用滋阴降火，固涩止带的方药。熟地、山药、茯苓、丹皮各 15 克，山萸肉 12 克，盐知母、盐黄柏、泽泻、白果各 10 克，每日 1 剂，水煎分 2 次服。或服用中成药知柏地黄丸。

湿热下注者：可选用清热利湿止带的方药。猪苓、茯苓、生薏仁、赤芍、白藓皮各 15 克，丹皮、黄柏、泽泻、车前子、生甘草各 10 克，龙胆草 3 克，每日 1 剂，水煎分 2 次服。或服龙胆泻肝丸。

❀ 温馨贴士 ❀

在怀孕之前如有阴道炎，最好治疗彻底后再怀孕。若妊娠期间患阴道炎，孕妇治疗阴道炎用药可根据阴道炎不同类型选用外用药局部治疗，如硝呋太尔阴道栓、保妇康栓等外用药物，防止药物导致胎儿畸形。极少数的孕妇感染了念珠菌后，会逆行穿透胎膜感染胎儿，引起早产。另外，当阴道分娩时，念珠菌会在产道感染胎儿，使新生儿出现念珠菌性口腔炎，俗称"鹅口疮"。所以，孕妇治疗阴道炎要彻底，以防早产和新生儿鹅口疮。

4. 治疗女性阴道炎的常用药

逍遥散的功效为疏肝解郁，养血健脾。原来主要用于治疗两肋作痛，头痛目眩，口燥咽干，神疲食少，或寒热往来，或月经不调，乳房胀痛，舌淡红，肝郁血虚脾弱证。近几年来，经很多医生临床验证，其在治疗女性疾病方面，确有其独特的功效。

名医锦囊

（1）逍遥散可治多种女性病

逍遥散由柴胡，当归，白术，白芍，茯苓，煨姜，薄荷，甘草组成。妇科痛证由肝郁血滞所致之经前头痛，乳房胀痛，经行腹痛，妊娠腹痛，产后腹痛等诸多痛证，均可选逍遥散与金铃子散（川楝子、元胡）为基础方加减；血瘀甚者加桃仁，红花，五灵脂，蒲黄等；夹热者加丹皮，栀子等；夹寒者加附子，肉桂，吴茱萸；头痛者加川芎，白芷；乳房胀痛者加橘叶，橘核，枳壳，香附；小腹痛加小茴香，乌药。可水煎服，每日1剂，分2次服用。

①月经不调：对于月经后期，量少色暗有块，胸肋乳房作胀，脉弦等证，用本方加香附、桃仁、红花、益母草；若月经先期，量多色红，口干唇燥，心烦易怒，乳房胀痛，脉弦数诸证，可用丹栀逍遥散（即逍遥散加丹皮、栀子）去煨姜、薄荷，加生地、女贞子、旱莲草等。

②闭经：如果月经数月不行，精神抑郁，性急烦躁，胸肋、乳房胀痛，时而累及腰及小腹，多梦易醒，舌边紫暗或有瘀点，脉沉弦等，可用本方与桃红四物汤（桃仁，红花，当归，赤芍，熟地，川芎）加减。

③带下病：带下色黄，质稠，有味，心烦易怒，小便短赤，舌红，苔薄黄，脉弦数者，用本方去煨姜、薄荷，加丹皮、栀子、龙胆草、车前子等。

④缺乳：若兼气血不足者，用本方加人参、黄芪、熟地等；若肝郁气滞明显者，用本方加香附、青皮、穿山甲、漏芦、通草等。

(2) 阴道内塞药要方式正确

现在有很多女性病采取阴道内塞药的方法来治疗一些女性病。阴道内用药是非常普遍的，但如何用药与疗效还是有一定的关系的。

①就诊的时候要认真听医生的话，不懂、不明白的地方要及时问清。

②阴道栓一般都有一个特定的辅助送入的小器械，并且配有详细的使用说明，使用前一定要仔细阅读。无论何种情况，在医生开处方时详细咨询一下是很有必要的。

③使用阴道栓时先要洗净双手及会阴部（可用 1/5000 ~ 1/8000 的高锰酸钾溶液）。

④屈腿仰卧。从包装中取出阴道栓，将其固定到辅助送入的器械上。利用器械缓缓地，尽可能深地（不应因此而引起任何不适）将栓剂送入阴道。若需自己用手指纳药，应戴上指套，缓慢将栓剂放入阴道内，要尽可能放到阴道的深部。其后还需保持卧姿约 15 分钟后，方可起身。

⑤阴道塞药应选在晚上睡觉前，卧位时药物不易流出，药物就能充分作用于阴道壁，达到治疗效果。若白天使用，当人体站立或坐立时，受重力的作用，药物很快经阴道流出，既污染内裤，又不能使药物充分接触病变部位。

⑥一定要坚持治疗。治疗要保证疗程，如果是因为阴道炎或宫颈炎等原因塞药，则要争取彻底治愈，在治疗后仍要遵医嘱到医院复查，不能因为症状缓解了，就虎头蛇尾，如果不彻底治愈，就容易复发，且会使细菌产生耐药性，影响疗效。

⑦有些患者不明白为什么别人不用做阴道冲洗，而自己却要做冲洗。其实，白带过多的患者，若直接塞药，药物很难直接接触到阴道壁，会影响疗效，所以医生会建议先做冲洗，使分泌物冲洗干净后再塞药。冲洗时间不要太长，一般冲洗 2 ~ 3 天即可。

⑧有一些栓剂配了卫生棉条，要及时取出，不可有阴道内停留时间太长。

⑨在塞药期间，要保持外阴清洁干燥，穿棉质透气的内裤，并每日更换。如果是滴虫性阴道炎，念珠菌性阴道炎等不仅要夫妻同治，还要注意内裤每天要消毒。

⑩塞药治疗期间最好不要有性生活，经期要停止塞药。

❀ 温馨贴士 ❀

妊娠期女性一般应尽量避免阴道用药，若需使用时，一定要在医生的指导下；经期不用阴道上药；阴道上药一般晚上睡觉前使用，药物在阴道的保留时间可得到延长，效果会更好。

5. 子宫内膜炎如何用药

治疗慢性子宫内膜炎的方法也可分为西医、中医两类。西医治疗方法主要是祛除病因：如因胎盘或胎膜残留引起的，可经刮宫祛除病灶；如果是带环引起的，则应及时取环。治疗的同时，配合口服抗生素以防重复感染。中医治疗以分型论治为主，可同时配合饮食疗法。

 名医锦囊

(1) 子宫内膜炎的西药治疗

①老年性子宫内膜炎：可应用己烯雌酚 0.25 ~ 0.5 毫克，每日口服 1 次，连服 1 ~ 2 周，并选用适宜的抗生素治疗 5 ~ 7 天。激素必须在医生的指导下应用。

②并发宫腔积脓者：应立即扩张颈管，引流脓液。术后置橡皮引流管

于颈管至无脓液流出为止，同时应用上述药物抗生素治疗。为了排除癌肿，排脓后可轻轻搔刮颈管及宫腔，将所取组织送病理检查。如确诊为癌肿则按癌肿处理。脓液应送细菌培养及药敏，可作为选用敏感抗生素的参考。

非癌肿性宫腔积脓可行宫腔灌洗，消毒药液如 1 : 5000 高锰酸钾溶液或碘酒溶液（3% 碘酒溶于生理盐水中，酒精含量应低于 50%），灌洗时压力要低，速度缓慢。如无双腔子宫灌洗管，可将导尿管插入宫腔，用 100 毫升注射器将药液注入。1 次灌洗液量根据积脓多少而定，一般为 30 ~ 50 毫升，须使灌洗液流尽后再第 2 次注入药液，如此反复多次，待流出液较清为止，然后放置橡皮管引流。如此每日进行 1 次。

③控制感染：一般用青霉素 320 万 ~ 960 万单位静滴 / 日，庆大霉素 80 毫克，静滴或肌注 / 日，10 ~ 14 天为 1 疗程，可同时加用甲硝唑 0.4 克口服，每日 3 次。或根据症状、分泌物性质、细菌培养及药敏选择敏感抗生素。

④对症治疗：内服麦角流浸膏 2 毫升或益母草流浸膏 4 毫升，每日 3 次，共 3 天。促使子宫收缩，感染性宫腔分泌物排出。

(2) 子宫内膜炎的中药治疗

中医治疗以分型论治为主，可同时配合饮食疗法，具体如下：

①湿热内阻型：经血淋漓不尽，质稠色暗，气味臭秽。平时带下量或多或少，色黄如脓，味臭，小腹坠痛，口中黏腻，小便色黄，舌质红，苔黄腻，脉滑数。治以清热利湿兼活血化瘀。处方：黄柏 10 克，生薏仁 30 克，苍术 10 克，牛膝 10 克，桃仁 10 克，红花 10 克，赤芍 10 克，当归 12 克，川芎 10 克，败酱草 20 克，红藤 12 克，生甘草 10 克。水煎服，每日 1 剂，分 2 次服用。

若月经淋漓不断，色红，可加益母草 10 克，茜草 15 克，乌贼骨 30 克以活血化瘀，凉血止血；带下量多，色黄者，加车前子（包煎）10 克，泽泻 10 克以清热利湿。

②瘀血阻滞型：经血淋漓日久，量时多时少，色暗有块，小腹疼痛拒按，或伴有低热，口干不欲饮，舌暗红，有瘀点或瘀斑，苔薄白，脉细涩。治以活血化瘀，行气止痛。处方：当归 10 克，川芎 10 克，桃仁 10 克，红花 10 克，赤芍 12 克，柴胡 10 克，川牛膝 12 克，枳壳 15 克，益母草 15 克，生地 12 克，蒲公英 20 克，败酱草 15 克。水煎服，每日 1 剂，分 2 次服用。若小腹疼痛明显，加蒲黄 15 克、五灵脂 15 克以活血行气止痛。

③阴虚内热型：多见于老年人经断复行，色淡红或暗红，或夹有黄色分泌物，量少味臭，腹痛隐隐，或伴有咽干口渴，腰膝酸软，头晕耳鸣及低热，舌红，少苔。处方：知母 10 克，黄柏 10 克，生地 15 克，山药 10 克，山萸肉 10 克，丹皮 10 克，泽泻 10 克，茯苓 20 克，女贞子 15 克，旱莲草 15 克，龙葵 10 克。水煎服，每日 1 剂，分 2 次服用。若白带色黄，臭秽，加败酱草 12 克，生薏仁 15 克、车前子 10 克（包煎）以清热利湿止带；若心烦易怒，加炒栀子 6 克、郁金 10 克、柴胡 10 克以疏肝理气清热。

④药膳食疗方：

槐花薏米粥：槐花 10 克，薏米 30 克，冬瓜仁 20 克，大米适量。将槐花、冬瓜仁同煎成汤、去渣，放入薏米及大米同煮成粥服食。本方具有益气祛湿之功。生地黄鸡：生地黄 200 克，乌鸡 1 只，饴糖 100 克。将鸡去毛，肠肚洗净，细切，地黄与糖混匀，纳鸡腹中，隔水蒸熟，不用盐醋等调料。本方具有滋阴清热之功。

❀ 温馨贴士 ❀

　　子宫内膜炎是盆腔生殖器官炎症之一，子宫内膜炎可通过性传播，当男子本身带有病菌时，性交过程中可能传染给女性，造成女性子宫内膜感染，建议您一定要固定性伴侣，谨慎性生活。已婚者或有性伴侣者应同时治疗，才能达到根治目的。

6. 宫颈炎性糜烂怎么用药

宫颈糜烂是指宫颈外口处的宫颈阴道部外观呈细颗粒状的红色区。目前临床上认为此属于宫颈柱状上皮异位，是生理表现，不需任何治疗，仅需细胞学筛查。若细胞学异常，可以根据细胞学结果进行相应处理。但如果是病理性的宫颈炎性糜烂则应积极治疗。因为宫颈炎性糜烂虽然是一种炎症引起的良性疾病，但是极少数患者可发展为宫颈上皮内瘤变，甚至宫颈癌。

 名医锦囊

- -

(1) 宫颈炎性糜烂的西医治疗

治疗前必须要做宫颈的防癌涂片，排除了宫颈癌变后，才可采用下述方法：

①药物治疗：适用于炎性糜烂面积较小和炎症浸润较浅的患者。过去局部涂硝酸银或铬酸等腐蚀剂，现在已很少用。目前多采用聚甲酚磺液或栓局部上药；中药有许多验方、配方，临床应用有一定疗效。

②物理治疗：是目前应用很广泛的一种治疗方法，具有疗程短、疗效好的优点。适用于炎性糜烂面积较大和炎症浸润较深的患者。常用的方法有电熨法、激光疗法、冷冻疗法及微波治疗。

◇电熨法：利用电熨斗瞬间产生的高热效应作用于炎性糜烂面，使病变组织坏死形成痂皮。宜在月经干净后3～7天内进行。治疗时将电熨斗接触炎性糜烂面上并稍加压，按照由内向外，先上唇后下唇的顺序进行，术后创面涂1%浓度的龙胆紫。术后患者2～3天内阴道分泌物较多，2周内阴道可能有少量出血，2～3周后创面脱痂，由新生的鳞状上皮覆盖创面而愈合。

◇激光疗法：是利用激光使炎性糜烂组织碳化结痂，临床多采用二氧化碳激光器。术后3周左右痂皮脱落，创面生长出新的鳞状上皮。激光治疗后阴道也有大量排液。

◇冷冻疗法：以液氮为制冷源，采用快速降温装置使炎性糜烂组织冷冻、坏死、脱落，鳞状上皮覆盖而痊愈。此法具有无痛苦、出血少、无瘢痕、无感染等特点，但阴道排液较多，一般持续2～3周。6周坏死组织脱落，8周创面愈合。

◇微波治疗：微波的微热效应和非热效应使凝固破坏组织的周围基底部位血液增加、代谢加强、营养改善、再生加速、白细胞吞噬作用增强，具有良好的消炎、杀灭肿瘤细胞的作用。

物理治疗注意事项：

◇治疗前，应常规做宫颈刮片行细胞学检查；

◇有急性生殖器炎症列为禁忌；

◇治疗时间应选在月经干净后3～7天内进行；

◇物理疗法后均有阴道分泌物增多，甚至有大量水样排液，在术后1～2周脱痂时可有少量出血；

◇在创面尚未完全愈合期间（4～8周）禁盆浴、性交和阴道冲洗；

◇物理治疗有引起术后出血、宫颈管狭窄、不孕、感染的可能。治疗后需定期复查，观察创面愈合情况直到痊愈，同时应注意有无宫颈管狭窄。

③手术治疗：如果上述治疗无效，或有宫颈肥大，或炎性糜烂面深而广，且累及宫颈管者，可考虑行小范围宫颈椎切术。但手术治疗目前已很少采用。

手术治疗注意事项：

◇最好选在月经干净后至距下次月经来之前一周此期间内的任何一天进行手术；

◇术前应化验血常规及出凝血时间，也要化验肝肾功能，梅毒，HIV，乙肝二对半，丙肝，同时需要做心电图检查；

◇术前检查白带常规如滴虫、霉菌和脓细胞，排除阴道炎方可施行手术，注意外阴清洁以免发生术后感染；

◇手术后两个月内避免性生活，以免出血和伤口感染；

◇术后如有阴道出血超过月经量需立即去当地最好的医院去止血，大量流血会有生命危险。

(2) 宫颈炎性糜烂的中医治疗

①内服方剂：以清热解毒，化瘀祛湿为主。常选用的药物有生黄芪，当归，白英，三七粉，生甘草。

②中成药：抗宫炎片：1次4片，每日3次，连服2个月，月经期停药。经带宁胶囊：1次4粒，每日2次，连服2个月，月经期停药。

③外治方剂：

保妇康栓：每晚1枚，连用10～14天，经期停药。轻度用宫颈炎性糜烂1号方（宫颈炎性糜烂洗剂）：蛇床子，黄柏，苦参等。水煎冲洗阴道，每日1次。

治糜康栓：每晚1枚，连用7～10天，经期停药。中度用宫颈炎性糜烂2号方（宫颈炎性糜烂粉剂）：蛇床子，川椒，白矾，硼砂等。上药烘干为面，冲洗外阴和阴道后，将上药喷入宫颈上。再放一棉球塞住，以防药物随分泌物流出，每周2次，8次为1个疗程。

锡类散，双料喉风散，冰硼散等：均需在医院由医生将药物放入带线棉球上直接放置宫颈炎性糜烂面上，24小时后自行取出。重度用宫颈炎性糜烂3号方（宫颈炎性糜烂糊剂）：蛤粉，钟乳石，樟丹，雄黄，没药，薄荷冰等。上药共为细面，香油调成糊状，敷于子宫颈上，每周2～3次。若充血红肿较重者，在上述2种外用药中可加入二黄粉（黄芩、黄柏研成细粉）。

紫草油纱布：紫草、香油或花生油等制成紫草油，将小纱布侵入紫草油内备用。用时先冲洗外阴和阴道，进行消毒，再将纱布贴在子宫颈上，每日1～2次。对中、重度糜烂皆可使用。

宫颈丸：由血竭，卤砂，硼砂，儿茶，钟乳石，樟丹，青黛，雄黄，没药，乳香，冰片，蛇床子，麝香等制成。共研细末，水泛为丸，如绿豆大。1次1～2丸，放入阴道深处，或将药粉喷在子宫颈上。每日1次，5天为1个疗程。中、重度糜烂皆可使用。

❀ 温馨贴士 ❀

宫颈炎性糜烂治疗前，必须先做宫颈的刮片，根据病理的结果，决定治疗方法。对于重度宫颈炎性糜烂，药物治疗效果不好时，可以选择物理治疗，治疗前应告知医生你是否有生育要求。任何药物都不宜长期用，长期用药容易导致念珠菌性阴道炎，就是菌群失调，所以有重度糜烂患者不宜长期用药，而且长期用药效果也不会好，即行炎症控制后做物理疗法会好一些。

7. 药物治疗子宫肌瘤

子宫肌瘤的治疗手段有许多，大致有激素治疗、手术治疗、介入治疗（保护治疗）和中药治疗等。那么哪种方法最好呢？其实，保守治疗与手术治疗，西药与中药各有所长。在选择治疗方法与手段时，应根据以下情况来判断：一是年龄和生育要求；二是症状；三是瘤体大小、部位、数目，以及瘤体的发展情况。

(1) 子宫肌瘤的中医治疗原则

治疗子宫肌瘤，要做到消瘤不忘止血，止血不忘消瘤，并得兼顾调理卵巢功能。用药不可猛攻峻伐，以免损伤元气。中医治疗子宫肌瘤以益气活血，化痰消瘀，软坚散结为大法，佐以理气行滞，扶正固本，以达到止血，消瘤，恢复元气的目的。

①急治其标，缓治其本：子宫肌瘤多无明显临床症状。黏膜下肌瘤或肌壁间肌瘤往往表现为月经周期缩短，经期延长，经量增多或崩漏等，与一般月经病无异。因此，长期流血不止者可先行止血，再根据年龄差异，区别对待。应用止血药（抗纤溶药物和促凝药物，如氨甲苯酸0.1克静脉注射或氨甲环酸每日1～2克，静脉注射或静脉滴注），可参照崩漏的治疗方法及中药疗法进行。血止后，可根据临床表现，采取相应的治疗方法，气滞者行气活血，血瘀者活血化瘀，痰湿者除湿化痰。对于拒绝接受手术治疗的患者，辨证施治尤为重要。

②久病患者宜攻补兼施：久病气血亏虚，应适当补益气血，以恢复机体元气。一方面起到扶正祛邪作用，另一方面为迫不得已进行手术治疗打下基础。可在大量的攻伐药物中，配伍补益气血的药物，也可以单纯选择一些补益气血的中成药口服。

③病证结合，取长补短：要以中医理论为指导，对诊断所得的资料进行归纳，分析采用辨证为主，辨明病因病机，患者阴阳气血盛衰，经络脏腑虚实，然后制订治疗方法。对于肿瘤的治疗，还要以类型、病期来确定疾病的诊断，选择抗子宫肌瘤的药物配合使用。这样通过辨证、辨病的结合，中西医明确诊断，病证合参，既注意选择治疗肿瘤的药物，又注意调整机体的抗病能力，可提高治疗子宫肌瘤的临床疗效。

④局部治疗与整体治疗相结合：在治疗时一定要重视调整全身状况，才能增强机体的抗邪能力，从而控制肌瘤的发展。要注意局部与全身相结合，如果只见局部，不见整体，一味滥用攻法，不顾正气，则不但达不到祛邪的目的，反而因药物本身的不良反应造成机体正气更加虚损。

⑤治标与治本结合：在本病过程中肿瘤始终是疾病之本，由肿瘤而并发的各种症状和疾病发生过程中发现的一些急迫症状有时可威胁患者的生命。这些症状均属于标，如出血、感染、发热、盆腔积液等急需及时治疗；急则治其标，待症状有所改善后，缓则治其本，如癌症；有时标本俱急，则标本兼顾。

(2) 子宫肌瘤何时切除好

医学统计显示，35岁以上的中年女性中，大约有20%的人患有子宫肌瘤。子宫肌瘤恶化的概率很小，一般在1%以下。所以大部分肌瘤不一定要开刀，只需定期追踪检查。不过，当有下列情况时，就应该接受手术治疗：

①子宫肌瘤造成患者大量出血，或长期经量过多，经期过长以致贫血，而药物难以纠正。此时，手术切除子宫肌瘤是有效的解决办法。

②子宫像妊娠3个月大小，或单个肌瘤直径超过5厘米，因为大的肌瘤发生恶化的概率比小肌瘤要大。

③增大的肌瘤出现压迫盆腔内脏器的症状，如向前压迫膀胱，出现尿频，尿急，或反复的泌尿系统感染；向后压迫直肠，出现大便困难或秘结等。

④肌瘤生长速度太快，或者在更年期之后，肌瘤不但不萎缩，反而变大。

⑤子宫肌瘤的患者出现不孕或反复流产，其他检查正常，则需考虑到可能就是子宫肌瘤所致。

切除子宫肌瘤是否要切除子宫呢？这要根据肌瘤的位置、大小，以及患者的年龄、生育要求、症状严重程度而决定。

8. 治疗盆腔炎的中西药疗法

盆腔炎一般治疗的同时应增加营养，补充水分，适当休息，以增强抵抗力。避免不必要的妇科检查，以免感染扩散。抗生素治疗，最好根据细菌培养和药敏试验选用药物。疑有淋病或衣原体感染时或症状严重时，则应选择广谱抗生素，并应加用抗厌氧菌的药物。

 名医锦囊

(1) 急性盆腔炎的治疗

①西药疗法：

青霉素：每日 320 万～960 万单位，静脉滴注，分 3～4 次加入少量液体中作间歇。与甲硝唑 500 毫克，每 8 小时 1 次，联合应用。

头孢菌素类：头孢西丁钠 1～2 克，静注，每 6 小时 1 次。头孢替坦二钠 1～2 克，静注，每 12 小时 1 次。

喹诺酮类：氧氟沙星，400 毫克，静滴，每日 2 次；左氧氟沙星，500 毫克，静脉点滴，每日 1 次。与甲硝唑 500 毫克，每 8 小时 1 次，联合应用。

克林霉素：1 次 600～800 毫克，静脉滴注，每 8～12 小时 1 次。与氨基糖式类药物联合应用。

②中药疗法：

热毒型：证见高热，寒战，下腹疼痛拒按，带下量多如脓，臭秽，尿黄便秘。中药口服药：金银花15克，连翘15克，紫花地丁20克，鱼腥草15克，丹皮15克，当归尾10克，皂角刺10克，生薏仁30克，花粉15克，生甘草15克。水煎服，每日1剂，分2次服用。

中成药可用：妇平胶囊，1次4粒，每日2次；妇乐冲剂，1次1袋，每日3次；康妇消炎栓外用，每晚1枚，纳肛。

湿热型：证见低热起伏，小腹疼痛灼热感，口干不欲饮，带下量多，色黄质稠。中药口服药：生薏米30克，制附片10克，败酱草15克，苦参10克，丹参30克，皂刺15克，生甘草15克。水煎服，每日1剂，分2次服用。

中成药可用：金鸡胶囊，1次4粒，每日3次；坤妇康片，1次4片，每日3次；野菊花栓外用，1次1粒，肛门给药。

瘀血阻滞型：证见下腹疼痛拒按，或经行不畅，经量多，有血块。中药口服药：当归10克，生地15克，赤芍15克，桃仁10克，红花10克，白花蛇舌草30克，丹参30克，皂刺15克，三七粉3克（冲服）。每日1剂，分2次服用。

中成药可用：血府逐瘀口服液，1次10毫升，每日3次；散结镇痛胶囊：1次4粒，每日3次；桂枝茯苓丸：1次1丸，每日3次，温开水送服。

(2) 盆腔炎性疾病后遗症的治疗

①西药疗法：

在使用抗生素的同时，可用 α－糜蛋白酶5毫克或透明质酸1500单位，肌肉注射，隔日1次，5～10次为1疗程。还可配合物理疗法：如微波、短波、超短波等。

②中药疗法：

中药灌肠方：桂枝15克，透骨草30克，赤芍15克，细辛3克，丹皮 15 克，白芷 10 克，皂刺 15 克，元胡 10 克，生甘草 10 克。每日 1 剂，1 次 200 毫升，晚上临睡时，行保留灌肠，经期停药，连用 2～3 个月。

中药热敷疗法：乌头 10 克，艾叶 10 克，鸡血藤 15 克，防风 10 克，红花 10 克，白芷 10 克，川椒 10 克，羌活 10 克，独活 15 克，皂角刺 15 克，透骨草 30 克，千年健 15 克。上药研细末，布包隔水蒸 40～50 分钟，热敷下腹，每日 1 次，经期停药。大青盐 500 克。用铁锅将大青盐炒热至发烫（40℃～50℃），装入纱布包，放置于下腹部，1 次热敷 30 分钟，敷时温度降低可反复加热。每日 1～2 次。

❀ 温馨贴士 ❀

急性盆腔炎患者如果有条件，可以住院治疗。最主要的是要规范和合理使用抗生素，用量一定要足，时间要够。如果症状消失就停止用药，则容易复发，甚至会导致盆腔炎性疾病后遗症。盆腔炎性疾病后遗症的疗程比较长，患者的精神负担和心理压力也随之加大，更增加了治疗难度。最好采用中药综合疗法。即中药口服，配合中药灌肠，中药热敷，中药静脉点滴和离子导入。月经期停止治疗。一般需要治疗 2～3 个月经周期。

9. 中西医结合治疗生殖器结核

生殖器结核诊断一经明确，不论病情轻重，均应给予积极治疗，尤其轻症患者，难以肯定其病灶是否已静止或治愈都应接受治疗。西医治疗可分为药物治疗和手术治疗两大类。在治疗的同时，应注意增加营养，以增强机体的抵抗力和免疫力。

（1）生殖器结核的西医治疗

常用的药物有利福平，异烟肼，链霉素，吡嗪酰胺，盐酸乙胺丁醇等。目前常采用联合用药的方式。具体用药方案如下：

①利福平、异烟肼、链霉素、吡嗪酰胺 4 药联合应用 2 个月，后每日连续应用利福平、异烟肼共 4 个月。

②利福平、异烟肼、链霉素、吡嗪酰胺 4 药联合应用 2 个月，后每日应用利福平、异烟肼、乙胺丁醇连续 6 个月。

③上述方案中，若对链霉素有耐药性，可用乙胺丁醇替代。如因副作用不能用利福平时，可改用异烟肼、链霉素、乙胺丁醇 3 药合用，2 个月后停用链霉素，其他两药继续用 16 个月。

④如因副作用不能用异烟肼时，可用利福平和乙胺丁醇，共 18 个月。

⑤如因故不能用链霉素时，可用异烟肼，每日 300 毫克，共用 1 年；利福平，450 毫克 / 千克体重，用半年；乙胺丁醇，750 毫克 / 千克体重，用 6 ～ 9 个月。

用药期间应注意：服用异烟肼应加服维生素 B_6（10 ～ 20 毫克），以防周围神经炎；定期复查肝功，血胆红素，血小板，白细胞总数及分类；异烟肼每疗程用量不得超过 150 克，链霉素为 60 ～ 90 克。

（2）生殖器结核的中医治疗

中医学认为女性生殖器结核，其发病是因先天禀赋不足，或劳倦过度，耗伤气血，正气不足，痨虫乘虚而入。可分为阴虚肺燥型和阴虚血燥型。

①阴虚肺燥型：证见午后潮热或骨蒸劳热，盗汗颧赤，月经量多或量少，或经闭不行，或漏下不止，口渴少饮，咯血唾血，或气短喘促。治以滋阴润肺。处方：生熟地各 10 克，天冬 10 克，玄参 15 克，地骨皮 10 克，沙参 15 克，知母 15 克，白芍 10 克，当归 15 克，桑白皮 10 克，桔梗 6 克，

甘草 6 克。若盗汗明显，加五味子 10 克，浮小麦 30 克以滋阴敛汗；若月经量多，漏下不止者，加女贞子 15 克，旱莲草 15 克以凉血止血。

②阴虚血燥型：证见经期错后，经量稀少，色淡，形体消瘦，口燥咽干，盗汗骨蒸，神疲倦怠，周身乏力，面色萎黄。治以益气养血。处方：鳖甲 15 克，生地 15 克，地骨皮 15 克，青蒿 10 克，玄参 15 克，白芍 15 克，阿胶 10 克（烊化），麦冬 15 克，生甘草 10 克。若经量过少，可加鸡血藤 25 克，丹参 30 克以养血调经。每日 1 剂。

③气血瘀滞型：证见小腹疼痛拒按，经前乳房胀痛，经期错后，量少色暗。治以理气活血。处方：丹参 15 克，当归 10 克，桂枝 6 克，元胡 10 克，香附 10 克，枳壳 12 克，五灵脂 12 克，地鳖虫 10 克，红花 10 克，皂刺 10 克，龟板 15 克，炙夏枯草 15 克。每日 1 剂，分 2 次服用。若有包块者，加三棱 10 克、莪术 10 克以破瘀消症；若小腹疼痛明显者，加银花 10 克、鱼腥草 10 克以解毒杀虫。

④阴阳俱虚型：证见手足心热，腰膝冷痛，眩晕耳鸣，口干喜热饮，小腹疼痛，喜温喜按，月经量少或闭经。治以阴阳双补，方用左归丸化裁。处方：生熟地各 15 克，枸杞子 15 克，山药 15 克，山萸肉 12 克，鹿角胶（烊化）10 克，龟板胶（烊化）10 克，菟丝子 20 克，杜仲 20 克，淮牛膝 15 克，附子 10 克，肉桂 6 克，生牡蛎（先下）30 克。每日 1 剂，分 2 次服用。

❀ 温馨贴士 ❀

首先在幼年时应接种卡介苗，避免结核病的发生。体质下降时，应远离结核病患者。如有经期发热，下腹部疼痛及原发性不孕者，应认真检查，以排除生殖器结核。对于已患有结核的女性，应积极规范治疗。在治疗期间应注意饮食营养，以提高抗病能力。急性期应卧床休息，慢性期可适当参加体育锻炼。

10. 月经不调的疗法

月经不调治疗的疗程一般为 3 个月，第 4 个月停药观察月经周期情形，一般规律服药后治疗 1 个疗程即可恢复正常。月经不调治疗期间，如果有感冒，请停服调经药物，等感冒好后再服。月经不调治疗期间，患者需保持心情舒畅，精神上要放松。服药调经的过程比较漫长，患者要有打"持久战"的思想准备，耐心服用药物。

 名医锦囊

- -

(1) 月经不调的西药治疗

①醋酸甲羟孕酮 8～12 毫克，每晚 1 次口服，经前 7 天开始，共 5 次；或黄体酮胶丸 0.1 克，每日 2 次；或肌注黄体酮 10～20 毫克，每日 1 次，连用 5 天。适用于黄体萎缩不全。

②人促性腺激素肌注，1000～2000 单位，于基础体温上升 2～3 天开始，一周 2 次，共 4～5 次，可以使血浆黄体酮明显上升。主要用于黄体功能不足或黄体萎缩不全。

③补佳乐口服，至血止后 2～3 天停药，补佳乐用量及时间根据出血情况定。本药用于子宫内膜修复延长。

④口服枸橼酸氯米芬可促进卵泡发育，主要用于不排卵或卵泡发育不良者。

(2) 月经不调的中药治疗

①气虚型：经行淋漓十余日方净，量少，色淡，质稀，神疲乏力，气短懒言，舌质淡，苔薄白，脉细弱。治法：补气摄血，调经固冲（冲指冲脉）。

方药：党参、炙黄芪、白术各15克，炙甘草、陈皮各10克，升麻、柴胡各6克。每日1剂，分2次服用。中成药：补中益气丸，八珍颗粒，人参归脾丸，复方阿胶浆。

②肾气虚型：经行过期不止，量少，色暗淡，质稀，头晕耳鸣，腰膝酸楚乏力，夜尿频多，面色晦暗，舌淡暗，苔白润，脉沉细。治法：补肾益气，固冲止血。方药：菟丝子、肉苁蓉、桑寄生、山药、枸杞子、熟地各15克，山萸肉、鹿角胶（烊化）各10克，制附片（先煎）6克。每日1剂，分2次服用。中成药：右归丸，安坤赞育丸，定坤丹，参茸卫生丸。

③阳盛血热型：经期延长，量多，色鲜红或紫红，质稠，面红目赤，心烦口渴，小便黄，大便干结，舌红，苔黄，脉洪数。治法：清热凉血，调经止血。方药：丹皮、茯苓、生地、白芍各15克，黄柏、地骨皮各10克，大小蓟各10克，茜草炭12克，炒栀子6克，荆芥炭10克。每日1剂，分2次服用。中成药：荷叶丸，葆宫止血颗粒，安坤颗粒。

④阴虚血热型：月经先期，量多或量少，色红，质稠，五心烦热，潮热盗汗，口干咽燥，入夜尤甚，舌红，少苔，脉细数。方药：生地、丹皮、白芍、玄参、麦冬各15克，地骨皮、山萸肉各12克，女贞子、旱莲草各10克。每日1剂，分2次服用。中成药：知柏地黄丸，左归丸。

⑤湿热蕴结型：经期延长，淋漓不净，量少，色深红夹有黏液，质稠，有臭味，伴见低热，腰腹胀痛，平时白带量多，色黄质稠，臭秽，小便短赤，大便黏滞，舌红，苔黄腻，脉滑数。治法：清利湿热，调经止血。方药：茯苓、白术、生薏仁、川牛膝、鸡冠花、鱼腥草各15克，黄柏、黄芩、车前子（包）、制香附各10克，贯众炭12克。每日1剂，分2次服用。中成药：固经丸。

⑥血瘀型：经期延长，淋漓不止，时多时少，色暗有血块，小腹疼痛拒按，块下痛减，小便黄，大便干，舌质暗红，或有瘀斑，脉弦或涩。治法：活血祛瘀，调经止血。方药：桃仁、红花、川芎、枳壳、当归各10克，赤芍、

熟地各15克，益母草20克，炒蒲黄、炒五灵脂各10克，三七粉（冲）3克。每日1剂，分2次服用。中成药：益母草冲剂，通经甘露丸，血府逐瘀胶囊。

（3）月经不调的香薰疗法

①适用精油：洋甘菊，鼠尾草，玫瑰的结合，可有效使月经恢复规律，前两者可刺激月经来潮，玫瑰则是平衡用油；另外，有一种较便宜的替代方法，可选用玫瑰＋鼠尾草＋薰衣草（或丝柏、迷迭香），另外薄荷可有效减少盆腔充血。

②按摩法：下列配方的混合油，每天涂抹于腹部和靠近腰的后背部，以促进激素的平衡，从而建立月经规律的周期。采用按摩的方法更好，按摩的部位在靠近腰的后背、腹部、大腿部。

玫瑰2滴＋鼠尾草3滴＋薰衣草3滴＋媒介油15毫升

③香薰沐浴：定期香薰泡澡，泡澡时加入8～10滴以上建议的适用精油，有助于建立激素的平衡。

❀ 温馨贴士 ❀

过去一向月经正常，近期经血淋漓不断，大多数是疾病所引起，需要及时检查。如果在自然流产或人工流产之后，一般3～7天，阴道流血停止，1个月后恢复正常月经。但如出现了淋漓不断的阴道出血，很可能是子宫内有胎膜组织残留，一旦确诊，应及早行刮宫清除。

---

11. 痛经的中西药结合疗法

痛经的治疗采取西医诊断、中药治疗是一种明智而科学的方案。原发性痛经有一般治疗，药物治疗（如抑制排卵，抑制子宫收缩等），手术治疗等疗法。继发性痛经的治疗原则是针对引起痛经的病变进行治疗。因宫腔节育器所致之痛经，可应用 PGS II 合成抑制剂治疗，在缓解痛经的同时又可减少月经量。

子宫内膜异位症引起的痛经可首选非甾体抗炎药或口服避孕药，如果疗效不佳，可改用促性腺激素释放激素类似物治疗。如患者暂时无生育要求且不宜长期口服药物时，可选择宫内放置左炔诺孕酮宫内缓释系统，或缓释孕激素的阴道环，这样既达到减轻痛经的目的，又可明显减少月经量。如患者有生育要求，且盆腔内有较大的子宫内膜异位囊肿，应首选腹腔镜下的微创手术治疗。

名医锦囊

----

(1) 痛经的西药疗法

① 原发性痛经的治疗

◇一般治疗

要重视精神心理治疗，阐明月经期轻度不适是生理反应。必要时可给予止痛、解痉治疗。如患者精神过度紧张，情绪不稳定，可口服少量的镇静剂如氯丙嗪。另外，低脂的素食和鱼油可以减少某些女性的痛经。

◇药物治疗

抑制排卵：如患者愿意控制生育，则口服避孕片（目前所用的避孕药均为低剂量高效孕激素和炔雌醇的复合片）。于月经周期第 5 天开始，每晚 1～1.5 片，连服 22 天。应用口服避孕药物治疗，可试服 3～4 个周期，一般治疗后第 1 个月痛经症状可明显减轻，第 2 个月后效果会更突出。如疗效满意，可继续服用；如症状改善不明显，可适当加用前列腺素合成酶抑制剂。由于要在整个月经周期用药，而发生效应仅在周期末 1～2 天，除非需要同时避孕，一般不受患者欢迎。

前列腺素合成酶抑制剂：对不要求避孕或口服避孕药效果不好的原发性痛经的患者，则宜选择前列腺素合成酶抑制剂，它可抑制前列腺素合成酶的活性，减少前列腺素的产生，显著降低子宫收缩的振幅和频度，降低子宫压力，从而达到治疗的目的。其主要的副作用为胃肠道症状及过敏反应。不影响垂体——卵巢轴功能，只要在疼痛发作前开始服用，持续2～3天即可，为其最大优点。但需试用1个阶段，来确定每个人疗效最满意的药物种类及最适宜的剂量。试用调整阶段有时可长达半年。

常用药物及使用方法如：

氟芬那酸200毫克，每日3次，或甲芬那酸500毫克，每日3次，均于月经来潮即开始服用，连续2～3天。

消炎痛（吲哚美辛），1次25毫克，每日2～3次，从经前第一天开始服用，持续至月经第2～3天。

常用的前列腺素合成酶抑制剂按其化学结构可分：

吲哚、吲唑类：如吲哚美辛、消炎灵（苄达明）25毫克，日服3～6次或50毫克，每日3次；

灭酸类：甲芬那酸，别名扑湿痛，初次剂量500毫克，以后250毫克，6～8小时1次；

氯芬那酸，初次剂量400毫克，以后200毫克，6～8小时1次；

苯丙酸衍生物：对异丁苯丙酸（商品名布洛芬），400毫克，每日4次；

甲氧萘丙酸钠盐，首次剂量500毫克，以后250毫克，6～8小时1次。

有消化道溃疡及对上述药物过敏者禁忌。副反应较轻微，多数均能耐受。其中只有消炎痛肠道反应发生率较高，还可发生头晕、疲乏虚弱感、头痛等症状，以致治疗中途停药者甚多。

灭酸类或苯丙酸衍生物一类药物，尤其甲氧萘丙酸作用持续时间长，其钠盐在血中迅速达到高值，因而发生作用快，副反应也小，为目前临床最多选用之药物。

　　钙通道阻滞剂：硝苯地平（又叫心痛定、利心平）20～40毫克治疗原发性痛经。给药后10～30分钟子宫收缩减弱或消失，肌肉收缩振幅、频率、持续时间均下降，基础张力减少，同时疼痛减轻，持续5小时，无特殊副反应。

　　棉酚：醋酸棉酚20毫克，每日服1次，连用3～6个月，治疗原发性痛经疗效可达95％以上。但可能产生明显副反应，如乏力、心悸、恶心、水肿、头晕、潮热、厌食、渗透性腹泻等，严重的还可发生血小板减少、低钾血症等。

　　②继发性痛经的治疗

　　原则是针对引起痛经的病变进行治疗。因官腔节育器所致之痛经，可应用前列腺素合成酶抑制剂治疗，在缓解痛经的同时又可减少月经量。近年有带黄体酮的节育器，可使月经血中前列腺素含量下降，以缓解痛经严重程度；对疗效仍不显著的患者宜取出节育器，改用其他避孕措施。

　　因子宫内膜异位症导致的痛经，应根据患者年龄、症状、体征、病变范围以及对生育要求等加以选择，强调个体化治疗。具体如下：

　　◇期待疗法：应用非甾体类抗炎药（吲哚美辛、奈普生、布洛芬等）。

　　◇药物治疗：

　　口服避孕药：降低垂体促性腺激素水平，直接作用于子宫内膜和异位内膜，导致异位内膜萎缩。长期连续服用造成类似妊娠的人工闭经，称假孕疗法。

　　孕激素类：作用机制为抑制促性腺激素释放并直接作用于子宫内膜和异位内膜，最初引起子宫内膜组织的蜕膜化，继而导致内膜萎缩和闭经。临床上常用醋酸甲羟孕酮每日口服30毫克，或甲地孕酮每日40毫克，连续应用6个月。

　　促性腺激素释放激素激动剂：通过抑制垂体促性腺激素的分泌，导致卵巢分泌的性激素减少，造成体内低雌激素状态，出现暂时性绝经，起到药物暂时去势的作用而达到治疗的目的。常用达菲林 3.75 毫克，肌肉注射，月经第一天皮下注射，每隔 28 天肌注 1 次，共 3 ~ 6 次。

孕三烯酮：可拮抗孕激素和雌激素，能增加游离睾酮含量，减少性激素结合蛋白水平，使异位内膜萎缩、吸收，也是一种假绝经疗法。

◇手术治疗：适用于药物治疗后症状不缓解、局部病变加剧或生育功能未恢复者，较大的卵巢内膜异位囊肿且迫切希望生育者。手术指征包括附件包块、盆腔疼痛及不孕。

（2）痛经的中药治疗

①穴位贴敷法：在月经来潮 3 ~ 5 天时，将穴位贴外敷于关元，气海，三阴交穴，每 6 小时一换，每天 1 遍，直到贴至月经来潮痛经缓解。

②药酊摩擦法：取云南白药酊适量，涂于脐下关元穴，气海穴部位，用手摩擦，当有发热感并传至腹内时，疼痛即止。

③白药填脐法：取云南白药适量，白酒调为稀糊状，填于肚脐处，外用胶布固定，并可用热水袋热熨肚脐处，每日 2 ~ 3 次，1 次 10 ~ 15 分钟，药糊每日一换，连续 3 ~ 5 天。

④芥糊填足法：取白芥子 12 克，研为细末，加面粉适量，米醋调为稀糊状，外敷足心涌泉穴，包扎固定，每日一换，同时可配合外敷关元穴，气海穴。

⑤痛经足浴方：取桂枝 20 克，乳香、没药、红花各 10 克，细辛 5 克，水煎 2000 毫升足浴，1 次 15 ~ 20 分钟，每日 1 次，连续 3 ~ 5 天。

目前西医的对症止痛，可有效消除和缓解痛经，但容易产生耐药性和有胃肠刺激等副作用，治标不治本。痛经的女性还是应该优先选择能抑制前列腺素合成酶的药物，从根本上对痛经加以治疗。由于这种病症表现为周期性发作，所以在用药时，应该选择那些用药量较少、副作用较小的药物。尽量少用或不用麻醉性止痛药物，以避免人体产生抗药性及成瘾性。

12. 对闭经的治疗

女性生殖器官是身体的一部分，因此全身健康也会影响生殖器官的功能，故治疗闭经应先纠正患者的全身健康状况。还要找到引起闭经的具体原因，如原发性闭经多由先天性疾病和生殖道畸形引起；继发性闭经常由继发的器官功能障碍或肿瘤引起。明确疾病的原因，确定病变部位及疾病种类，然后才能对因治疗。例如结核性子宫内膜炎即给抗结核治疗，对先天性卵巢发育不良、卵巢功能受损或遭到破坏而导致早衰者则可用激素替代疗法。

 名医锦囊

(1) 闭经的西医治疗

①全身性疾病治疗

合理安排患者的工作、生活，避免精神紧张及过度劳累，加强营养，积极预防继发性闭经。对月经后期，月经迟发，月经量少要积极采取中医治疗。低体重或因过度节食消瘦导致闭经者应调节饮食，加强营养，以期恢复标准体重。运动性闭经者应适当减少运动量及训练强度，必须维持运动强度者，应供给足够营养及纠正激素失衡。因全身性疾病引起者应积极治疗原发病。

②性激素替代疗法

雌孕激素人工周期序贯疗法：对体内雌激素水平不足、先天性性腺缺失、性腺发育不良或卵巢以上部位病变，均可用此法。一方面可使子宫内膜能定期进行生理性剥脱，另一方面能刺激卵巢及垂体间的正常反馈机制。

其重要性表现在：维持女性生殖健康及全身健康，包括神经系统、心血管、骨骼和皮肤等；维持性征和引起月经；维持子宫发育，为诱发排卵周期做受孕准备。用法：雌激素量根据治疗需要给予。维持生理需要量为口服妊马雌酮0.625毫克或微粒化17-β 雌二醇1毫克，维持子宫发育为受孕做准备的需要量为妊马雌酮1.25～2.5毫克或微粒化17-β 雌二醇2～4毫克，1个周期共21天，最后5天，每天加用黄体酮胶丸0.1克，每日2次，连服5天，或地屈孕酮10毫克，每日2次，连服5天，或醋酸甲羟酮每日8毫克，连服5天，或每日肌注黄体酮20毫克，连服5天。停药2～7天内发生撤药性出血，从出血第5天起再开始新的周期治疗，用药同上，重复3～6个周期。

③诱发排卵

青春期卵巢发育不良和卵巢功能未衰竭，并有生育要求的患者，可采用激素或类似药物诱发排卵。

枸橼酸氯米芬：促进丘脑下部促性腺激素释放激素的分泌，纠正其功能并诱发排卵。适用于卵巢和垂体有正常反应、丘脑下部功能有不足或不协调者。具体用法：从月经周期第5天或黄体酮引起的撤药性出血第5天开始服用，每次50毫克，每日1次，连服5天，停药后5～11天排卵。若无排卵，可于用药第20天加用黄体酮20毫克，每天肌注1次，连续5天，使发生撤药性出血。出血后第 5 天开始第 2 周期治疗,枸橼酸氯米芬可加大量至 100 毫克,连服 5 天。在治疗过程中必须密切观察排卵情况, 也不宜长期应用, 以免发生卵巢过度刺激综合征。若仍无排卵, 应改用其他药物或与其他药物合并使用。来曲唑 2.5~5 毫克, 每日 1 次, 月经第 5~9 天服用。

促卵泡成熟激素: 刺激卵泡发育和成熟, 分泌雌激素。适用于垂体功能不全, 促性腺激素水平低落而卵巢反应功能正常者。

黄体生成素释放激素(LH-RH): 适用于丘脑下部分泌不足的无排卵者。应用微泵脉冲式静脉注射, 脉冲间隔 90~120 分钟, 小剂量 1~5 微克/脉冲, 大剂量 10~20 微克/脉冲, 用药 17~20 天 , 或从月经周期第 5 天开始, 每日肌注 50 微克, 连续 7~10 天。

④抑制垂体催乳素过多分泌: 溴隐亭从小剂量开始, 如果没有不适, 增加至每日 5~7.5 毫克, 最大剂量不超过每日 10 毫克, 连续服用 3~6 个月或 1 年时间。用药期间检测催乳素浓度以决定药量。主要用于治疗闭经溢乳综合征, 高催乳素血症。

(2)闭经的中药治疗

①肾气不足型: 原发性闭经, 或初潮晚, 月经错后量少, 色淡质稀, 渐至闭经, 头晕耳鸣, 腰膝酸软, 夜尿频多, 带下量少, 面色晦黯, 舌淡, 苔薄白, 脉沉细。治法: 补肾益气, 调理冲任。方药: 菟丝子、枸杞子、熟地、覆盆子、党参、首乌、黄精、当归各 15 克, 紫河车、淫羊藿、肉苁蓉各 10 克。每日 1 剂, 分 2 次服用。中成药: 定坤丹, 参茸卫生丸, 安坤赞育丸, 强肾片。

②肝肾亏损型: 堕胎, 流产, 久病或产后, 经量逐渐减少, 经行延后, 甚至闭经, 头晕目涩, 腰膝酸软, 心烦潮热, 带下量少, 阴部干涩, 舌红, 少苔, 脉细数。治法: 滋肾柔肝, 养阴清热, 调补冲任。方药: 熟地、山药、女贞子、枸杞子、首乌、当归、白芍各 15 克, 山萸肉 12 克, 杜仲、菟丝子、生山药各 10 克。每日 1 剂, 分 2 次服用。中成药: 左归丸, 天紫红女金胶囊。

③气血虚弱型：月经逐渐后延，经量渐减，色淡质稀，继而停闭，倦怠乏力，气短懒言，头晕眼花，心悸失眠，舌淡，苔薄白，脉沉缓。治法：益气养血调经。方药：党参、炙黄芪、白术、茯苓、当归、白芍、熟地各15克，远志、炙甘草各10克，陈皮、桂心各6克。每日1剂，分2次服用。中成药：人参养荣丸，八珍益母丸，乌鸡白凤丸，八珍颗粒，复方阿胶浆。

④气滞血瘀型：经行先后不定，量少，渐至闭经，或暴怒之后骤然经闭不行，情志抑郁，胸肋、乳房、小腹胀痛，舌质紫黯，有瘀点，脉沉弦而涩。治法：理气活血，祛瘀通经。方药：当归、赤芍、川牛膝、莪术、生地各15克，桃仁12克，红花、枳壳、醋柴胡、川芎、甘草各10克，桔梗6克。每日1剂，分2次服用。中成药：血府逐瘀口服液，通经甘露丸，大黄䗪虫丸。

⑤痰湿阻滞型：经期延后，经量渐少而至停闭，神疲倦怠，形体渐胖，胸闷泛恶，食少痰多，带下量多，色白质稠，大便溏，舌体胖嫩，苔腻，脉滑。治法：燥湿化痰，活血调经。方药：茯苓、苍术、当归各15克，半夏、陈皮、生甘草、制香附、胆南星、枳壳、神曲、川芎各10克，生姜3片。每日1剂，分2次服用。中成药：二陈丸，保和丸。

❀ 温馨贴士 ❀

月经数月不来，有性生活者，首先要排除妊娠。治疗应根据患者的具体情况，辨别其寒热虚实。采用虚者补而通之，实者泻而通之的方法，不可滥用补法或攻法，以防误用补法以敛邪，滥用攻法以伤正。宜选用理气活血化瘀的中成药。如活血调经丸，女性痛经丸等。也可根据具体情况选用温散寒湿，通经活血的中成药，如艾附暖宫丸，暖宫孕子丸。年过16周岁未行经，或月经错后，量少逐渐至闭经者，应选用具有滋补肝肾，养血调经的中成药。常见品种有蛤蚧补肾丸，坤灵丸，女宝，天喜调经丸等。

13. 不孕症的治疗

不孕症的原因很复杂，应当针对病因进行针对性治疗。其中最常见的原因为排卵功能障碍和输卵管因素。排卵功能障碍引起的不孕可选用西药氯米芬，人绒促性素，雌激素等促排卵治疗；治疗输卵管阻塞所引起的不孕，输卵管内注射药物可使药物和输卵管病灶直接接触，并通过注射时产生的压力分离粘连；或选择体外受精—胚胎移植，即试管婴儿。本病相当于中医学"断绪""全无子"等范畴。其病与肾的关系密切，并与天癸、冲任、子宫的功能失调，或脏腑气血不和有关。根据临床证型选择不同的治疗方法。中西医结合治疗可提高本病的治愈率。

 名医锦囊

- -

（1）不孕症可选用的西药

①诱发排卵：

枸橼酸氯米芬：于月经周期第5日起，每日口服50毫克，连服5日，3个周期为一疗程。如果无效，剂量可增加到每日100～150毫克，排卵率高达80%，但受孕率仅为30%～40%。其主要原因可能为氯米芬会降低子宫内膜对胚胎的容受性或导致自然流产率上升。同时，在月经的第10天，加用补佳乐1毫克，每日1次，连用5天。治疗6个周期仍无排卵者应进一步检查不孕原因。

人促性素：常与氯米芬合用，于氯米芬停药后7日左右加用人促性素，1次2000～5000国际单位，肌肉注射，于卵泡发育到接近成熟时给药可促发排卵。

尿促性素：自月经期第6日起，每日肌肉注射尿促性素1支，连用7日，用药过程需观察宫颈黏液，测血雌激素水平及B超监测卵泡发育，一旦卵泡发育成熟即停用尿促性素。停药后24～36小时加用绒促性素5000～10000国际单位,肌肉注射,促使排卵及黄体生成。

雌激素:对卵巢有一定雌激素水平的女性,可用雌激素冲击疗法,于月经周期第10天左右,口服补佳乐5毫克,每日1次,共口服20毫克。如有消化道反应,可改用苯甲酸雌二醇10毫克,于月经期第10日肌肉注射1次,连续3个周期。

甲磺酸溴隐亭:开始时用小剂量,1次口服1.25毫克,每日2次,7～14日后如无明显反应即逐渐加到标准治疗量,即1次口服2.5毫克,每日2～3次。一般连续用药3～4周时垂体催乳素降至正常,月经恢复后维持适当剂量。主要适用于无排卵伴有高催乳素血症者。

②输卵管内注药:

用于治疗输卵管阻塞所引起的不孕,输卵管内注射药物可使药物和输卵管病灶直接接触,并通过注射时产生的压力分离粘连,常用方法为:用地塞米松磷酸钠注射液5毫克,庆大霉素40毫克,加入20毫升生理盐水中,在150毫米汞柱压力下,1毫升/分的速度进行输卵管通液术。一般自月经干净后3～5日开始,隔日1次或每周2次,每周期3～5次为1疗程,术后注意抗感染治疗。

③其他:

◇子宫发育不良所引起的不孕,可用雌激素、孕激素做周期2～3个月的治疗,有助于子宫的发育;宫颈黏液分泌少而黏稠者,可以阴道给雌激素类栓剂,或口服倍美力0.3125～0.625毫克,每日1次,于月经第5日起连服10天,使宫颈黏液稀薄,有利于精子穿过。

◇因免疫因素引起的不孕可应用免疫抑制剂,首选肾上腺皮质激素。

(2) 不孕症可选用的中成药

①胞宫虚寒型:证见婚后不孕,周期推迟,经量较少,色暗有块,形

寒肢冷,腰脊酸楚。天紫红女金胶囊:1次4片,每日3次。女金丸:1次1丸,每日2次。右归丸:1次1丸,每日3次。右归胶囊:1次4粒,每日2次,女宝胶囊:1次4粒,每日3次。

②脾肾两虚型:证见婚久不孕,性欲淡漠,形体肥胖,月经量少或闭经,色暗淡,质稀,带下量多,夜尿频,大便溏稀。调经促孕丸:1次5克,每日2次,温开水送服。自月经周期第5天起连服20天,无月经周期者每月连服20天,连服3个月为1疗程。参茸卫生丸:1次1丸,每日2次。定坤丹:1次7克,每日2次。

③肝肾不足型:证见婚后不孕,月经先后无定期,量少,色红,手足心热,腰酸腿软,头晕耳鸣,精神抑郁,心烦易怒。安坤赞育丸:1次1丸,每日2次。调经种子丸:1次1丸,每日2次。鹿胎膏:1次10克,每日1~2次。

④气血两虚型:证见婚后不孕,月经推后,量少色淡,面色萎黄,神疲乏力,食欲不振。人参养荣丸:蜜丸1次2丸,每日2次。当归养血丸:大蜜丸1次1丸,或水蜜丸1次9克,每日3次。八珍颗粒:1次3.5克,每日3次。

⑤肝郁气滞型:证见婚后不孕,性情忧郁,经期先后不定,经来腹痛,行而不畅,经前乳房胀痛,烦躁易怒。得生丹:1次1丸,每日2次。逍遥颗粒:1次8克,每日2次。

❀ 温馨贴士 ❀

因为不孕症往往是许多女性病造成的,故有相当部分的不孕症是可以预防的。及时调治足以影响妊娠的各种女性病,如月经病、带下病等,尤其是妇科炎症以及月经病中的痛经、闭经、崩漏和月经不调。尽量减少未婚先孕。未婚先孕,反复人流,药流,往往容易造成继发不孕或习惯性流产。

14．热法治疗性冷淡

女性性唤起障碍属中医"女子阴痿"的范畴，是指女方缺乏对性活动的主观愿望。长期无性欲，但在配偶要求性生活时可被动服从。中医认为是由于肾之元阴、元阳亏虚；或七情内伤，肝失疏泄；或劳伤精血，气血不足所致。

 名医锦囊

（1）中医治疗性冷淡

①肾阳虚损型：性欲淡漠，腰酸腿软，头晕耳鸣，手足不温，畏寒肢冷，白带清稀，小便清长，大便溏薄。方选右归丸加减。熟地黄 12 克，枸杞子 10 克，鹿角胶 10 克，杜仲 15 克，巴戟天 10 克，肉桂 10 克。水煎服，每日 1 剂，连服 10 日。

②肝郁气滞型：常有创伤性性经历，遇到异性便厌恶，性欲淡漠，胸闷不舒，脘腹胀闷，喜叹气，易烦怒。方药：逍遥散加减。柴胡 10 克，当归 10 克，生白芍 15 克，茯苓 20 克，生白术 15 克，制香附 10 克，薄荷 6 克，紫石英 30 克，巴戟 6 克。水煎服，每日 1 剂，连服 15 日。

③心脾两虚型：厌恶房事，性感不足，面色无华，精神疲倦，食欲不振，四肢无力。方选归脾汤加减。人参 15 克，白术 20 克，生黄芪 30 克，当归 10 克，熟地 10 克，枸杞子 15 克，酸枣仁 12 克，木香 3 克，杜仲 15 克，阳起石 30 克。水煎服，每日 1 剂，连服 10 日。

（2）民间偏方治女性性冷淡

①肉苁蓉 15 克，山萸肉 5 克，羊肉 200 克。先将羊肉洗净，前两味药布包好，与羊肉、生姜、黄酒共炖煮 60 分钟，喝汤食肉。

②黄精100克，母鸡1只。将鸡洗净，黄精放入鸡肚中，加生姜、黄酒放入大碗中，上锅蒸90分钟即可食用。

③枸杞子30克，鸡蛋2枚。先将鸡蛋煮熟，剥壳后再与枸杞子共煮20分钟，喝汤食蛋。

④鹌鹑蛋6枚，鲜牛奶200毫升，白糖适量。鹌鹑蛋煮熟剥壳，与牛奶共煮沸后，加白糖食用。

⑤沉香6克，甘松10克，羌活、藿香、丁香、肉桂各30克，沙姜、辛夷花、檀香、木香各20克，共研为粗末，装入布袋内即成药枕，供睡觉枕用。

15. 如何治疗更年期综合征

更年期女性出现一般症状时只需予以解释、安慰、消除顾虑，同时积极安排好工作和生活。若出现明显症状，如头痛、失眠等精神症状，可给予镇静剂等以减轻症状。激素补充治疗可以明显改善更年期症状，但有一定适应证及禁忌证，还有一些副作用。中医治疗以补肾益气，调整阴阳为主要方法，因人而异，有较好的调理作用。

(1) 更年期综合征的西药治疗

①一般治疗：更年期女性应了解更年期是自然的生理过程，应以积极的态度去面对这一变化。更年期精神神经症状可因神经类型不稳定或精神状态不健全而加剧，故应进行心理治疗。必要时可辅助使用镇静剂及对神经有调节功能的药物。可用安定 2.5 ~ 5 毫克，每日 2 ~ 3 次；谷维素 10 ~ 20 毫克，每日 3 次。这些药物对于安定情绪、改善神经精神症状有一定效果。另外，可选用维生素类药物，如维生素 B_1，维生素 B_6，复合维生素 B，维生素 E 及维生素 A 等。以上都属于对症治疗，且各种药物应根据病情变化适时调整剂量，或者停药。经过一段时间的治疗后，多数患者一般都能有所改善。老年女性还应坚持锻炼身体，增加日晒时间，摄入足量的蛋白质及含钙丰富的食物，以预防骨质疏松。

②激素替代治疗：补充女性激素，改善更年期症状，预防骨质疏松，称为激素疗法。绝经后主要缺乏雌激素和雄激素。

雌激素：缺乏雌激素会出现潮热盗汗、心悸、情绪改变、失眠、泌尿生殖道萎缩及炎症等典型更年期症状，远期会出现骨质疏松。补充雌激素可以缓解更年期症状，预防骨质疏松。对于有严重更年期症状，影响到工作、生活的患者，可采取激素治疗。临床常用药为倍美力，或克龄蒙。用法：倍美力 0.3 毫克或 0.625 毫克隔日或每日 1 次，有子宫者，需加 5 天黄体酮；克龄蒙，每日 1 片，连服 21 天。

雄激素：雄激素可抑制垂体促性腺激素的分泌，并有蛋白合成作用，服用后可增强体力和性欲，改善情绪，并可消除肩背、关节疼痛。临床常用药为利维爱。利维爱为雌、孕、雄激素复方药物，口服后进入人体内的分解产物具有孕激素、雄激素和弱的雌激素活性，不刺激子宫内膜增生。

用法：2.5 毫克隔日或每日 1 次。若症状较轻用 1.25 毫克隔日或每日 1 次。

孕激素：孕激素能抑制子宫内膜增生，预防内膜癌的发生。有子宫的女性使用雌激素疗法必须加孕激素。常用药为甲羟孕酮。激素疗法如此有效，但并不是任何人都适用。下列情况需禁用或慎用激素：肝肾功能不全，胆囊疾病，血栓性静脉炎，血管栓塞及缺血性疾病，妇科肿瘤病史（乳癌，子宫内膜癌，尚未绝经的子宫肌瘤和子宫内膜异位症或卵巢肿瘤），高血压，高脂血症。

③激素替代疗法的副作用·

阴道出血：绝经后约 1% 的女性在服用激素后 1～3 个月内有阴道出血。原因是用药前子宫内膜有一定厚度（＞0.5 厘米），或漏服，或激素用量过大。

乳房胀痛，白带量多，水肿或胃肠道反应：用药初期多见，通常在治疗几周后消失。若持续存在，可能剂量偏大，应减量或换药。

用激素前需常规检查子宫、卵巢、乳腺等有无器质性病变，子宫内膜在 0.5 厘米内方可用药。用药期间出现异常情况，应及时求医增减剂量或换药。同时注意每年体检 1 次，检查肝肾功能、血糖、血脂、乳腺、子宫内膜及宫颈。至于激素需用多长时间，目前医学没有明确规定，只要定期评估，明确受益大于危险，即可继续应用。

应明确的是，激素替代治疗不会使时光倒流，不是阻止绝经，而是治疗绝经所引起的相关疾病，从而提升生活质量，因为盲目怕衰老而滥用激素治疗，将增加风险。

不少女性怕使用激素会引起发胖或致癌。医学认为更年期来临，人体激素分泌减少，补充最低有效剂量的激素不会引起发胖；雌、孕激素的共同应用可以有效防止子宫内膜癌；少于 5 年的激素替代，引起乳腺癌的风险极低。符合激素替代治疗的适应证，且不具备禁忌证的更年期女性可放心使用。

(2) 更年期综合征的中药治疗

性激素替代疗法有一定适应证及禁忌证，还有一些副作用及潜在的致癌风险。有些患者不宜用性激素，或对性激素有很大顾虑而不愿使用。中医治疗无副作用，因人而异，辨证施治，患者易于接受，也有很好的疗效。

中医认为：肾主月经，主生殖。女性进入绝经期，肾气渐衰，冲任二脉虚衰，天癸渐绝，月经渐断而至绝经，生殖功能降低而至消失，此过程是女性正常的生理变化。若更年期女性身体阴虚或阳虚，或受生活环境因素的不利影响，不能适应此过程，则肾的阴阳二气不能平衡，进而会影响到心、肝、脾的功能病变而出现各种更年期症状。临床常见的证型有肾阴虚型（包括阴虚内热，阴虚血燥，精亏血枯，肾虚肝旺，心肾不交等证），肾阳虚型，肾阴阳俱虚型。

中医治疗以调节肾的阴阳平衡为大法，兼治心、肝、脾。

①阴虚内热型：绝经前后月经紊乱，量或多或少，烘热汗出，面红潮热，腰膝酸软，头晕耳鸣，舌红，少苔，脉细数。治法：滋阴清热。方药：生熟地、枸杞子、山药、茯苓各15克，山萸肉12克，盐知母、盐黄柏、地骨皮、丹皮各10克，生甘草6克。

②阴虚血燥型：经断之年，头晕耳鸣，腰膝酸软，肢体麻木，皮肤干燥，阴部干涩。治法：滋阴养血润燥。方药：生熟地、山萸肉、枸杞子、山药各15克，菟丝子、生首乌各20克，当归、白芍各12克，丹皮10克，炒荆芥6克，蝉衣3克。

③精亏血枯型：经期前后，腰膝酸软，头晕耳鸣，失眠健忘，甚则齿摇发脱，月经过早停闭，或后期量少。治法：滋阴养血填精。方药：枸杞子、熟地、山药、狗脊、制首乌、当归、菟丝子各15克，山萸肉12克，鹿角胶（烊）、龟板胶（烊）、川牛膝各10克。

④肾虚肝旺型：经断前后，烘热汗出，烦躁易怒，头晕耳鸣，腰膝酸软，

双目干涩。治法：滋阴潜阳。方药：枸杞子、山药、熟地、茯苓、白芍、石决明各15克，丹皮、菊花各10克，山萸肉12克，制鳖甲（先下）20克，生龙牡（先下）30克。

⑤心肾不交型：经断前后，头晕耳鸣，烘热汗出，心悸怔忡，失眠多梦，心烦不宁，甚者情志异常。治法：交通心肾。方药：生地、熟地、山药、白芍、百合各15克，山萸肉、五味子、远志、丹皮、阿胶（烊）各10克，天麦冬12克，黄连、莲子心各6克。

⑥肾阳虚型：精神萎靡，形寒肢冷，腰腹冷痛，倦怠乏力，水肿，小便清长，夜尿频数。绝经前同样可出现月经紊乱，月经提前或月经量少，或阴道大量出血或出血淋漓不净。肾阳虚常合并心脾气虚证候，如：心慌失眠，食欲不佳，恶心，大便稀，舌质淡，苔薄白，脉沉细。治法：温补肾阳。方药：熟地10克，山药20克，山茱萸10克，枸杞20克，鹿角胶10克，菟丝子30克，杜仲20克，当归10克，肉桂6克，制附子10克。

⑦肾阴阳两虚型：绝经前后，头晕耳鸣，健忘，颜面烘热，汗出恶风，腰背冷痛，月经紊乱或闭经，舌质淡，苔薄白，脉沉细。治法：益阴扶阳。方药：仙灵脾、菟丝子、女贞子、旱莲草各15克，仙茅、巴戟天、当归各10克，制首乌20克，生龙牡（先下）30克，盐知柏6克。

（3）临床常用中成药

滋补肾阴：六味地黄丸，坤宝丸，更年安，女珍颗粒，坤泰胶囊，杞菊地黄丸，加味逍遥丸，知柏地黄丸等。温补肾阳：右归丸，金匮肾气丸，附子理中丸，参茸卫生丸等。胸闷憋气，可用诺迪康胶囊。心气不足引起失眠、心慌可用柏子养心丸，活力苏口服液，人参归脾丸等。肝郁化热所致的失眠心烦可用百乐眠胶囊。

第七章

养护结合，生活规律有节制
——女性疾病的保健秘籍

女人柔情似水，是为男人；女性愁肠百结，是为孩子。但是，女人的健康——"革命的本钱"，应该由谁来负责？丈夫有责任，不错；孩子有义务，有理。但是，丈夫、孩子又各有各的事情，他们即便心有余也力不足。因此，关爱自己的健康，首要的还是靠女人自己。

女人如何关爱自己的健康呢？首先，要结合女性的自身体质，针对女性生理特点，提出相应的中医解决方案。其中，饮食调理方案和运动方案是女性健康管理和自我保健的重要内容。其次，日常生活要关注以下几点，做好自身健康的管家。

①了解自身健康状况，判断疾病指向。

②建立长期（终身）自身健康的档案。

③避免拖延病情，早发现，早治疗，有病及时就医。

④最大限度减少重大疾病的发生。

⑤节省维护健康的时间和金钱。

1. 健康乳房的呵护计划

健康挺拔的乳房，是女性魅力所在，但是，并非所有女性都懂得如何保养。世界卫生组织把每年的10月设为"全球乳腺癌警示月"，以此提醒女性朋友珍爱自己的乳房健康。专家提醒女性，丰满的乳房是女性美的标志，而健美的乳房一定离不开文胸的保护。

 **名医锦囊**

- -

（1）乳房的一生呵护计划

①少女期：从9～10岁开始，乳房因卵巢分泌激素的刺激，出现乳核，并慢慢增大，到15岁时基本成型。不过刚开始，乳房比较有韧性，有些少女可能两乳房大小不同，但不必担心这种情况，随着身体的发育，这种差别会自然消失。

呵护原则：注意饮食平衡，营养要丰富，锻炼宜适当。

②成年期：乳房在月经前7～10天，受体内雌孕激素影响开始增大，直到月经来潮激素水平下降，乳房逐渐复原，至月经后7～8天恢复正常。

呵护原则：月经前1周内，远离辛辣刺激，尽量吃清淡、高纤维食物，以免激素过于活跃，加剧经期乳房胀痛。

③妊娠期：乳腺发育的程度是决定妊娠期乳汁分泌多少的重要因素之一。正常乳房重约200克，妊娠后乳晕颜色变深，乳房体积增大，妊娠末期乳房可达400～800克。

呵护原则：孕期乳房按摩。在怀孕满6个月后进行，方法是用手托住乳房，自乳房底部开始向乳头方向按摩，同时揉捏乳头以增加韧性。这样有利于产生乳汁，并使输乳管开放，确保乳汁分泌通畅。

④哺乳期：产后2～3天内，在催乳素的作用下，乳房迅速胀大而坚实。随着规律性哺乳，乳房会规律地充盈，排空，再充盈，再排空。

呵护原则：产后乳汁容易淤积，造成乳腺小结，甚至急性乳腺炎。每次哺乳前，揉一揉或热敷一下乳房，有助于疏通乳汁通路。哺乳时让婴儿多吸不适的乳房，可以促进乳房疾病的好转。

⑤中年后：由于卵巢分泌的激素开始减少，乳房体积变小，即使增大

也是脂肪在增加。

呵护原则：此时乳房疾病发生率增高，应该定期做专业检查。对突然出现的异常感觉要警惕。

（2）佩戴文胸是理想的乳房保健措施

首先，选择文胸要选择合适的型号，太大起不到支托乳房的作用，太小又会妨碍乳房的发育，合适的文胸尺寸是测量自己的底胸围，即用软皮尺沿两侧乳房下缘一周测量，这个尺寸就是文胸的尺寸。如果底胸围是76厘米，就应买相应大小的文胸。

其次，要选用柔软、透气、吸湿性强的棉制文胸，而不要采用尼龙或的确良材料的文胸。而且文胸最好有一段松紧带，以适应呼吸和运动。

文胸要注意清洁，在夏天应每天换洗，冬天每周至少换2次，以保持乳房的清洁。每天佩戴文胸的时间不要超过12小时。平常只要不是在公众场合，就应尽量让胸部放松，以保证淋巴液的正常流通，否则仅仅为了美而牺牲健康，就得不偿失了。

（3）孕妇应选择专用文胸

怀孕后到第16周左右，很多孕妇的乳房开始变大，这时就该考虑购买孕妇专用文胸了。这时最好不要购买普通的大尺码文胸，而是选择孕妇专用文胸。因为怀孕后的乳房对文胸有不同的要求，比如不能有钢托，透气性要好，不能有衬垫等，而普通文胸未必考虑到这些。

另外，提醒孕妇最好购买2~3件孕期文胸来换洗，并随时注意文胸是否合适，如果小了的话要及时再购买大小合适的文胸。

（4）哺乳期应选择专用哺乳文胸

对于用母乳喂养宝宝的产妇来说，哺乳期最好也用专用哺乳文胸：罩杯的角度明显上扬而且有深度，应是 4/4 全罩杯，最好为较薄、有弹性的纯棉针织面料。文胸扣要在前面，或者是罩杯可打开的样式，以便给宝宝喂奶。文胸的肩带方向应垂直，而且要宽一些，这样不会因乳房的丰满造成肩部酸痛。罩杯的下方底边要宽，由有弹性的面料制成（棉加莱卡），在号型的选择上稍大点，这样腋下及后背部就不会形成肉型的凹沟。产妇的文胸颜色也有讲究，应选择本白色的，因为纯白色含有漂白剂会使皮肤产生不适，对婴儿的健康不利。

在洗衣服时，不要将文胸和其他衣服混在一起洗，混在一起的话细小的化学纤维就可能会沾在文胸上，在穿着时进入乳腺管，逐渐引起堵塞，除了可能造成缺奶外，还可能因乳汁淤积导致急性乳腺炎。

❀ 温馨贴士 ❀

女性的背部与乳房的健美关系密切。走路时背部平直，乳房自然就会挺起；坐立时也应挺胸抬头。睡觉的姿势以仰卧最好，以免侧身挤压乳房。选择乳罩以不使乳房有压迫感为宜。每日清晨或夜晚做数次深呼吸，可使胸部得到充分发育。游泳对乳房的健美大有益处，但参加任何活动都要避免外力碰撞乳房。

2．减轻乳房不适的秘诀

女性乳房受伤后，尤其是乳房脓肿，治愈后有可能会影响日后的泌乳功能。感染严重者还可能因局部组织的疤痕粘连、挛缩，造成局部皮肤凹陷、变形，导致身心健康受到损害。因此，女性应尽量使乳房免受外力伤害，若一旦乳房受到损伤，应尽早就医治疗，以防留下后遗症。

（1）缓解乳房不适的方法

①改变饮食习惯：采用低脂高纤维的饮食——食用谷类（全麦），蔬菜及豆类的纤维。一项研究发现，采取这种饮食的女性，其动情激素有不同的代谢途径，大多数动情激素皆由粪便排出，仅留下少数动情激素于血液循环中，保证了乳房将受到较少的刺激。

②摄取维生素：饮食中应摄取富含维生素C、B族维生素及钙、镁的食物。这些维生素有助于调节前列腺素E的制造，进而起到抑制催乳激素的作用。

③保持平静：心情紧张时，肾上腺分泌的肾上腺素也会干扰GIA（Y-亚麻油酸）的转化作用。

④不食咸辣食品：高盐及辛辣的食物易使乳房胀大，月经来前的7～10天尤其应避免这类食物。

⑤穿稳固的胸罩：那些慢跑运动员所穿的稳固胸罩，可防止进一步压迫乳房神经。

⑥考虑换避孕药：当尝试改善良性的乳房变化时，口服避孕药里的动情激素含量可能有利或有害，这要视乳房的情况而定。通常，动情激素含量低的避孕药可能对改善纤维及囊肿性的状况有所帮助，但会恶化纤维肌瘤，纤维肌瘤是一种固态的肿块，通常可移动。

⑦按摩缓解症状：以轻轻按摩乳房的方式，使过量的体液再回到淋巴系统。按摩师安德森女士发明了一种按摩法，先将肥皂涂在乳房上，沿着乳房表面旋转手指，范围约一个硬币大小的圆，然后用手将乳房压入再弹起。

⑧利用蓖麻油缓解不适：建议用蓖麻油敷胸，以缓解乳房发炎。这种方法有助于治疗轻微的乳腺感染。此方法所用材料包括蓖麻油、棉布、塑胶袋以及热敷袋。将棉布折成4层且沾满蓖麻油，但不要过湿，以免四处滴流。将此布敷于乳房，盖上塑胶袋，再放上热敷袋。将热敷袋调至能忍

受的热度。敷 1 小时。由低温压榨而成的蓖麻油，含有一种能提升淋巴细胞功能的物质，能促进各种感染的消退。使用此法热敷 3 ~ 7 天，就能看出效果。

（2）乳房受伤后应该及时处理

女性乳房的皮下脂肪和小血管较丰富，外伤后容易发生局部血肿、破损，甚至可发生感染等。因此乳房受伤后，可别大意，应该及时处理。

①疼痛明显者：可服用止痛药止痛。倘若受伤后的乳房出现了皮下瘀血或血肿，只要血肿不大，可采用冷敷，因为局部血管遇冷后发生收缩，出血就可停止。3 天后，再采取热敷，促使瘀血或血肿吸收。倘若乳房血肿较大，或冷敷后血肿仍在增大，应及时去医院诊治，可将瘀血抽去然后给以加压包扎，防止继续出血，同时应服用抗生素防止继发感染。

②乳房皮肤有破损者：应立即进行清创、消毒，同时给予足量抗生素预防感染。如果乳房受伤部位发生红肿、发热以及疼痛，就是炎症的表现。炎症早期，在给予大量抗生素治疗的同时，还可采取局部热敷，促进炎症吸收。若感染部位产生跳痛，用手触摸时，局部有波动的感觉，则是乳房感染的脓肿期，表示感染部位的脂肪等组织已发生坏死。此时，上述治疗方法已难有效果，应进行乳房脓肿切开引流术。

③月经来潮前双乳胀痛：轻者乳房胀满、发硬、压痛；重者乳房受轻微挤压或震动即可胀痛难忍，原有的颗粒状或结节感更加明显。这是由于经前体内雌激素水平增高，乳腺增生，乳腺间组织水肿所致。中医认为是肝郁气滞，或肝肾阴虚所致。常用方药：柴胡 6 克，郁金 12 克，枳壳 10 克，制香附 10 克，佛手 10 克，川楝子 10 克，丹参 30 克，川芎 6 克，红花 6 克，赤芍 15 克，荔枝核 15 克，丝瓜络 10 克。水煎服，在月经来潮前 7 天应用，每日 1 剂，连用 3 个月经周期。

234

3. 关注女性健康，需要保护好子宫

　　子宫是女性特征性器官之一，也是孕育宝宝的场所，不过你可知道它也是疾病好发的部位吗？也许你一点点漫不经心，就可以让它成为一颗定时炸弹，困扰你的健康。所以，为了你身体的健康，请好好照顾自己的子宫。

 名医锦囊

（1）女性子宫健康有十怕

　　①怕多次妊娠：据调查数据显示，怀孕3次以上，子宫患病及发生危害的可能性将显著增加。

　　②怕反复人流：如果反复手术，特别是在短时期重复进行，对子宫损害很大，是导致子宫疾患的重要因素。如反复的人工流产会导致子宫内膜变薄，影响受精卵的着床环境，怀孕后容易流产，甚至可能造成不孕。

　　③怕私自堕胎：这样做的严重后果是子宫受损或继发感染。

　　④怕忽视产前检查：产前检查能够了解妊娠全过程，及早发现并预防疾病，保证孕妇和胎儿的健康。如果忽视产前检查，不能及时发现孕妇和胎儿的异常，可能会导致难产，甚至子宫破裂等严重后果。

⑤怕畸胎、多胎：由于畸胎和多胎容易发生难产，从而危及子宫安全，故孕期应注意检查，如发现畸胎、多胎，就应采取有效措施应对。

⑥怕滥用催产药：催产药对个体效果差异很大，并且在用法用量、给药途径等方面都有特殊的要求，如果患者不清楚其适应证而滥用催产药则相当危险，甚至会导致子宫破裂。

⑦怕不正规接生：少数落后地区仍然采取旧法接生，这严重威胁到产妇和胎儿的生命安全。

⑧怕妊娠后性生活：妊娠期前3个月，性生活有可能导致流产；妊娠7～9个月时性生活可造成子宫收缩，可能引起破水及早产。因此，妊娠初期和临产前3个月应该禁止性生活，以免引起流产或早产，对子宫造成损害。

⑨怕性生活不洁：不洁的性生活，有可能使病原体经阴道进入子宫腔内，从而引起子宫内膜感染。

⑩怕性生活紊乱：如果女性性生活放纵，或未成年便开始性生活，将对自己的身心健康造成损害，还可导致宫颈炎性糜烂以及子宫颈癌等疾病。

（2）呵护子宫是女人一生的责任

①儿童期：做好三件事

◇合理安排三餐，补充子宫发育所需的全部营养素，如蛋白质、脂肪、碳水化合物、维生素与矿物质元素。要做到这一点，一是需要坚持母乳喂养，并合理安排辅食；二是需要断奶后坚持吃平衡餐，即食物品种多样，比例平衡。

◇设法让孩子睡足睡好，奥妙在于睡眠中体内分泌的生长激素最多，而生长激素有利于全身组织与器官的生长。

◇鼓励孩子多参加体育活动，运动也有助于体内激素的分泌。

②青春期：强化防护措施

第1次月经来潮，标志着子宫发育基本成熟，女孩子进入了青春期。此时，子宫向外界"开放"，与外界的联系扩大，从而使形形色色的病原菌有可乘之机，因此强化防护措施势在必行。

◇适龄婚育，切忌早婚早育：研究资料显示，女性过早婚育，由于子宫发育尚未完全成熟，不但难以担负起孕育胎儿的重任，不利于优生，而且易使子宫不堪重负，进而罹患多种疾病。比如少女生育比成年女性更易发生难产，子宫破裂的概率会显著升高，产后也更易出现子宫脱垂。

◇避免人工流产：近年来人工流产率呈直线上升，特别是短期内反复多次人工流产，或者私自服用堕胎药物，对子宫的摧残更大，应给予高度重视。

③生育期：严防死守"多事之秋"

◇保持性专一，严防性病偷袭：众所周知，得了梅毒、淋病等普通型性病，虽然会给生殖道乃至子宫惹来麻烦，但还是可以治愈的，但若染上艾滋病，那搭上的就不仅仅是子宫，而是你的整个一生了。故在这道"堤坝"面前要严防死守，绝对不可后退，哪怕是半步。

◇夫妻间性生活要有节制，并注意清洁卫生：丈夫的包皮垢是导致女性宫颈癌的元凶之一。为此，包皮过长的男子应施行包皮环切术，平时要勤洗澡，保持性器官的卫生。妻子一旦进入孕期，性生活应予以严格限制，尤其是在孕早期3个月与孕末期3个月，严禁性生活，以防宫内感染。

◇孕期要遵照医嘱，定期做好产前检查：尤其要警惕有无阴道流血和胎位异常。一有异常出现，立即就医。产后坐月子也要讲科学，注意日常起居，保证充分休息，避免过早干重活，防止子宫脱垂。

④绝经期：不可忽视"老来红"

女性进入绝经期后，表明子宫已经退役，但并非万事大吉，保健工作依然不可松懈。近年来，由于雌激素的不规范应用，绝经后子宫异常出血的患者也在不断地增加。绝经期女性仍须注意观察来自生殖系统的疾病警报，如"老来红"、性交出血等。同时，要注意合理进餐，坚持适度体育锻炼，戒烟忌酒，防止肥胖。医学资料显示，肥胖与吸烟也可增加子宫内膜癌的发病危险。

女性病普查结果表明，宫颈炎性糜烂仍是发病率最高的女性常见病，患病率占普查对象的 30% ～ 40%。子宫的其他疾患，也占到女性病的 50%。可见，保护女性的健康，首先就要保护好子宫。

（3）子宫健康关键在于预防

①积极避孕：据调查，堕胎 3 次以上，子宫患病及发生危害的可能性显著增加。如果反复多次人工流产，很容易造成宫腔感染，宫颈或宫腔粘连，甚至导致继发性不孕。

②不要纵欲乱性：性生活放纵，尤其是与多个男子发生性关系，子宫是首当其冲的受害者。如不洁的性交，病原体可经阴道进入子宫腔内，则可引起子宫内膜感染。

③严防产后子宫脱垂：产后不注意休息，经常下蹲劳动或干重活，使腹压增加，子宫就会从正常位置沿着阴道向下移位。

④减少高脂食物的摄入：高脂肪食物促进了某些激素的生成和释放，而子宫肌瘤的形成与大量雌激素刺激有关，坚持低脂肪饮食，要多喝水，营养要均衡。忌食辛辣、酒类、冷冻等食品。

⑤注意观察月经、白带是否正常：如发现白带增多，经期出血异常要及时就医，做到早发现，早治疗。

（4）谨防"子宫卒中"与"宫寒"

①子宫卒中：又称老年性子宫内膜出血性坏死，本病发生的出血，是动脉硬化的结果。它与动脉硬化所导致的"脑出血"如出一辙。当女性绝经或卵巢功能衰退后，血中的胆固醇及甘油三酯就会逐渐增高，这是动脉硬化的重要原因之一。动脉硬化严重时，子宫因其内部动脉硬化而发生微

循环障碍，于是局部缺血缺氧，子宫内膜即发生坏死、出血。

子宫卒中的治疗原则，是针对动脉硬化用药，改善全身血管功能。少食高脂肪食物，是积极的预防手段。

②宫寒：是中医学上的一个概念，直白地说就是"子宫寒冷"。子宫寒冷并不是说子宫腔内的温度低，而是指子宫及其相关功能呈一种严重低下的状态，犹如天空中没有了太阳。

子宫温暖，体内气血运行通畅，按时盈亏，经期如常。如果子宫受寒邪困扰，血气遇寒就会凝结，身体的形貌不能保持，繁衍后代更无从谈起。子宫是女人身体里最怕冷的地方，除了会导致不孕不育，还会出现痛经、月经延迟，然后是脸上的黄褐斑，接下来性欲也会降低。

造成宫寒的原因很多。一方面与体质有关，另一方面也与不良的生活习惯关系密切，如有些女性特别爱吃冷饮，为了漂亮，冬天也着装单薄等。当发现自己得了宫寒后，最明智的方法就是到正规医院接受治疗。在治疗期间，还应该注意改变自己的不良生活习惯，避免吃生冷食物。

❀ 温馨贴士 ❀

与十几年前相比，子宫肌瘤越来越青睐三四十岁的中年女性，特别是未生育、性生活失调和性情抑郁这三类女性。妇科专家指出，子宫肌瘤的具体原因目前尚不十分明确，但医学研究表明，激素分泌过于旺盛，是导致子宫肌瘤的最普遍原因，而女性未育、性生活失调和性情抑郁的行为模式，是造成内分泌紊乱，导致激素分泌过剩的罪魁祸首。

4. 阴道炎预后保健

外阴瘙痒是一种症状，可由各种原因引起。局部原因有特殊感染，如假丝酵母菌性外阴、阴道炎，滴虫性阴道炎等，慢性外阴营养不良，药物过敏或化学品刺激，不良卫生习惯，皮肤病等。部分患者无明显的局部或全身原因，可能与精神或心理因素有关。患有此病者应查明病因，对症下药。

 名医锦囊

（1）外阴瘙痒应对的八大注意

①注意经期卫生，经期勤换护垫和卫生棉，勤换内裤。

②保持外阴清洁干燥，无感染者尽量不用消毒液清洗，更避免用肥皂擦洗。

③忌乱用、滥用药物，忌搔抓外阴局部，以防止抓伤皮肤引起局部继发感染。

④忌酒及辛辣刺激食物。

⑤不与他人共用浴巾、浴盆。不穿紧身裤，内裤更须宽松、透气，并以柔软棉织品为宜。

⑥出现外阴、阴道瘙痒应及时就医检查是否有念珠菌或滴虫，应在医生指导下及时治疗，而不要擅自用药。

⑦治疗期间应避免房事，以防止交叉感染，必要时夫妻同治。

⑧久治不愈者应做血糖检查。

（2）泡盆如何治疗女性难言之隐

外阴不干爽，白带过多，感觉不舒适，是令许多女性朋友相当烦恼的难言之隐，而泡盆这种热水坐浴方法，简便易行，能促进女性外阴血液循环，可有效改善外阴的不舒适，如潮湿、白带过多等症状，对于如此有用的方法，女性朋友不可不知！正确的使用方法是：

①将盆子用肥皂与刷子刷洗干净。

②盆内放入清洁的温热水约八分满，勿加肥皂等；用手腕内侧放入水

中测温度，以便确定温度不会过烫，以免烫伤外阴。

③先将外阴部清洗干净后，坐于温水盆中泡10～15分钟，一天泡1～2次，水里不必加药，除非有医师指示。

泡盆适用于真菌（念珠菌）感染，细菌性感染或其他分泌物多的时候，效果良好。但是，对于阴道滴虫感染所引发的阴道瘙痒及白带增多等症状，泡盆是无效的，对症状的改善并无帮助，必须要用药物来治疗，当外阴用药无效时，可以把阴毛剃光，如此阴道滴虫就容易治愈了。

（3）当心足癣传染阴道炎

引起外阴阴道假丝酵母菌病的病原菌是念珠菌属，其中90%是白色念珠菌；而引起足癣的细菌主要为红色毛癣菌、石膏样毛癣菌、絮状表皮癣菌等，因白色念珠菌引起者仅为极少部分。由于主要致病菌的不同，因此可以说念珠菌性阴道炎的发生与足癣关系不大，但这并不是说足癣一定不会引起念珠菌性阴道炎。

由于极少数患者的足癣可以由白色念珠菌引起，因此一旦患了由白色念珠菌感染所致的足癣，而生活中又不加以注意，如内裤与袜子同洗，洗完脚后不洗手即上厕所，就会给白色念珠菌感染外阴、阴道带来机会，导致外阴阴道假丝酵母菌病。

❀ **温馨贴士** ❀

由于外阴阴道假丝酵母菌病、滴虫性阴道炎等能够通过性生活交叉传染，现又归结于性传播性疾病，因此在治疗期间严禁性生活。治疗阴道炎的药物很多，但必须要根据不同的病原体感染而选择用药。故建议在患有阴道炎时，应到医院进行相关的检查，在临床医生的指导下选用合适的药物进行治疗。治疗期间不要吃辛辣刺激食物，内裤要用开水烫洗灭菌，洗后要放在阳光下或通风处晾晒。

---

5. 盆腔炎的日常保健策略

得了急性盆腔炎应卧床休息，给予充足的营养及水分。要根据感染病原菌的种类使用敏感的抗生素。抗生素的应用要遵循医嘱，要足量，够疗程，防止形成盆腔炎性疾病后遗症。高烧时可用物理降温疗法，也可加用解热剂。

 名医锦囊

(1) 盆腔炎的生活保健

①急性盆腔炎患者，一定要遵医嘱积极配合治疗。患者一定要卧床休息。盆腔炎性疾病后遗症（慢性盆腔炎）患者也不要过于劳累，做到劳逸结合，节制房事，以避免症状加重。

②发热患者在退热时一般汗出较多，要注意保暖，保持身体的干燥，汗出后及时更换衣裤，避免吹空调或直吹对流风。

③要注意观察白带的量、质、色、味。白带量多，色黄质稠，有臭秽味者，说明病情较重，如白带由黄转白（或浅黄），量由多变少，味趋于正常（微酸味），说明病情有所好转。

④急性或亚急性盆腔炎患者要保持大便通畅，并观察大便的性状。若见便中带脓或有里急后重感，要立即到医院就诊，以防盆腔脓肿溃破肠壁，造成急性腹膜炎。

⑤有些患者因患有盆腔炎性疾病后遗症，稍感不适，就自服抗生素，长期服用可以出现阴道内菌群紊乱，而引起阴道分泌物增多，呈白色豆渣样白带，此时，应到医院就诊，排除念珠菌性阴道炎。

⑥盆腔炎患者要注意饮食调护，要加强营养。发热期间宜食清淡易消化饮食，对高热伤津的患者可给予梨汁、苹果汁或西瓜汁等饮用。白带色黄、量多、质稠的患者多为湿热证，忌食煎烤油腻、辛辣之物；小腹冷痛、怕凉，

腰酸痛的患者，多属寒凝气滞证，在饮食上可给予姜汤、红糖水等温热性食物；五心烦热、腰痛者多属肾阴虚，可食肉蛋类食品，以滋补强壮。

（2）中医治疗盆腔炎的效果好

①中药治疗急性盆腔炎：临床以热毒壅盛、湿毒瘀阻为多见。

热毒壅盛型：高热寒战，小腹灼热疼痛拒按，带下浓稠臭秽，色黄或黄赤，口干心烦，便干尿赤，舌质红，苔黄燥。宜清热解毒，凉血化瘀，可选用银翘红酱解毒汤加减；若热毒传入营分，出现高烧、寒战、烦躁出汗，可选用清营汤加减。

湿毒壅阻型：壮热减退，或低热起伏，下腹疼痛，或胀痛拒按，神疲肢软，腰酸，纳差，带下量多，色黄质稠，伴有秽臭，肛门坠胀，大便躁急，或溏而不爽，小便短赤。宜清热利湿，活血消痛，可选用仙方活命饮加减。针灸效果亦不错，取穴中极、关元、气海、归来、三阴交、足三里、肾俞，1次任选2～3穴，隔日1次。

②中药治疗盆腔炎性疾病后遗症：临床上以湿热瘀结型多见，一侧或两侧小腹疼痛拒按，腰骶胀痛，带下量多色黄，质稠臭秽，月经量多，低热起伏，尿黄便艰，舌质红，苔黄腻，脉滑数。宜清热利湿，化瘀止痛。可用苍术、黄柏、牛膝、生薏仁、元胡、川楝子、金银花、蒲公英、茯苓、丹皮等。如为寒凝血瘀型，小腹及腰骶冷痛，得温则减，经行或劳累后加重，带下清稀量多，无臭味，月经后期有血块，畏寒肢冷，舌质淡或有瘀点，苔白腻，脉沉迟。宜以温经散寒，活血化瘀为主，常用桂枝、丹皮、赤芍、威灵仙、莪术、五灵脂、生蒲黄等。另外，可在医生指导下配合中药外敷，中药保留灌肠等综合治疗，也有较好的疗效。

（3）西医治疗盆腔炎

①用抗生素药物：对于急性盆腔炎应根据病原菌的培养和药敏试验来

选用相应的抗生素治疗。

②物理疗法：使用微波、超短波、激光、音频、离子透入、蜡疗等物理疗法，可促进盆腔局部血液循环，改善组织营养状态，提高新陈代谢以利于炎症的吸收和消退。

③封闭疗法：能阻断恶性刺激，改善组织营养。

④手术治疗：主要用于治疗抗生素控制不满意的输卵管卵巢脓肿或盆腔脓肿。药物治疗后2～3天，体温持续不降，患者中毒症状加重或肿块增大者；或突然出现腹痛加剧，高热，寒战，恶心呕吐，腹胀拒按，怀疑有脓肿破裂者。

> ❀ 温馨贴士 ❀
>
> 　　加强卫生宣传教育，特别要注意经期和产褥期的卫生，严禁性生活。做好计划生育，少做或不做人工流产。需要做的妇科手术操作，要到正规的医院，术后需要预防性抗感染治疗，防止盆腔炎的发生。平时注意锻炼身体，增强体质，也有利于预防疾病的发生。盆腔炎首先要特别注意外阴的清洁，经常清洗外阴，勤换内衣裤，我们主张用温开水作为清洗液。另外，还要注意清洗器具的选择，每个女性都应该有专门的洗外阴的盆，这样可以避免致病菌进入阴道。通常每天洗1次下身就可以了。另外，选择卫生巾要选质量好的卫生巾，男女同房前双方都应该清洗下身。

6.防治痛经的妙方

不少未婚的青年女性，在每次来月经前都有下腹疼痛、坠胀、腰酸痛、全身倦怠乏力等不适感，影响工作和生活，这就是令人苦恼的痛经。一般说来，若没有其他疾病，而疼痛又较轻且可以忍受的，大多不需治疗。如果疼痛明显，机体耐受能力又较弱，就应进行治疗。

 名医锦囊

（1）痛经自疗法

①进食香蕉：香蕉中含有丰富的维生素 B_6，而且吸收率高，进食后补充了足够的维生素 B_6，保持正常的激素水平，因而有助于防止或缓解疼痛。

②补充镁：镁元素可维持血中钙与钾的平衡，对月经不畅的女性很有益处。含镁丰富的食物有紫菜、绿叶蔬菜以及豆类，青春期女性宜多吃。

③局部热敷：月经初期若出现腹痛难忍，全身发冷，腰与下腹部坠胀不适，可用热毛巾热敷小腹以及腰、臀上方，温热的刺激可减轻疼痛。如有恶心明显者，也可喝一些温热的饮料，如加蜂蜜的牛奶与热姜汁。

④简易体操：面向墙壁，双臂伸直抵住墙壁，踮起脚尖，使背向后仰；然后两手做屈伸动作，放松脊背与腰骨等部位，可缓解疼痛不适。

（2）痛经的简易疗法

①外治法

◇月经前3天，用胡椒粉3克，醋调为糊状，分成两等份。取胶布2块，将胡椒粉糊置于胶布中，贴双侧涌泉穴，按摩10分钟。

◇经前3天每晚用双手重叠，掌心向下压于小腹正中，逆时针旋转揉摩10分钟，同时从小腹至脐部反推30～50次。

◇用艾叶50克，胡椒10克，陈皮20克，焙黄为末，加白酒少许，纱布裹，睡前放于脐下3寸处（关元穴），上压热水袋，具有温经止痛之效。

◇肉桂10克，吴茱萸20克，苗香15克，元胡15克，4药共研细末，用黄酒适量热敷于脐部；宜用胶布固定，冷后可再炒熨敷，以不烫伤皮肤

 244

为度。本法适用于寒湿凝滞型痛经。

②食疗法

生姜花椒红枣汤：生姜 20 克，花椒 9 克，红枣 10 枚。水煎去渣，加红糖适量温服。月经前每日 1 次，连服 3 天。用于寒凝胞宫型痛经。

鸡蛋益母草元胡汤：鸡蛋 2 个，益母草 30 克，元胡 20 克，以上 3 味加水 500 毫升同煮，蛋熟去壳再煮片刻，食蛋饮汤，每日 1 剂，经前连服 5～7 天。适用于气滞血瘀型痛经。

羊肉炖当归黄芪：羊肉 500 克，切片，当归 60 克，黄芪 30 克，生姜 5 片。共炖汤，盐调味，吃肉喝汤。用于气血虚弱型痛经。

大艾生姜煲鸡蛋：艾叶 10 克，生姜 15 克，鸡蛋 2 个。将以上 3 味加水 500 毫升同煮，蛋熟后去壳放入再煮，煲好后饮汁吃蛋。于月经的第 1 天开始服，每晚 1 次，连服 5 天。适用于阳虚宫寒型痛经。

益母膏：经前后腹痛，均可用益母草 2 斤煎成膏，于行经前 3 天起 1 次吃 1 匙，每日两次，早晚空腹吃。

生姜：经痛有寒性症状，如四肢发冷，面青唇白时，可用生姜加红糖煎服。

玉簪花：无论何种痛经，可用玉簪花 20 克，红糖 25 克，煮鸡蛋 3 枚吃，每日 1 次。

牡丹花根：月经不调又有痛经者，可用红牡丹花根煮甜酒糟吃，每日 1 次。

鳖鱼：常食鳖鱼治痛经，对散瘀块有效。但进服时，须按病情配合其他药品，所以需由医生诊断处方，才能适合病情，收到功效。

③茶疗法

痛经茶：由香附 10 克，乌药 10 克，延胡索 10 克，肉桂 3 克组成。凡因外受寒湿，气血不足或情志不畅等因素，引起月经前或行经时小腹隐痛，时感胀满，或时感小腹阴冷，喜热畏寒者，可取上药研碎成末，以沸水冲泡代茶，每日 1 剂，连服 3～5 天。本茶方有温经散寒、理气止痛作用。

245

调经茶：由当归 60 克，川芎 10 克，益母草 45 克组成。凡经行腹痛，月经量少而不畅者，可取上药研碎后，以沸水冲泡或加水稍煎煮，代茶频饮，每日 1 剂，连服 5 天。本茶方有补血养血、调经止痛作用。

活血茶：由红花 5 克，檀香 5 克，绿茶 1 克，红糖 5 克组成。凡月经量少，小腹胀痛，经色紫暗有块者，可先将红花、檀香研碎后与绿茶稍加煎煮，加入红糖后饮服，每日 1～2 剂，连服 3～5 天。全方性味偏于甘温，具有活血化瘀止痛的作用。

月季花茶：由月季花 10 克，红茶 1.5 克，红糖 5 克组成。凡月经前 1～2 日或经期微有小腹胀满隐痛，经量较少者，可在月经来潮前 3～4 天取本茶剂，以沸水冲泡代茶饮；连续服用 1 周左右，往往可收到理想的疗效。

❀ 温馨贴士 ❀

痛经患者在治疗中，要注重自我保健，经期要防寒保暖，避免淋雨、涉水，忌食生冷食品；情绪稳定，精神愉悦；膳食合理平衡；生活规律，劳逸结合，保证睡眠；适度参加运动锻炼，但忌干重活及剧烈运动。做到以上几点，则有利于缓解痛经的发作。

7. 幸"孕"的秘诀

中医有宫寒不孕的说法。子宫就像是胎儿的暖房，如果子宫内冰冷，那么胎儿就无法生长。为了防止宫寒，女性应该特别注意保持小腹的温暖。尤其是在空调环境下工作的女性，还有那些经常坐着不动的女性，更应该注意腹部和下半身的保暖。

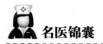

（1）卵巢囊肿保健处方

①护理保健

◇密切随访囊肿，4～6周后缩小或未增大，继续随访几个月；若囊肿继续增大，尤其大于5厘米者，则应手术探查。

◇1次随访时，应在月经干净后，并排空小便。

②饮食保健

◇日常注意营养。

◇若施行剖腹手术，手术后6小时进流质饮食，排气后进半流质饮食，最后过渡到普食。

③生育保健

◇囊肿性质不明，暂缓受孕。

◇肿瘤性者，应切除后，证实为良性者再生育。否则孕期易变恶性，或阻塞产道，且易扭转、破裂。

◇巧克力囊肿者，手术摘除后应尽快争取生育。

◇黄体囊肿者，如由葡萄胎引起，则应2年后生育。

④心理保健

对于卵巢囊肿，思想上应重视，不必忧虑、恐惧，行动上应与医生配合，定期随访。

（2）温暖子宫的秘诀

①温暖你的子宫

宫寒的表现是月经推迟，月经量少而且颜色黑，有血块，平时白带量多，质清稀，小腹冷感，夜尿频多。有上述表现的女性，在准备怀孕前就需要采用中药进行调理。同时，在平时，不要做"只要风度，不要温度"的冷美人。

②使子宫温暖的药疗

当归：当归有补血活血，调经止痛，润肠通便的功效。被誉为"血中圣药"，临床常用于治疗女性月经病，例如痛经、月经不调等。平时可以将当归切成薄片，取 5～10 克煮水或泡水当茶饮。也可以在炖鸡、炖肉时加入少量的当归。

阿胶：阿胶具有滋补阴血功效，药理研究阿胶可促进血中红细胞和血红蛋白的生成，还能促进钙的吸收。现多用于治疗各种出血或贫血等。平时可以选优质的阿胶 100 克，砸碎后，放入大碗里加入 2 小勺黄酒，放入蒸锅隔水蒸至阿胶全部融化，加入少量红糖，待糖融化后滴入数滴酒出锅。每天吃 10 克。

益母草：有活血调经，利水消肿的作用。主要治疗月经不调、痛经、闭经等。平时可以将益母草 75 克，红枣 6 粒，瘦肉 200 克放入锅内，水开后改用小火煮 2 小时后，加入适量精盐食用。

❀ 温馨贴士 ❀

女性爱美是天性，但也要注意根据节气变化调整着装，平时就应该注意下身的保暖，尤其是脚部及腹部。当发现自己得了"宫寒"后，最明智的方法就是到正规医院接受治疗。在治疗期间，还应该注意改变自己的不良生活习惯，避免吃生冷食物。

---

8. 女性病患者美容应注意

女性到了一定年龄，面部皮肤组织结构会明显出现一系列的退行性变化，逐渐显现老年性的生理特征。其主要表现为面部皱纹和皱襞增多。据临床医学测试，选用心态疗法，护肤与营养疗法，按摩疗法和体疗等综合方法是消除或减少面部皱纹与皱襞的一种行之有效的美容疗法。

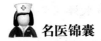
名医锦囊

女性疾病患者的美容疗法

①心态疗法：女性疾病患者尤其要保持舒畅的心情。要善于驾驭从逆境中驱散心中愁云的方法，从心绪豁达中进入"忘我"境界。医学证明，表情肌的收缩可使面部出现许多有固定走向的纹理，因面部皮肤组织具有弹性和张力，当肌肤舒展时，皱纹随即消失。

②护肤与营养疗法：生活中慎选日用护肤皂。肌肤干燥的人洗脸不宜选用浓香皂或碱性皂，这样容易破坏皮脂腺。洗后，可涂油脂类护肤剂。饮食应少吃盐分和动物性脂肪，多食富含蛋白质的食物。它可使肌肤润泽光滑；维生素 A，B 族维生素，维生素 C，维生素 D，对肌肤的代谢、分泌和营养有益。

③按摩疗法：面部按摩可促进面部肌肤血流，促进肌肤的营养吸收，减少皱纹的产生。

◇两手指从鼻部两侧轻滑过整个面颊至太阳穴，然后沿鼻梁向上，依次经前额向两侧做曲线按摩，重复 6～8 次，可减轻额部皱纹。

◇沿眼、脸周围按摩（不可双向往返按摩），重复 8～10 次，可减轻眼部鱼尾纹。

◇两手抵住下颌(脸部与地面垂直)。两手将下颌向上引颈,重复 8～10 次，可减轻口角四周皱纹。

上述疗法需持之以恒，每天 2～3 次，1 次 15 分钟左右；外出或洗澡后，应及时搽抹润肤霜或护肤乳液;营养性护肤剂应在就寝前、洗脸后使用，以利营养成分的吸收。

9. 更年期养护计划

　　进入更年期后，不少女性出现头痛、关节痛、腰痛等症状，影响正常的生活与工作。因此，有些更年期女性常备几种不同的镇痛药，随时服用。这种长期滥服镇痛药的做法，对身体极其有害。更年期女性应开始注意自我保健，并定期进行全身体检。40 岁以上的女性应每年做 1 次检查。

 名医锦囊

（1）绝经后需要预防哪些疾病

　　女性绝经期在 45 ~ 55 岁，由于体内雌激素减少，会出现一系列病症，如：

　　①心血管疾病：绝经后动脉粥样硬化及心肌梗死明显增加，女性 40 岁前心梗极少，而 65 岁时发病为高峰。

　　②血脂升高：女性 55 ~ 64 岁间血脂逐渐上升，绝经后 2 年内上升最快。甘油三酯、低密度脂蛋白升高，而高密度脂蛋白降低。

③骨质疏松加速：骨强度减弱，骨折易感性增加，据统计，女性脊椎和前臂骨折发生率为男子的 6～10 倍。骨代谢负平衡，平均每日丢失 50 毫克钙，常有腰腿痛、背痛、身高减低等，患骨质疏松症的女性容易骨折，股骨颈骨骨折为多。

④神经血管功能失调：潮热，潮红，汗多，畏冷，眩晕，耳鸣，眼花，疲倦，思睡，心悸等。

⑤绝经后子宫出血：绝经后子宫出血应除外子宫内膜癌、卵巢癌及宫颈癌。

⑥新陈代谢障碍：如肥胖，皮肤干燥，痒，弹力减退，老年斑，有皱纹，水肿，脱发，腹胀便秘等。

⑦精神神经症状：失眠，焦虑，神经过敏，易激动，抑郁，记忆力减退等。

⑧泌尿生殖系统症状：阴道干涩，性交痛，性欲减退，外阴痒，阴道炎，尿道炎，尿频，张力性尿失禁等。

这些疾病都可有效地防治，在医生指导下用激素替代疗法，加之合理营养调配，妥善补充钙剂，适当参加体育锻炼。广大女性对这一病变的发生应有所准备，及早预防，才能保持健康。

（2）女性更年期应慎服镇痛药

①不论何种镇痛药，如不经医生指导，长期随意服用，都可能掩盖身体已有疾病，延误诊断治疗。

②吗啡、杜冷丁类镇痛药有较强的镇痛作用，但也有严重的成瘾性。一旦成瘾，必须经常服用，停药则易产生戒断症状，出现精神不振，全身不适，流泪流涕，呕吐腹泻，甚至虚脱。因此，更年期的一般疼痛，禁止使用此类镇痛药。

③解热镇痛药物对更年期的身痛、腰背疼痛等有较好的效果，但是越来越多的临床报告表明，几乎所有的解热镇痛药都有毒副作用，如胃肠道

反应，过敏反应，肝肾功能损害，造血功能障碍等。

(3) 更年期女性自我保健十要素

①40岁以上的女性应每年做1次全身检查。

②服用钙片或食用含钙丰富的食物。

③经常运动。

④把停经症状坦白告诉医生。

⑤戒掉烟酒、咖啡及含咖啡因的食品。

⑥莫让自己超重，但也不能太瘦。

⑦要每天抽些时间松弛神经，有效地舒缓身心。

⑧进食营养丰富的食品，同时少吃含脂肪量高的食品。

⑨不妨替自己找些新事情来做，如参加义务工作等，使生活更加充实。

⑩对人生要抱着积极态度，不沮丧，不消极。

❀ **温馨贴士** ❀

更年期由于激素水平变低，皮脂分泌减少，皮肤变得干燥，由于松弛失去弹性而引起瘙痒。在皮肤尚未出现病态时，可以从养成良好的生活习惯做起，同时进行力所能及的体育锻炼，以促进血液循环，不用太热的水洗澡。同时可以选用一些油性的润肤品保护皮肤，多食高蛋白低脂肪的食物及新鲜水果蔬菜等。

---

10. 更年期生潮热，调理有道

大多数女性在绝经期有潮热症状，对此，可以利用自我保健的方法进行调理。老年性瘙痒多发生在更年期以后，在皮肤尚未出现病态时，可以从养成良好的生活习惯做起，进行力所能及的体育锻炼，以促进血液循环。同时可以选用一些油性的润肤品保护皮肤。

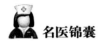

名医锦囊

（1）潮热症的自我调理

四五十岁的中年女性身体会发生很多变化，大多数女性在绝经期有潮热症状。表现为阵发性面部潮红，烘热汗出，然后出汗、畏寒，有时可扩散到脊背及全身，历时数秒到数分钟。发作次数不定，症状轻者每天发作数次，重者数十次或更多，夜间或应激状态易促发。

潮热症状在多数更年期女性身上要持续2年，但有些女性可长达10年，甚至更长时间。对此，在医生的指导下采用补充雌激素的办法可以改善症状。也可以利用以下几个自我保健的方法进行自我调理。

①寻找诱因：潮热多是间歇发作，因人而异有不同的诱发因素。更年期女性可注意自己的日常活动、饮食、环境、情绪等方面变化，必要时也可记日记。通过观察可找到对症克服潮热出现的方法。

②衣服增减：在公开场合潮热发作往往使人感到难堪。因此，更年期女性不妨穿多层衣服，以便在潮热发作时随时增减。

③运动调理：有规律的体育锻炼可以促进血液循环，增强身体的耐热性，排汗快也有助增强对气温的适应和调节能力，对于减轻身体潮热等反应效果明显。

④避免烟酒：酒精和尼古丁的刺激，会造成血压和精神方面的异常变化，故更年期女性不宜饮酒、吸烟，咖啡、茶等也应少饮。

⑤放松身心：当潮热出现时，应注意稳定情绪，可采用放松和沉思方式，想象自己身处于凉快的地方，也可以喝一杯凉水等，有助缓解潮热。

也可在热流开始上冲时做深长呼吸，尽力排尽肺中的气体，然后扩张膈肌，深吸气，重复此动作，往往在流汗之前即制服了潮热。

⑥调节饮食：在饮食中补充大豆蛋白，大豆中含丰富的植物性雌激素，有助于缓解潮热。日本更年期女性出现潮热现象的人很少，而美国更年期女性潮热发生率却高达85%，据认为这与日本女性饮食中大豆蛋白占很大比例有关，日本女性每天大约摄入200毫克植物蛋白，主要来自豆制品。所以，更年期女性可多吃一些黄豆或豆制品。

(2) 更年期瘙痒与皮肤养护

老年性瘙痒多由于皮脂腺机能减退导致皮肤干燥和退行性改变引起，多发生在更年期以后。更年期由于激素水平变低，皮脂分泌减少，皮肤变得干燥，尤其在北方秋冬气候干燥时更明显，皮肤变薄，松弛失去弹性而引起瘙痒。最初瘙痒仅局限于一处（如小腿），进而逐渐扩展至身体大部甚至全身。瘙痒为阵发性，尤以夜间为重。由于瘙痒剧烈，患者搔抓可以引起皮肤上出现抓痕、血痂、色素沉着等，有时还可引起继发感染，发生脓疱、毛囊炎、疖子等。有时患者长期不能安睡，可有头晕、精神忧郁及食欲不振等神经衰弱症状，严重影响生活质量。如何减少或避免这些症状的出现，正确的皮肤养护对于更年期女性显得尤为重要。

在皮肤尚未出现病态时，即应养成良好的生活习惯，可以进行力所能及的体育锻炼，以促进血液循环，增加皮肤的营养；不用太热的水洗澡，在干燥的季节减少洗澡的次数从而减少因皮脂的丢失而加重皮肤干燥的程度。同时可以选用一些油性的润肤品保护皮肤，多食高蛋白低脂肪的食物及新鲜水果、蔬菜，还要经常摄入一些粗粮、豆制品及补充机体所需的维生素A、维生素C、维生素E及各种微量元素，以保持皮肤的光泽滋润。适当的饮水及充足的睡眠对皮肤的保健也具有重要作用。此外，长时间的风吹日晒及反复"日光浴"对老年人的皮肤养护有损无益，应尽可能避免。

❀ 温馨贴士 ❀

如果皮肤已出现瘙痒，除了以上需要注意的事项以外，还要进行积极治疗，外用对症止痒剂，内服抗组胺药物起止痒作用，还可以加用性激素治疗，但需在医生的指导下使用。根据病情可以配合中药治疗，浴疗等物理治疗。患者症状消失后，仍应重视皮肤的营养、护理和保健。

第八章

扬优去劣，方法得当早康复
——女性疾病的护理须知

任何女人一生都要面临乳腺疾病、子宫疾病等的病变，还要经历月经期、孕产期、更年期这三个非常重要的时期，如何安全度过女性疾病易发期？聪明女人绝不会把健康自主权拱手交给医生，因为做好日常保健护理，一样可以做个健康快乐的女人。一个女人只有身体健康了，才能由内而外散发真正的美！

1. 乳腺疾病的护理要点

乳腺疾病的类型不同，在日常护理上也有区别，因而需要根据具体病症进行适合的护理。

 名医锦囊

- -

（1）急性乳腺炎的护理

①早期按摩和吸乳是避免转成乳房脓肿的关键。患者或家属可用手指顺乳头方向轻轻按摩、揉推，使乳汁流向开口，并用吸乳器吸乳，以吸通阻塞的乳腺管口。吸通后应尽量排空乳汁。

②产后尽早开奶，让婴儿勤吸吮，避免乳房过度充盈。

③按需哺乳。多数产妇仍受传统观念的影响，给婴儿定时定量哺乳，如果奶胀或长时间不哺乳，乳汁就容易淤积，诱发乳腺炎，因此哺乳期母

亲要按需哺乳，即产妇奶胀了就哺，婴儿饿了就吃。同时还要注意婴儿的口腔卫生，不宜让婴儿含乳头睡觉，哺乳后用胸罩将乳房托起。

④哺乳期要保持乳头清洁。要经常用温开水或淡盐水清洗乳房、乳头，但不要使用对皮肤刺激性强的肥皂、酒精等擦洗乳头，以免引起局部皮肤干燥、皲裂。

⑤乳头皲裂的患者，可于每次哺乳前挤一滴乳汁涂于皲裂处，做旋圈式按摩，待疼痛缓解后再哺乳。哺乳结束再挤一滴乳汁做涂抹按摩，并待干。两次哺乳期间可反复多次用乳汁涂抹按摩，直至乳头皲裂痊愈。另外，也可以用芝麻油涂抹。

257

⑥饮食宜清淡，忌辛辣刺激性食物如葱、姜、蒜、辣椒等。宜多吃具有清热作用的蔬菜水果，如番茄、丝瓜、黄瓜、绿豆、鲜藕、金橘饼等。海带具有软坚散结的作用，也可多吃些。

⑦重视心理护理。产妇由于分娩疲劳、奶量少或新生儿饥饿哭闹等原因，往往会出现烦躁、紧张和焦虑情绪，影响乳汁分泌和排乳，因此要多给予安慰、鼓励和支持，让产妇多拥抱和抚触婴儿，增进母婴情感，促进泌乳和婴儿情绪安定，使产妇保持心情舒畅。

(2) 乳腺增生的护理

①保持心情舒畅，情绪稳定。过度紧张、忧虑、悲伤等各种不良的心理刺激会造成神经衰弱，加重内分泌失调，促使增生症的加重；情绪不稳定会抑制卵巢的排卵功能，出现黄体酮减少，使雌激素相对增高，导致乳腺增生。因此，少生气，保持情绪稳定、活泼开朗的心情有利乳腺增生的康复。

②改变饮食结构，多运动，防止肥胖，提高免疫力。患者宜常吃海带、海白菜，多吃橘子、橘饼、牡蛎等行气散结食品，有消除疼痛、缩小肿块的作用。少吃油炸食品、动物脂肪、甜食，不要过多进补，忌食生冷和辛

辣刺激性的食物。此外，有研究显示，肥胖对机体免疫系统有深层次影响，肥胖者面临疾病的危险远远高于普通人。因此应加强体育锻炼，提高机体的免疫力，防止肥胖。

③生活规律，劳逸结合，保持性生活和谐。乳腺是性激素的靶器官，受内分泌环境的影响而呈周期性的变化。当"性"的环境扩大及性刺激的机会增多时，则可促使"动情素"分泌，造成雌激素增多而黄体酮相对减少，从而发生乳腺增生。因此，保持夫妻生活和睦，生活规律，能够消除不利于乳腺健康的因素。

④不要滥用避孕药及含雌激素美容用品，不吃用激素喂养的家禽。

⑤避免人流及药流，鼓励产妇多喂奶，能防患于未然。

⑥保持乳房清洁，经常用温水清洗，注意乳房肿块的变化。

⑦坚持自查和定期复查。

⑧要到正规医院进行检查，明确诊断，根据病情制订合理的治疗方案。

(3) 乳腺癌的护理

①手术前

指导患者进食营养高、易消化的食物，注意食物的色、香、味，增加患者的食欲，以满足机体营养的需要，并储备能量，达到耐受手术的目的。并养成良好的排便习惯，保持大便通畅，便秘时遵医嘱给予缓泻剂。

术前准备工作：

◇完善有关检查。

◇静脉穿刺操作娴熟，保护好静脉，减轻患者痛苦。因术后患侧肢体不宜行静脉穿刺。

◇做好手术区皮肤的准备，特别是腋窝处，应先用肥皂水清洗干净后，用无菌剪刀贴皮肤剪去腋毛，再扑上滑石粉，绷紧皮肤，用备皮刀剃净，避免损伤皮肤。需植皮者，还应做好供皮区的准备。要提供心理支持：由于患者及家属均担心手术效果，加之经济负担过重，表现出焦虑、沮丧情绪，医护人员要关心、体贴患者，了解患者的心理状态，耐心倾听患者的诉说，并给予帮助，对了解病情者要向其介绍有关乳腺癌的治疗进展及相关知识，增强患者的治疗信心；对疼痛者，医护要多接触患者，建立良好的护患关系，提供安静舒适的环境，配合医生适当使用镇静止痛药物，改善患者不良的情绪，保证休息与睡眠，使机体处于接受手术的最佳状态。

②手术后

◇严密观察病情变化。患者在连续硬膜外麻醉及静脉复合麻醉下施行手术，术毕回病房后应给予平卧位，严密监测血压、脉搏、呼吸。患者清醒且生命体征平稳后给予半卧位，以利于呼吸和引流，避免或减轻术侧肢体水肿。观察伤口敷料是否干燥。早期局部用负压吸引或胸带包扎，沙袋加压以助皮片附着，避免皮下积血、积液。注意负压引流是否通畅及术侧肢端血运。

◇防止术侧肢体发生水肿和功能障碍。避免在术侧肢体上行静脉穿刺，并适当抬高。术后3天开始帮助患者活动上肢，先由肘部开始逐渐扩展到肩部。锻炼方法为自己进餐、梳头、洗脸及手指爬墙活动，以促进肢体血液循环。

◇加强心理护理。由于乳腺癌术后影响患者的形体美，因此多数患者情绪极其低落，表现出烦躁、自卑，甚至缺乏治疗信心。护士除应主动与患者沟通并得到患者的充分信任外，还应尽可能采用她们最容易接受的实施方式，勤巡视，多交谈，介绍治疗的必要性和重要性，宣教化疗和放疗的不良反应及其并发症的预防措施。

◇协助生活护理。术后患者卧床期间，生活自理能力下降，责任护士应依照 Orem 的自理模式给予完全帮助、部分协助、支持教育等不同方式护理，满足其自理需要。

◇饮食护理。术后患者的饮食相当重要，除需增加能量外，还应增加蛋白质、维生素和无机盐，以促进组织生长及伤口愈合。

◇出院指导。出院指导是整体护理的重要内容之一，对帮助患者认识和预防疾病，促进和恢复健康起到一定作用。在护理和治疗中，向患者普及康复知识，包括合理饮食，手术侧肢体的功能锻炼。及时复诊，定期化疗和放疗，把治疗和护理方案记录于出院病历上，嘱家属密切注意患者的心理和病情变化。

③乳腺癌放疗护理

多数患者都认为癌症是不可治愈的，表现出忧郁、恐惧、烦躁，少数患者甚至绝望而放弃治疗。所以护理人员要主动热情地对待患者，帮助患者树立战胜疾病的信心，向患者介绍医院的环境及医院先进的放疗设备及技术。由于患者对放疗陌生而产生许多疑问，护理人员应提前告诉患者放疗时的注意事项，如应放松自己，不要紧张，也不要随意移动身体，同时让患者了解到放疗过程中可能发生的不良反应。帮助患者消除紧张焦虑的情绪，让患者积极配合，顺利完成放疗。

◇饮食护理

部分患者在放疗过程中会出现消化系统不良反应，如恶心，味觉迟钝，食欲下降，而影响进食量，导致营养缺乏，抵抗力下降，不利于正常组织修复，因此要合理搭配饮食，避免单一寡味，保持营养均衡。同时忌吃过冷、过热、油腻、辛辣等刺激性强的食物。进食不宜过饱、过急，宜缓慢进食，使食物得到充分咀嚼，以利于消化吸收，防止快速进食而引起腹痛、腹胀，同时还要保证机体得到充分的水分。

◇口腔护理

护理人员应使患者保持口腔清洁卫生，清除口腔内残留食物，饭后勤漱口，每天刷牙2～3次。如果出现口腔溃疡，应每天用淡盐水或消炎漱口水漱口数次。

◇皮肤护理

做好患者的皮肤护理，能有效地预防皮肤反应。乳腺癌的患者，放疗部位皮肤组织较薄，术后患者的皮肤弹性差，特别容易产生皮肤反应，放疗前护理人员应协助患者做好个人清洁卫生，适宜穿清洁、柔软、宽松、棉制开身内衣。保持床铺清洁、干燥、柔软、舒适。避免放疗区域皮肤摩擦受压，避免用刺激性强的洗浴液，不可用过热的水洗浴。照射区域不可涂抹化学油膏，粘贴胶布。如有皮肤红、胀、痒、疼痛，嘱患者勿用手抓挠或乱涂药物，应遵医嘱用药，有效地控制皮肤反应，减轻患者的痛苦和精神负担。

◇定期检查血常规

观察白细胞变化，如发现白细胞降低，机体的免疫力下降，有发生感染的危险，应暂停放疗。除给予药物治疗外，应对患者进行保护性隔离，病房进行通风、消毒，保持空气清新，患者应注意休息，减少外出和亲属探视，保持患者清洁卫生。

◇患者还应注意休息和锻炼身体，做病侧上肢功能锻炼，保持血液回流通畅，穿衣先穿病侧，脱衣先脱健侧。

④出院后指导

患者出院后应保持心情舒畅，情绪稳定，注意休息，不要疲劳，注意饮食调节，适当锻炼身体，保护好放疗部位的皮肤，定期到医院复查。

⑤乳腺癌化疗护理

◇消除患者对癌症的恐惧。坦诚地回答患者的疑问，耐心地给患者讲解癌症的有关知识，告诉患者癌症并不是不治之症，随着医学的发展，有许多癌症可以治愈，有的甚至可以根治，恢复正常生活；根据患者的理解及承受能力适当解释病情，告诉患者不良情绪对疾病及预后的影响，给患者讲述以前成功的病例，使患者消除恐惧心理，树立起战胜疾病的信心，积极配合治疗。另外还应适当对患者进行死亡教育，以减轻患者对死亡的恐惧。

◇消除患者的焦虑情绪。耐心细致地给患者讲解术前化疗的意义及其必要性，告诉患者手术并不是唯一的治疗方法，让患者明白医护人员的心情和患者的心情是一样的，医生会拿出最佳的治疗方案尽力将其治愈，使其愉快地接受治疗。

◇消除患者对化疗不良反应的恐惧。根据患者的理解及承受能力给患者讲解化疗药物的作用机制及可能出现的不良反应。应讲究谈话艺术性，多与患者交谈，耐心听取患者倾诉，对于患者提出的疑问，要做耐心细致的解释。告诉患者，应用化疗药物会有些不舒服，但应用化疗药前，会应用预防性药物及措施，如果仍有不适，医护人员会想办法给予处理，使患者消除思想顾虑，有必要的心理准备，积极配合治疗。

2. 阴道炎患者家居注意事项

阴道炎，是妇科临床的常见病，在医生指导下用药治疗一般都能够治愈。可也有一部分阴道炎的患者，经过较长时间局部甚至全身用药治疗后，仍无明显改善，导致久治不愈，即使本疗程治愈，在短时间内又会再次复发。

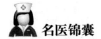

名医锦囊

- -

(1) 阴道炎患者注意事项

①锻炼与饮食："正气存内，邪不可干。"加强锻炼身体，增强机体的抵抗力，可减少病原菌的侵害；饮食要均衡，不要过食辛辣、甘甜食品。中医认为这类食品致人体内蕴热，湿热下注，可引起带下病。

②养成良好的卫生习惯：上厕所前洗手；不用不洁卫生纸；排便后擦拭外

阴时宜从前向后擦；每日清洗外阴，换洗内裤并放于通风处晾干；盆具、毛巾自己专用；内裤与袜子使用不同的盆清洗；使用公共厕所时尽量避免坐式马桶；提倡淋浴；浴后不直接坐在浴室椅上；不在消毒不到位的泳池内游泳。

③合理穿衣着：不穿紧身牛仔裤及不透气的尼龙裤，不穿化纤内裤。穿紧身尼龙或化纤类内裤会使会阴部的湿度和温度增高，这样的环境适合念珠菌的生长，因此，应选择透气性好，布料柔软的宽松内衣裤，并注意经常消毒。

④不过度讲究卫生：阴道内环境呈弱酸性，又有许多菌群共同存在，菌群间的相互制约作用能抑制某种菌属过度增长而致病，这是人体的一种自然防御系统。过多地清洗阴道无疑将阴道的弱酸环境和菌群间的相互制约关系破坏了，使阴道上皮的抗病力下降，会引起念珠菌或其他细菌所致的阴道炎。

⑤不滥用抗生素：抗生素在杀灭病菌的同时，也抑制了部分有益菌群的生长。长期大量应用抗生素会破坏阴道细菌间的平衡状态，造成菌群失调，有利于念珠菌生长。

⑥积极治疗糖尿病：糖尿病患者因血糖增高，引起血浆渗透压增高，白细胞杀菌作用明显降低，从而降低了机体对感染的抵抗能力。此外，血糖、尿糖的浓度增高，使阴道上皮细胞糖含量增高，致使阴道内酸度增加，为念珠菌的生长提供了有利的条件。糖尿病患者平时可用苏打水清洗外阴，提高阴道 pH 值，抑制念珠菌生长，同时还要积极治疗原发病。

⑦避免不洁性交是预防本病的关键。阴道是女子的性交器官，又毗邻尿道和肛门，如果不注意个人卫生和性生活卫生，很容易受到病原体的侵入而引起感染发炎。由于阴道炎的病原体有时也可以侵入男方的尿道，而男方感染时常无症状，容易被忽视，在女方治愈后，又可通过性交传染给女方。所以在女方患有阴道炎治疗期间，要禁止性生活，男女双方同时治疗。一方面可以避免性交时的摩擦使阴道充血炎症加剧；另一方面可以防止交

叉感染，形成恶性循环。治疗结束后，在下次月经干净后再做复查，如复查呈阴性，方能恢复正常性生活。

(2) 阴道炎久治不愈的原因

①治疗用药不规律，疗程不够，剂量不足，未能定期复查，未确定病愈就停药，没有完全杀灭病原体，残存病原体在局部可以继续繁殖，使症状无法缓解导致反复发作，不能痊愈。

②炎症为混合感染引起，单用针对一种病原体的药物不能杀灭混合感染的病原体，反而可能会导致阴道内菌群严重失调，耐药菌株产生，给治疗带来困难。

③有些阴道炎可以通过性交，直接或间接接触途径感染。当女性患病后，在男方的生殖器、口腔、肠道内可能隐藏着此种致病菌，但多无症状，致使病菌得以长期潜伏，这些致病菌就可以通过性交传播给女方；女方在治疗时，其配偶或性伴侣没有同时接受治疗，也可通过性生活再次传染给女方，引起复发。另外，一些不良的性行为，如口交、肛交等，是阴道炎复发的重要根源。

④全身性疾病，长期应用免疫抑制剂或因某些疾病长期服用抗生素的患者，易造成机体抵抗力下降，菌群失调，可使阴道炎反复难愈。

⑤不良的卫生习惯也是导致阴道炎反复发作的原因之一。因此，治疗期间，应保持阴道清洁，勤洗外阴，勤换内裤。内裤和毛巾应煮沸消毒，放在日光下暴晒。

⑥其他疾病的存在。对久治不愈的念珠菌性阴道炎应警惕糖尿病的可能，因为血糖高，阴道内糖的水平也增高，经过乳酸菌的作用，阴道内的酸性增大，适合念珠菌繁殖生长。若糖尿病得不到有效控制，念珠菌性阴道炎就难以控制。

因此，对久治不愈的阴道炎，要从多方面考虑，去除各种不利因素，以达到最佳治疗效果。

⊛ 温馨贴士 ⊛

由于老年女性阴道内弹性组织减少，因此过性生活时有可能损伤阴道黏膜及黏膜内血管，使细菌乘机侵入。可以在性生活前将在阴道口涂少量油脂，以润滑阴道，减小摩擦。此外，有研究表明，口服含有雌激素的避孕药可增加念珠菌的阴道寄居概率。因此，药物避孕的女性如果反复发生念珠菌性阴道炎，可以停用避孕药，改用其他方法避孕。

3. 宫颈炎性糜烂患者注意事项

宫颈炎性糜烂是女性最常见的生殖器官炎症，多见于已婚女性。专家认为，宫颈炎性糜烂与性生活密切相关。如果性生活时不注意清洁卫生，病菌侵入阴道就会增加女性患生殖器官炎症的可能性。

 名医锦囊

(1) 防治宫颈炎性糜烂，要科学性生活

正常的，讲究卫生的性生活一般不会给女性带来什么危害。因为正常的精液中含有杀菌物质，对阴道可起到消毒作用；同时女性的阴道也有很强的自净自洁的生理功能，它有自然抵御外来病菌的侵袭的能力。但是，如果性生活时不注意清洁卫生，病菌侵入阴道就有了可乘之机，加之由于女性宫颈腺体多，子宫颈管内膜皱襞多，感染后不易彻底清除，这都会增加女性患生殖器官炎症的可能性。

此外，首次性交年龄、结婚年龄、首次怀孕年龄越小，孕产次数越多，宫颈炎性糜烂的危险性就越大。主要原因可能是：宫颈发育尚未成熟及对宫颈的机械刺激损伤，导致宫颈上皮组织抵抗力降低，容易受病原微生物的侵袭。再有，多个性伙伴，经期性生活，性生活刺激强度过大等，也是导致宫颈炎性糜烂不可忽视的因素。

(2) 宫颈炎性糜烂患者还应注意以下几点：

①注意月经期、妊娠期、产褥期卫生及性生活卫生，减少病原菌上行致宫颈感染概率，可降低宫颈炎性糜烂的发病率。

②加大对育龄女性生殖健康教育的力度，特别是要注意对青少年的性健康教育，合理安排性生活，坚决杜绝婚外性行为和避免经期性交。

③及时有效地采取避孕措施，提高自我保护意识，尽量避免多次怀孕和人工流产，以减少人为的创伤和细菌感染的机会。

④养成良好的卫生习惯，平日不做阴道冲洗，保证阴道正常的酸性环境不被破坏。

⑤防止分娩时器械损伤宫颈，产后如果发现宫颈裂伤应及时缝合。

⑥定期妇科检查，以便及时发现宫颈炎症，及时治疗。

(3) 宫颈炎性糜烂的家居注意事项

①饮食宜清淡：多吃水果蔬菜以及清淡食物，并要注意充足的睡眠休息。

②注意各关键时期的卫生保健：很多女性非常容易感染此病，一定要注意卫生保健，尤其是经期、妊娠期及产后期。

③保持外阴清洁：保持外阴清洁是非常必要的，而且应定期去医院做检查，做到早发现，早治疗，同时避免不洁性行为。

④中药疗法：

◇白英30克，煎汤服用。

◇云南白药 10 克。用甘油调成软膏状，将软膏涂于带线棉球上，塞入阴道，紧贴宫颈炎性糜烂处，12 小时后，牵线将棉球取出（上药前应先将阴道冲洗干净），每 3 天上药 1 次，5 次 1 疗程，用药期间避免性生活。

❀ **温馨贴士** ❀

宫颈炎性糜烂者的阴道给药治疗，可分为自己在家上药和到医院由医生给上药两种方式。自己上药适用于糜烂面小、炎症浸润较浅或受条件所限的患者。自己上药时可采用蹲位，要将栓剂尽可能深地送到阴道里，以保证药物能有效作用于糜烂面，达到治疗作用。在医院上药时，由医生将药物直接放到糜烂面，每周 2 次，一般需要 4 周左右才有一定的疗效。但月经期、妊娠期严禁阴道上药，上药当天禁止性生活及盆浴。

4. 盆腔炎的日常调理

盆腔炎护理时要注意个人卫生，保持外阴清洁、干燥，不要盆浴，同时注意避免性生活。分娩、流产后或经期不能使用不洁经血垫，经期严禁性生活。经期、产后不要淋雨涉水，不要吃生冷食物，避免受寒。

 名医锦囊

（1）盆腔炎的家庭护理

盆腔炎是一种较为常见的女性病，可因为卫生问题（个人卫生，不洁性交等）引起，也可由于妇科手术消毒不严格等造成。常在劳累、性交后及月经前后加剧。此外，患者还可出现月经增多和白带增多的情况。

①注意个人卫生：注意经期、产后、流产后的个人卫生，勤换内裤及卫生巾，避免受风寒，不宜过度劳累。

②多吃清淡的食物：饮食应以清淡食物为主。多食有营养的食物，比如：鸡蛋、豆腐、赤小豆、菠菜等。忌食生、冷和刺激性的食物。

③经期避免性生活：月经期忌房事，以免感染。月经垫要注意清洁卫生，最好用消毒卫生纸。

④避免不必要的妇科检查：尽量避免不必要的妇科检查，以免扩大感染，引起炎症扩散。

⑤严格无菌操作：医务人员在分娩、流产宫腔手术操作时应严格消毒，严格遵守无菌操作规程，以免发生感染而引发盆腔炎。为预防起见，手术后应适当服用抗生素预防感染。

⑥其他疗法：

中药食疗：

当归9克，香附9克，益母草12克。水煎服，每日1剂。

桃仁10克，败酱草15克，黑木耳10克。水煎服，每日2次。

小茴香30克，栀子30克，甘草10克。共研末，每服2～3克，每日2～3次。

黄芪50克，当归15克，大枣10枚，红糖适量。水煎服。

枸杞子20克，当归20克，瘦猪肉适量。调味煮汤，吃肉饮汤。

穴位按摩：

患者仰卧，双膝屈曲。术者站其右侧，先进行常规腹部按摩数次。再点按气海、关元、血海、三阴交各半分钟，然后双手提拿小腹部数次。痛点部位多施手法。本方法可用于治疗盆腔炎性疾病后遗症。

(2) 中药灌肠治疗盆腔炎的护理

中药保留灌肠治疗盆腔炎，可以使局部药物浓度提高，增加直接渗透作用，保持一定温度，使血管扩张，改善局部血循环，增加药液吸收，从而加速炎症吸收，提高盆腔炎的治愈率。此外，大部分药液直接作用于直肠，减少了药物对肝脏的毒副作用，对胃肠道无刺激性。直肠给药比口服吸收要快，其吸收总量比口服高。同时避免了胃酸对药物的破坏，也有利于充分发挥药效。

具体护理要点：

①一般护理

灌肠前向患者解释灌肠的目的及重要性，以消除患者紧张的心理，取得患者的合作与理解。灌肠时应选用稍细的肛管，插入深度要在 12～14 厘米之间。灌肠时患者采用头低臀高侧卧位，臀部抬高 10 厘米，灌肠后嘱患者继续抬高臀部俯卧 2 小时，使药液顺利到达肠腔而利于吸收，保留药液 6 小时以上。操作时动作要轻柔，避免动作粗暴损伤直肠黏膜而增加患者的痛苦。灌肠完毕之后用纱布包裹肛管缓慢拔除，协助患者取舒适体位。

②情志护理

由于慢性盆腔炎病程长、易复发，患者心理负担较重，而情志的变化往往会使人的气机失调，医护人员应关心体贴患者，解除患者的思想顾虑。让患者了解自己的病情，消除对本病的疑虑，使患者配合治疗。介绍中药灌肠治疗的好处及已取得的经验和疗效，以增加患者对中药灌肠治疗及治愈疾病的信心。

③生活护理

本病和患者的卫生习惯密切相关，因此提醒患者在治疗期间应慎房事，注意个人卫生，勤换内裤。嘱患者注意保持外阴清洁，用纸要柔软、洁净，严防邪毒内侵，不要久居潮湿之地等。同时适当参加一些体育活动，增强体质，避免精神过度紧张，注意劳逸结合。

④饮食护理

科学合理的饮食对疾病的恢复很重要，饮食得当可以起到扶正祛邪，恢复健康的作用。在饮食护理中应嘱患者忌食生冷辛辣及寒凉性质食物，宜进食富有营养、易于消化的食物，如排骨汤、瘦肉汤、鱼汤、新鲜蔬菜等。可指导患者多食用核桃、黑芝麻、银耳、动物肾脏等以补益肝肾。湿热下注者可常食新鲜蔬菜水果，多饮绿茶；脾虚者可食健脾利湿食物，如山药、芡实、薏苡仁、白果、豆浆。

❀ 温馨贴士 ❀

盆腔炎病情反复，难治愈，痛苦大，患者常感焦虑不安，容易加重病情，如累及输卵管，可引起输卵管阻塞，造成继发性不孕。因此我们必须耐心向患者普及相关知识，解除其焦虑和忧虑心理，帮助患者增强信心，以利于疾病的恢复。

5. 子宫疾病的护理

中医对子宫疾病的治疗，一般是从调理气血、化瘀散结着手，通过全面调整内分泌，改善微循环，清除体内淤积，从而达到消除子宫疾病的目的。另外，平时要多喝开水，饮食应以新鲜蔬菜及高蛋白、低脂肪的食物为主，以补充体内水分和营养。

 名医锦囊

子宫是雌孕激素作用的靶器官，又是产生月经、孕育胎儿的器官。子宫功能的正常与否，影响着女性的一生，因而它需要细致的关心呵护，否则许多疾病就会在不知不觉中乘虚而入，最常见的有：

①与妊娠有关的疾病。如流产、葡萄胎等。

②各种病原菌感染导致的子宫炎症。如宫颈炎性糜烂、子宫内膜炎、子宫体炎。

③内分泌失调导致的子宫病理变化。如月经不调、功能性子宫出血、子宫肌瘤等。

有数据表明统计：30岁以上的女性约有20%患有子宫肌瘤，还有20%的女性患有功能性子宫出血。目前，我国每年做子宫切除的女性超过100万人。子宫性疾病已经成为当今世界女性健康的杀手之一。

(1) 子宫疾病的预防方法

①积极避孕：据调查，堕胎3次以上，子宫患病及发生危害的可能性会显著增加。如果反复多次人工流产，很容易造成宫腔感染，宫颈或宫腔粘连，导致继发性不孕。

②严防产后子宫脱垂：分娩后，由于盆腔韧带及组织松弛，若不注意休息，经常做下蹲劳动或干重活，使腹压增加，子宫就可能会从正常位置沿着阴道向下移位，导致子宫脱垂。

③减少高脂肪饮食：高脂肪饮食促进了某些激素的生成和释放，而子宫肌瘤的形成与大量雌激素刺激有关。

④注意观察月经、白带是否正常：如发现白带增多，非经期的异常出血要及时就医，并做相关的检查，做到早发现，早治疗。

⑤不要过度纵欲：如果女性性生活放纵，或未成年便开始性生活，就可能对自己的身心健康造成损害，子宫则是首当其冲的受害者。如不洁的性交，病原体可经阴道进入子宫腔内，引起子宫内膜感染；而宫颈炎性糜烂及子宫颈癌疾病也可由此产生。因此，女性应该洁身自好，呵护子宫，呵护健康。

(2) 中年女性应警惕子宫肌瘤

子宫肌瘤的主要症状有：月经不调，腹部肿块，压迫症状，疼痛，白带增多，不育等。一旦发现子宫肌瘤，不要过于恐惧和紧张。该病属于良性病变，生长很慢，其恶变率很低。每半年做1次B超复查即可。

中医认为子宫肌瘤是因脏腑功能失调，气滞血瘀而成。中医对子宫肌瘤的治疗，一般是从调理气血，化瘀散结着手，通过全面调整内分泌，改善微循环，清除体内瘀滞，从而达到控制子宫肌瘤生长，改善症状的目的。

子宫肌瘤患者，要保持心情舒畅，情绪稳定，尽量减轻来自工作、学习、生活中的各种压力，切忌忧思烦怒；平时要注意保暖，避免受寒，淋雨，饮用生水；饮食应该合理搭配，宜清淡，易消化，忌食辛辣生冷刺激性食物。

(3) 慢性子宫颈炎物理治疗后护理方法

①保持外阴清洁，常换内裤，内裤宜柔软，选用纯棉或丝织品。

②在创面尚未完全愈合期间（手术后 4～8 周）应避免盆浴、性交及阴道冲洗等。

③在手术后一到两个月内，于月经干净后定期到医院复查，以了解创面愈合情况。

④慢性子宫颈炎病程长，患者往往缺乏自信心，应耐心向患者解释病情，使患者树立康复信心，主动配合治疗。

❀ 温馨贴士 ❀

患某些肿瘤的女性不宜服避孕药。比如患有子宫肌瘤的女性服避孕药后，会使肌瘤增大。但近年来研究发现患有子宫内膜癌或卵巢癌的患者，在手术后服用避孕药则有助于防止癌肿复发。此外，口服避孕药可减少乳腺小叶增生、纤维瘤等良性病变的发生，但对恶性病变无作用。

6. 月经异常的原因及注意事项

月经过多本身就是疾病。每个月的经期，绝大多数的女生会感到烦躁、抑郁，甚至有些女性会感觉全身乏力，当月经出现以下情况必须马上就医。

名医锦囊

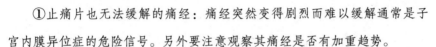

（1）月经期出现下面四种情况必须马上就医

①止痛片也无法缓解的痛经：痛经突然变得剧烈而难以缓解通常是子宫内膜异位症的危险信号。另外要注意观察其痛经是否有加重趋势。

②月经量急剧增多：这种情况提示你体内有可能生长了子宫肌瘤。虽然是一种生长在子宫上的良性肿瘤，但是由于它生长的位置不同，会引起相应的症状。如长在肌壁间或黏膜下的肌瘤就有可能导致经血量增多，经期延长，时间长了会引起贫血。

③大量出血并伴有强烈痛经：这两种症状同时出现提示女性朋友，有可能是得了盆腔炎。这通常是由衣原体细菌引发的生殖系统感染。如果不及时诊治，盆腔炎很容易引起不孕症。

④突发性的剧烈骨盆疼痛：突然剧烈的下腹部疼痛，可能是由于卵巢囊肿破裂引起的。这种破裂引起的剧痛通常由下腹部一侧开始，并迅速扩散到整个下腹部，这种疼痛和痛经相比完全不是一种感觉。

（2）上环后月经过多怎么办

凡是上环后月经明显增多，而且伴有腹痛、腰痛、下坠、发热、出血过多、阴道分泌物有异味等症状，就应引起警惕，及时去医院弄清究竟。

上避孕环后出现异常，应及时查明原因，针对病因进行治疗。如果经X线、B超诊断，属于避孕环形状、位置的问题，则应及时取出更换。这对于因避孕环压迫局部造成的溃疡性出血有良好效果，因更换后出血部位有修复机会，便于溃疡面的愈合。

对于出血偏多者，应及时去医院查明原因，针对出血原因采取措施。除了一般的止血药物外，还可运用中医药进行辨证施治。如果出血较多，颜色鲜红，口干舌燥，大便秘结，可用白茅根、生地炭、茜草、炒栀子、生地榆等治疗；倘若出血较多，颜色紫暗，腹痛较重，小腹有下坠感，宜用当归、川芎、丹参、红花、益母草、三七等；若出血颜色较淡，时间较长，面色无华，四肢乏力，头晕耳鸣，则用炙黄芪、阿胶、旱莲草、太子参、三七、余禹粮、贯众炭等。以上药物应在医生指导下使用。

药物治疗没有明显效果，而且出血量又大者，可考虑暂时取出避孕环，适宜时再作打算。

(3) 性激素治疗月经异常应慎重

性激素是指雌激素、孕激素和雄激素三种。首先，由于它们是女性正常发育过程中必不可少的激素，因此被广泛用来治疗由于某些激素缺乏或失调所引起的妇科内分泌疾病。但性激素类药物的应用要慎重，必须针对不同的病情选择合适的性激素。其次，要根据不同治疗目的掌握好用药剂量、用药方法及途径。此外，对性激素的副作用应尽量了解。

雌激素可用来治疗子宫发育不全，功能性子宫出血，痛经等；孕激素可用于功能性子宫出血止血，协同雌激素做人工周期治疗；雄激素可以止血等。这几种激素均可用于止血，但用时尚需区别对待，雌激素可促进子宫内膜生长，修复创面，以达到迅速止血的目的，可用于功能性子宫出血患者急性大量出血时；孕激素可使增生子宫内膜变为分泌期的子宫内膜而脱落止血，可用于功能性子宫出血少量淋漓不止时；雄激素可对抗雌激素的增生子宫内膜作用而达到止血目的。再如雌激素小量用于刺激卵巢、卵泡及子宫发育，大量用于止血及抑制排卵，但大量或过久应用可抑制下丘脑—垂体功能。雄激素过量亦会产生男性化现象，应尽量避免。

> ❀ 温馨贴士 ❀
>
> 　据临床观察，女性如能在月经过后的5～10天左右拔牙，不仅安全，出血少，而且感染及其他并发症也少。此外，怀孕的女性虽不存在月经的影响，但易在拔牙时发生流产，而怀孕7个月以后的孕妇在拔牙的刺激下则易出现早产，故也不宜拔牙。只有在怀孕的第4～6个月时拔牙较为安全。

7. 月经不调的日常护理

　月经的来潮，是女性生理成熟的标志。伴随着月经的来潮，多数女性一般没有什么特殊的不适。但也有少数女性可出现乳房胀痛、心烦易怒、头晕失眠、四肢水肿等症状，临床上称为经前期综合征，属于月经病的范畴。下面就介绍一些预防和调理的方法。

 名医锦囊

（1）常见经前期病症的调理

①月经疹

　亦称自身免疫性黄体酮皮疹，是女性性腺分泌功能异常及其代谢产物所致的过敏反应，是随体内孕激素、雌激素水平的变化而产生的皮肤病变，与月经来潮密切相关。主要表现为：月经期前后或行经期间，全身皮肤出现大小不等的丘疹，瘙痒难忍，并随月经周期发作和消失。对月经疹和瘙痒较重，影响睡眠者，可在医生指导下服用抗组胺类药物、维生素C以及雌激素类药物进行治疗，减轻瘙痒症状及控制皮疹复发。

②经期牙痛

有的人在月经前一两周内，吃凉拌菜或喝冷饮时，便会发生瞬间剧烈牙痛，顷刻即止。这是由于经期前后雌激素水平变化较大，孕激素和雌激素的比例容易失去平衡，雌激素刺激牙龈组织内的特殊受体，造成牙髓和牙周膜血管扩张，充血及肿大，进而压迫其中的痛觉神经末梢而诱发牙痛。此病并非牙齿疾患，一般无须治疗。牙痛明显时，可以口服复合维生素B，有助于缓解疼痛。

③经期口唇疱疹

这与月经期机体抵抗力降低，体内潜伏疱疹病毒活动有关。常在经前1～2天至2～3天内发生，以口唇多见，亦见于眼睑，鼻孔周缘，阴唇边缘，可用桑叶汁涂擦。

④经前鼻塞

每次来月经便出现鼻塞症状，这是由于鼻腔黏膜上皮与女性生殖器官之间存在着生理方面的联系。卵巢激素的变化使鼻黏膜发生充血、肿胀和渗液，从而导致鼻塞。可用鼻通或滴鼻净滴鼻。

⑤月经期美尼尔氏综合征

此病中年女性多见，月经来潮时突然眩晕、耳鸣、视物旋转、恶心呕吐，一般只需卧床休息，眩晕严重者可适当用镇静剂及少量利尿药。

(2) 月经不调的护理

①防止受寒：一定要注意经期不要冒雨或涉水，无论何时都要避免使小腹受寒。

②注意营养：补充足够的铁质，以免发生缺铁性贫血。多吃乌骨鸡、羊肉、鱼子、青虾、对虾、猪、羊肝脏、淡菜、黑豆、海参、核桃仁等滋

276

补的食物。

③调整自己的心态：如果你的月经不调是由于受挫折、压力大而造成的，那么你必须先要调整好自己的心态，必要时可以寻求药物治疗。

④尽量使你的生活有规律：熬夜，过度劳累，生活不规律都会导致月经不调。让你的生活有规律，你的月经就可能会恢复正常。

⑤必要时去看医生：如果阴道出血量大，且持续24小时后没有减少的趋势；或者月经很少，点滴即净，应去看医生。

(3) 月经期间的注意事项

①经期一定要禁止性生活。每天早晚用温热水清洗外阴和会阴。因子宫内膜在月经期有无数个小伤口，宫颈口张开，因此不要坐浴，以采用淋浴方式为好。此外，热浴还可以促进全身的血液循环，放松肌肉并解除痉挛。

②经期尽量不进行妇科检查，以防带入致病菌，需要做时一定要在消毒外阴后，戴上无菌手套进行。

③使用吸收力强、柔软的卫生巾并且勤换，以防经血外溢刺激外阴皮肤，引起感染。更换卫生巾时注意由前向后放入，避免把肛门周围的病菌带入阴道。

④经期注意休息，不要过于劳累或做剧烈运动；不要熬夜，保证充足睡眠；腹部不适可做局部热敷或按摩；注意身体保暖，避免受凉及进食凉性食物。

❀ 温馨贴士 ❀

月经期间保持外阴清洁，禁止性交。坚持淋浴，每日一换内裤，使用蹲式便所。阴部瘙痒时，勿用力抓搔，勿用热水烫洗，以免损伤皮肤。忌食辛辣厚味食物，以免化湿生热。忌嗜烟酒宜食清淡食品、新鲜水果蔬菜等。常食小米粥、荞麦粥、玉米汤和薏米粥。

8. 月经及绝经女性如何照顾自己

要让自己轻松地度过月经期痛经的日子，可以多休息及服用止痛药来减轻不舒服。不过，治疗痛经的止痛药不要自己随便买，应在医生的指导下服用。女性在50岁左右月经周期开始变得不规律，开始进入更年期，随之而来会有很多不适，如阵发性烘热出汗，情绪不稳，失眠多梦，心烦易怒，性欲锐减，阴道干涩等症状。

名医锦囊

(1) 月经期如何让身体更舒服

①不要随便吃止痛药：要让自己轻松地度过痛经的日子，可以多休息及服用止痛药来减轻不舒服。不过，治疗痛经的止痛药跟一般用来治疗头痛、牙痛的止痛药原理不太一样，因此建议大家要找妇科医生根据具体情况开药，不要自己随便买。

②保温对减缓经痛非常有效：除了吃药外，保温对减缓痛经也非常有效。保持温暖能舒缓痛经。同时，冰冷食物就要绝对忌口，像冰淇淋、冷食、沙拉都要避免，才不会使痛经越来越严重。

③卫生棉要经常更换：经期内置的卫生棉一定要记得经常更换，并避免穿太紧身的长裤，尽量保持干爽透气，否则很容易引起接触性皮肤炎。此外，有些人因为压力大或其他原因导致经期带经时间过长，少量而滴滴答答地出血使得用护垫的时间变长，这时候更要注意勤换。或者求助妇科医生以药物来减少带经的天数，同时要多补充猪肝、动物内脏、鸡蛋、葡萄、菠菜等含铁高的食物。

④体重影响月经：体重也是月经准不准的重要因素。因为适量的脂肪能使卵巢功能活化，这样才能维持月经正常。所以，太瘦或一下子瘦太多

的人，月经很容易不来，还会影响内分泌，使得身材变得又扁又平；至于太胖的人，脂肪也会影响到卵泡发育，一样会造成月经不来的情况。

⑤多喝四物汤：早在宋代，就有女性喝四物汤养生的记载。四物汤是由当归、白芍、川芎、熟地四味药组成，它有缓解经前及经行腹痛、腹胀、月经量少或经行不畅的功效，还有很好的补血养血、调经止痛作用。另外，因为每个人体质不同，四物汤里还可以随证加减，所以最好能请中医根据每个人的身体状况进行加减。

⑥桃红地黄粥：桃仁12克，红花10克，地黄20克，粳米90克，白糖适量。3味药材加适量水煎熬取汁，放入洗净的粳米，以小火煨煮成粥，调入白糖即可食用。

（2）绝经期的家庭护理

①合理膳食：随着年龄的增长，人体基础代谢逐渐下降，能量需求减少，所以膳食必须合理调整。饮食以高蛋白、高维生素为主，补充含钙、铁的食品，如排骨汤、牛奶、鸡蛋、鱼类、黑木耳、猪血、猪肝等。原则是：早餐吃好，中餐吃饱，晚餐吃少。这样既满足了营养，又避免了肥胖。

②适当运动：运动不仅能增加能量消耗，促进机体代谢，增强体质，且能降低血胆固醇和甘油三酯，提高血液中高密度脂蛋白的含量，从而增强机体预防动脉粥样硬化的能力。此外，还能刺激成骨细胞，使骨组织增加，防止骨质疏松。

③注意个人卫生：进入更年期后，阴道黏膜缺乏雌激素的刺激和支持，变得菲薄，上皮细胞内糖原含量减少，阴道酸性降低，局部抵抗力削弱，易受致病菌的感染，故需要特别注意阴部清洁卫生。

④生活乐观：虽然50岁左右的你可能会面临很多新问题，但是你依然可以充实地度过这段特殊的时期。你不妨去做一些自己喜欢的运动，走路、慢跑、骑车、跳舞、跳绳、游泳等都是不错的选择，它们会让你心情舒畅，忘掉烦恼。

⑤规律的性生活：规律的性生活不易使皮肤发热，而且能间接刺激退化的卵巢，以缓和激素系统，且防止雌激素锐减。

⑥补充营养素：樱草油或黑醋栗子油，依产品标示使用。是很好的镇静剂及利尿剂，对皮肤突然发热有效。B族维生素：100毫克，每天3次。B族维生素对更年期女性相当重要，能够降低皮肤发热及神经问题。维生素C：每天300～1000毫克。维生素E：每天100毫克。钙及镁合剂：每天200毫克。可缓解不适症状。

✿ 温馨贴士 ✿

十六七岁就闭经的少女，究其原因，大都与盲目减肥有关。女性月经周期的神经内分泌调节功能在少女时期尚不稳定，很容易因盲目减肥而导致月经不调，严重时可出现闭经。如不及时治疗，使其功能恢复，则可能因此丧失生育能力。

---

9. 泌尿系统感染的护理

尿道系统发炎，患者应该时常喝水，尤其是当感到口渴时，更应该喝水。要注意以下几点：尿急时，不要延迟上厕所；排尿时应尽量排干净；口渴时，就应多喝水或其他饮料；性交后应排尿并且清洗；大便后应用清水洗干净。

 名医锦囊

---

(1) 泌尿系统感染的护理

正常的尿液是不带有病菌的，但由于机体的抵抗力下降或不洁性生活等原因，病菌就可从尿道进入膀胱，引发尿道和膀胱的感染，这也是尿道系统发炎中最常见的一种。

①注意休息：急性感染期，患者尿路刺激症状明显，或伴发热，应卧床休息，待体温恢复正常后可下床活动。一般急性单纯性膀胱炎休息3～5天，肾盂肾炎休息7～10天，症状消失的可恢复工作。慢性感染患者也应根据病情适当地休息，防止过度疲劳后，机体免疫力低下而造成再次感染。

②饮食与饮水：根据患者的身体情况，给予营养丰富的流质或半流质食物；高热，消化道症状明显者应静脉补液以保证足够能量。增加饮水量，保证体液平衡并排出足够尿量，每日尿量应该在1500毫升以上，必要时静脉输液以补充水分。入液多排尿多，使尿路得到冲洗，促进细菌及炎性分泌物加速排出，而且可以降低肾髓质及乳头部的高渗状态，不利于细菌的生长繁殖。

③对症治疗：应根据尿培养加药敏的结果，选用敏感的抗生素。对高热、头痛、腰痛、便秘等给予对症处理。如高烧头痛者，给予退热镇痛药；小腹痉挛性疼痛者，给予阿托品、普鲁本辛等抗胆碱药物解痉止痛；大便秘结者，给予通便缓泻药。

(2) 尿道感染反复发作怎么办

反复发作的泌尿道感染在各种年龄阶段的女性都比较常见，其常见的原因有：

①生理上的因素：女性的尿道比较短而宽，外阴及阴道的感染容易引起尿道膀胱炎。有些女性尿道口离阴道口较近，性交容易受创而引起炎症，特别是性交过于频繁时更是如此。

②生活习惯上的因素：有些因为月经期不注意卫生，如卫生巾没有及时更换或者没有及时清洗外阴，这都是引起泌尿道感染的原因。

③病理上的因素：泌尿系统感染者同时患有先天性畸形、梗阻、结石等，也是泌尿道感染反复发作的重要诱因。

泌尿道感染治疗不彻底，细菌未能完全杀灭便停药，残留的病菌还潜伏在那里，一旦遇到劳累或身体抵抗力降低时，残留潜伏的细菌又再滋生繁殖，这是泌尿系统感染反复发作的另一种原因。所以当患者看病时应特别注意下列事项：

◇一定要把上述有关病史告诉你的医生，让他对你患病的情况全面了解，这样才能为你制订出一个治疗和预防疾病复发的有效方案。

◇治疗一定要彻底，不能症状稍有好转便停药，最好是尿常规检查3次均正常或尿培养转阴性才停。

④要养成多喝开水或茶水的习惯，尿胀就要上厕所排尿，多喝水多排尿，不断冲洗膀胱和尿道是泌尿道保健的好方法。

⑤要注意经期卫生，那些发病与性交有密切关系的患者，性交后要立即排尿，要服消炎药物以预防泌尿道感染。

⑥泌尿道感染的老年女性，除了使用抗菌药物外，医师还会根据患者的情况适当加服雌激素治疗。

⑦伴有泌尿道梗阻、先天性畸形或泌尿道结石等的患者，要由泌尿外科医师根据具体情况进行处理。

❀ 温馨贴士 ❀

多饮水，勤排尿，注意休息，增加营养，是保证和提高尿道炎疗效的几个要点。泌尿系统中，除了膀胱会受感染，肾脏也会受感染，而发高烧、伴腰背痛的症状，在肾脏受感染中更为常见。如果肾脏受到感染又没有及时积极治疗，其后果是很严重的。

10. 性冷淡如何摆脱

性冷淡通常是因为心理因素，例如恐惧，罪恶，童年及青春期的不愉快经历等。在这种情况下，专家建议进行心理健康治疗。然而，性冷淡也可能由生理因素造成。由于润滑不足、刺激不够或其他一些生理因素，使有些女性在性交时感到疼痛，时间一长，就不愿过性生活。

 名医锦囊

----

(1) 性冷淡的家庭护理方案

①多吃补肾强欲的食物：韭菜、胡萝卜、狗肉、羊肉、雀肉、雀蛋、河虾、甲鱼、乌贼蛋、蜂王浆等具有补肾强欲功效的食物宜多吃。

②改善性生活环境：创造一个温馨、舒适、安宁的环境，对改善性冷淡有帮助。

③夫妻双方互相体谅关心：夫妻双方应共同学习有关性生活的知识，互相体谅，改变性意识，消除性交恐惧感和羞怯感。

④使用润滑油：如果因阴道干燥，性交无快感而且感到干涩疼痛产生性厌恶者，不妨采用涂抹蜂蜜、甘油、凡士林等，以增加润滑度来获得性生活快感。

⑤补充营养素：

海带：每天适量，是各种矿物质及碘的来源。

B族维生素：每天 100 毫克，分 3 次服用。

维生素 E：每天 100 毫克，维生素 E 是生殖腺所必需的。

锌：每天 50 ~ 80 毫克，缺乏锌会影响性能力。

⑥按摩穴位：

患者仰卧，术者用手掌顺、逆时针摩小腹部，各30次。点按气海、关元、足三里、三阴交穴各1分钟。俯卧位，术者一指按肾俞、心俞、肝俞、命门穴各1分钟。掌揉左或右侧背部京门穴下方5～10分钟。再仰卧，术者以两手四指自患者大腿内上方阴廉、足五里穴处，自上而下揉捏，经阴包至膝下阴陵泉穴处止，反复3～5遍。

(2) 女性性冷淡的食疗调理

女性性冷淡应以补肾壮阳为主，除了请有经验的医生进行心理治疗和性生活指导外，还可以选用以下食疗方：

①狗肉菟丝附片汤：狗肉250克，生姜20克，菟丝子15克，附片12克，植物油、食盐、味精、葱花适量。先将狗肉洗净切细，生姜洗净切片，共置热油锅中翻炒3分钟，加冷水浸没，再放入菟丝子、附片（用布包），旺火烧沸后撇去浮沫，改文火炖2小时，至肉烂放入葱花、味精、食盐，煮开即成。弃药，吃肉喝汤。每日1剂，3～5剂为1疗程。

②黑豆炖狗肉：黑豆50克，狗肉300克。将黑豆与狗肉洗净后同放锅内，加清水，放入葱、姜、蒜、胡椒各适量，烧开后改为文火煮烂，加盐少许，即可食用。

③韭菜拌虾肉：生大虾肉250克，先将虾肉用油炸熟，再炒韭菜250克，加盐适量，同虾肉拌吃。

④枸杞炖子鸡：枸杞30克，500克重以下公鸡1只，去毛及内脏，洗净，50度以上白酒50～150克，加盐同炖，食肉饮汤。

⑤苁蓉羊肉粥：肉苁蓉20克，洗净切薄片，精羊肉150～250克，大米100克，共煮粥食用。

⑥三子酒：菟丝子、覆盆子、韭菜子各100克，炒熟，研细，混匀，用3000克黄酒浸泡20天后饮用，1次50克，每日2次。

⑦虫草炖子鸡：取冬虫夏草6～7根，未啼公鸡1只。鸡去毛及内脏，

洗净切块，加生姜、胡椒、冬虫夏草和盐适量同炖，食肉饮汤。

⑧附片炖猪腰：取制附片6克，猪腰2个。猪腰洗净切开去掉白膜，切碎共炖，食盐调味，饮汤食腰。每天1次，连用10天。

❀ 温馨贴士 ❀

性医学证实，女性产生性快感、性高潮较男性迟缓。若男性不能适应女性这一生理特点，久之便会导致性生活不和谐，有的甚至引起性交时下腹紧张、骨盆肌肉痉挛、阴道痉挛等现象。这既是性冷淡的结果，也是引起或加重性冷淡的原因。

图书在版编目（CIP）数据

健康的女人才漂亮：女性病一本通　/　赵红著．—北京：北京联合出版公司，2016.4
　　ISBN 978-7-5502-7355-9

　　Ⅰ.①健…　Ⅱ.①赵…　Ⅲ.①妇科病－防治　Ⅳ.
①R711

中国版本图书馆CIP数据核字（2016）第059106号

健康的女人才漂亮：女性病一本通

作　　者：赵　红
责任编辑：夏应鹏
特约编辑：宗珊珊
封面设计：Metis 灵动视线
版式设计：文明娟

- -

北京联合出版公司出版
（北京市西城区德外大街83号楼9层　　　100088）
三河市冀华印务有限公司　　　新华书店经销
字数260千字　　　710毫米×1000毫米　1/16　　　印张18.75
2016年4月第1版　　　2016年4月第1次印刷
ISBN 978-7-5502-7355-9
定价：29.80元

- -